道地药材"黄金"图谱精粹

主编 黄璐琦

副主编 金 艳 袁 媛 彭华胜

上海科学技术出版社

图书在版编目(CIP)数据

道地药材"黄金"图谱精粹/黄璐琦主编. —上海：
上海科学技术出版社，2017.10
　　ISBN 978-7-5478-3504-3
　　Ⅰ.①道… Ⅱ.①黄… Ⅲ.①中药材—标准 Ⅳ.
①R282-65
　　中国版本图书馆CIP数据核字(2017)第060415号

审图号：GS（2017）2372号

本书出版得到以下课题资助：

科技基础性工作专项"常用道地药材及其产区的特征、标准及数
字化"（2015FY111500）
国家杰出青年科学基金项目（81325023）
中央本级重大增减支项目"名贵中药资源可持续利用能力建设"
（2060302）
中央级公益性科研院所基本科研业务费专项（ZZ10-008）

道地药材"黄金"图谱精粹

主编　黄璐琦

上海世纪出版（集团）有限公司
上海科学技术出版社　出版、发行
（上海钦州南路71号　邮政编码200235　www.sstp.cn）

字数 200千字
2017年10月第1版　2017年10月第1次印刷
ISBN 978-7-5478-3504-3/R·1343
定价：75.00元

内容提要

　　本书共收载30种道地药材，内容包括基原、黄氏道地沿革考、第四次中药资源普查产地分布数据、道地药材经验鉴别、道地药材显微图谱、金氏点评、其他产区经验鉴别，以及混淆品经验鉴别等。标本均由"国医大师"金世元教授鉴定，主要来源于第四次全国中药资源普查采集标本、中药资源中心馆藏标本以及药材市场购买样品。本书共附图390张，包括道地沿革图示、药材性状、鉴别关键点和显微鉴别图等。

　　本书图片清晰、标示精确，文字内容简明扼要，可供从事中药鉴定、资源等领域研究的工作者参考阅读。

编委会

前　言

　　道地中药材，是指经过中医临床长期应用优选出来的，产在特定地域，与其他地区所产同种中药材相比，品质和疗效更好，且质量稳定，具有较高知名度的中药材。一种道地药材的形成，并不是某一时期或某一个人给命名的，它是我国历代医药学家通过千百年来临床验证总结而来的，其与中医学形成一个优良的理论体系，即医靠药治，药为医用。本书的编写出版，是在科技基础性工作专项"常用道地药材及其产区的特征、标准及数字化"的资助下，从建立的"道地药材"对照标本及图谱库中精选材料而成。黄璐琦院士通过文献考证，对道地药材的历史沿革进行了翔实的论述，并组织参加第四次中药资源普查的同道广泛收集标本。标本收集不易，除来源于第四次全国中药资源普查外，还来源于中国中医科学院中药资源中心馆藏标本、药材市场购买样品等。"道地药材"对照标本均由金世元教授鉴定，保存于中国中医科学院中药资源中心标本馆。金世元教授从事中医药事业至今已有77年，2008年被评为"首都国医名师"，2014年被评为"国医大师"，他在道地药材鉴定方面有着独到见解和精辟总结。"道地药材"对照标本蕴含着的中药文化底蕴，代表了老一辈中药专家在"道地药材"方面的认知和感悟，对此我们应该继承传承。因此，将"道地药材"对照标本图谱命名为"黄金"图谱。

　　本书依据历史公认道地药材精选了30个品种，按照汉语拼音顺序排列，详述其基原、历史沿革、性状鉴别经验以及与其他产区药材的区别等。其中，"基原"叙述道地药材的品种来源及产地加工，对具有道地特色的加工技术给予了详细说明；"黄氏道地沿革考"详述道地药材产区的发展变化，并附图标记历史记载的分布产区和道地产区；"第四次全国中药资源普查产地分布数据"根据第四次全国中药资源普查数据统计，该药材产地分布情况描述，目前普查已开展全国31个省938个县，但因为数据为实时填报，可能会出现某种药材重点产区没有注明，特此提示；"道地药材经验鉴别"详述道地药材的传统性状鉴别特征；"金氏点评"详细阐述了金世元教授对相关道地药材产地和质量的指点和评述，体现了道地药材的精髓；"其他产区经验鉴别"言简意赅地叙述了其他产区药材的质量特点；"历史品种经验鉴别"介绍历史上存在但现在已经消失且公认质量很好的药材品种，此项对于研究和恢复经典的"道地药材"具有重要的意义；另还设有"混淆品经验鉴别""其他经验鉴别"等项。

本书附图390幅，包括药材性状及鉴别关键点图片和显微图片。所有图片均为首次发表，显微图片均由相应道地药材标本制作而成。本书对于从事中药生产、经营、检验、科研、教学等人员来说是一本较有价值的参考书。

编委会

2017年6月

目　录

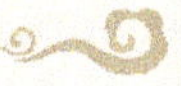

1　亳桑皮

【基原】

本品为桑科植物桑 *Morus alba* L. 的干燥根皮。

多在春、秋两季采收，趁新鲜时除去泥土及须根，刮去黄棕色粗皮（栓皮），纵向剖开皮部，剥取白色内皮晒干。切制饮片（宽丝）一般多在冬季，因其天冷多脆性。

【黄氏道地沿革考】

唐代《外台秘要》云："桑根白皮新掘入地三尺者佳。"1955年版《汉药良劣鉴别》（一色直太郎著）记载："有柔韧之薄皮者为上。"

1996年版《中国药材学》（徐珞珊主编）记载："主产于河南、安徽、四川、湖南、河北、广东。以河南、安徽产量大，并以亳桑皮质量佳。"另1999年版《500味常用中药材的经验鉴别》（卢赣鹏主编）记载："桑白皮野生、栽培均有。全国大部分地区均有生产……以河南、安徽产量大……桑白皮商品常按产地不同分有：亳桑皮（主产于亳州，皮质厚，宽阔而硬）……"

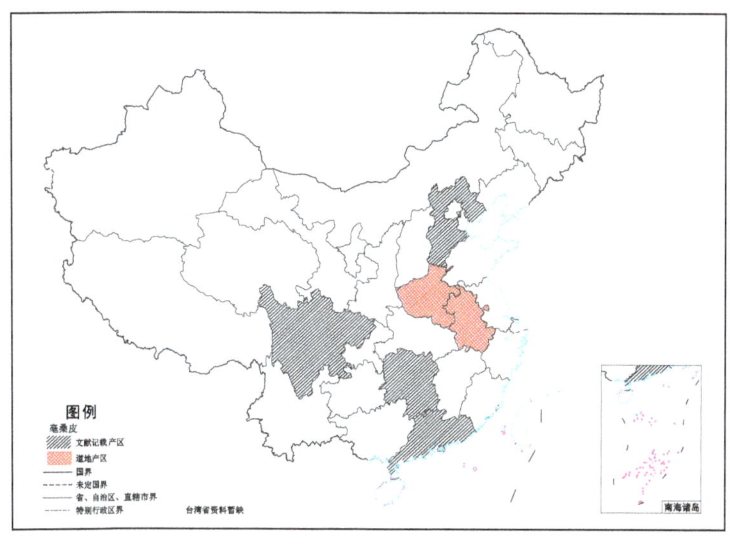

图1-1　黄氏道地沿革考图示

亳桑皮被公认为质量好是近几十年的事情，2010年版《金世元中药材传统鉴别经验》（金世元主编）记载："以河南、安徽产量大，统称'亳桑皮'为'道地药材'。"（图1-1）

【第四次全国中药资源普查产地分布数据】

桑 *Morus alba* L.为广布种，全国多有分布。根据第四次全国中药资源普查数据最新统计，西至西藏米林，东至黑龙江林口，北至黑龙江杜尔伯特，南至海南乐东黎族自治州均有分布。

【道地药材经验鉴别】

亳桑皮　根皮呈扭曲的卷筒状、槽状或板片状，长短宽窄不一。外表面白色，较平坦；内表面黄白色或灰黄色，有细纵纹。质韧，纤维性强，难折断，易纵向撕裂，撕裂时有粉尘飞扬。气微，味微甘。（图1-2、图1-3）

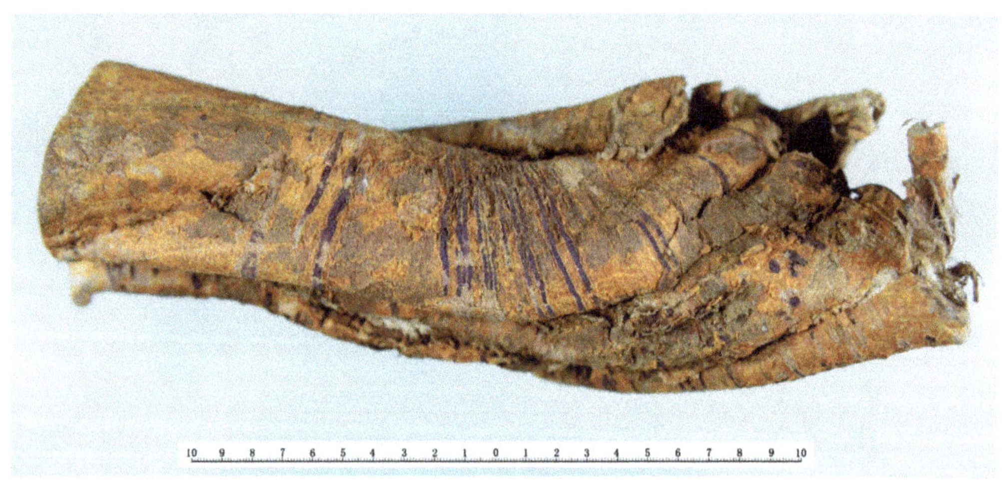

图1-2　亳桑皮

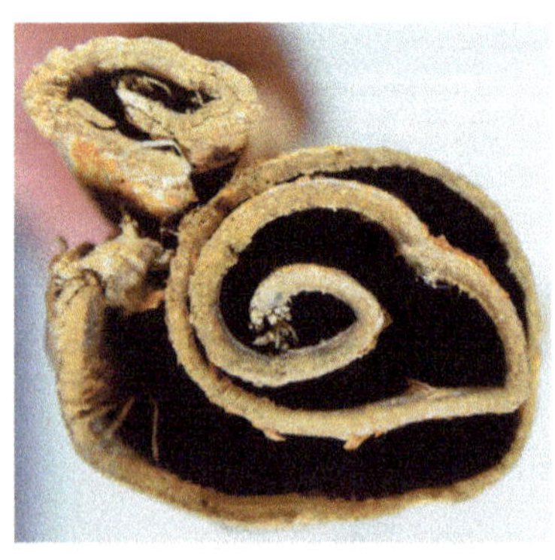

图1-3　亳桑皮（横断面）

【道地药材显微图谱】

韧皮部射线宽2～6列细胞；散有乳汁管；纤维多成束，仅少数单个散在，微木化；薄壁细胞含淀粉粒，有的细胞含草酸钙方晶。较老的根皮中，散在夹有石细胞的厚壁细胞群，胞腔大多含方晶。（图1-4～图1-8）

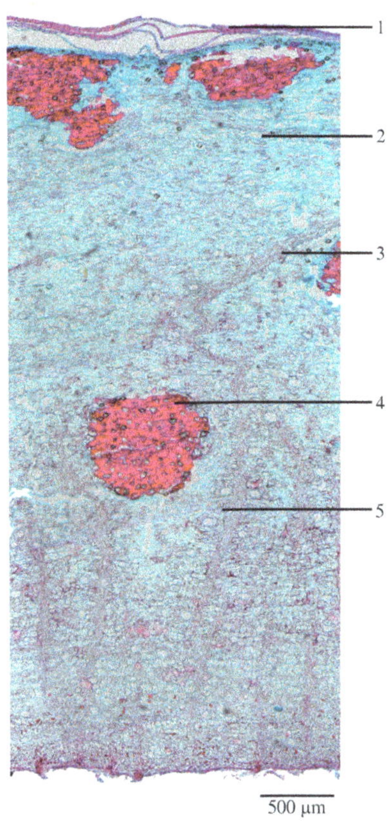

图 1-4　亳桑皮横切面

1. 木栓层
2. 乳管
3. 韧皮射线
4. 夹有石细胞的厚壁细胞群
5. 纤维束

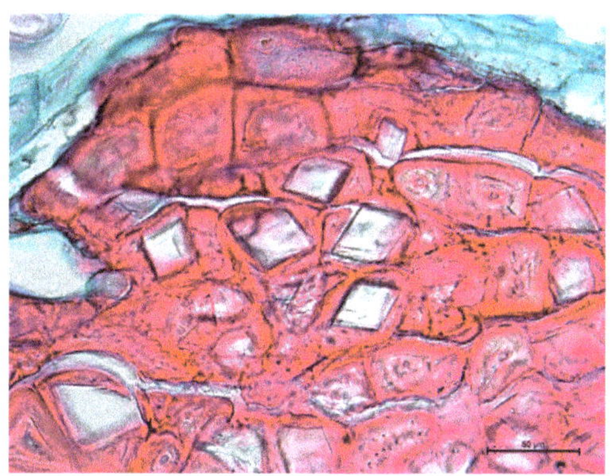

图 1-5　亳桑皮夹有石细胞的含晶厚壁细胞群Ⅰ
（明场）

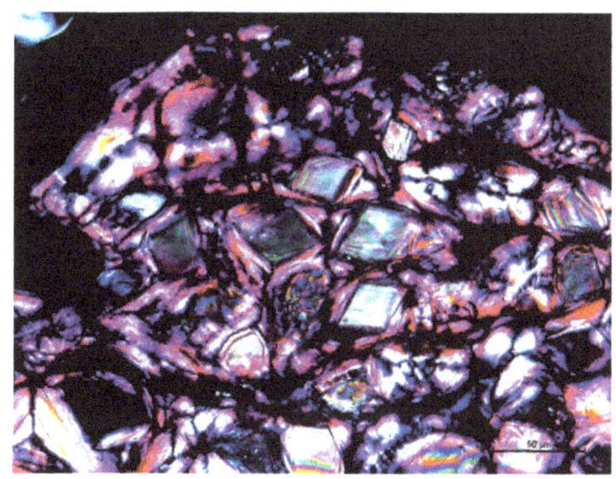

图 1-6　亳桑皮夹有石细胞的含晶厚壁细胞群Ⅰ
（偏光）

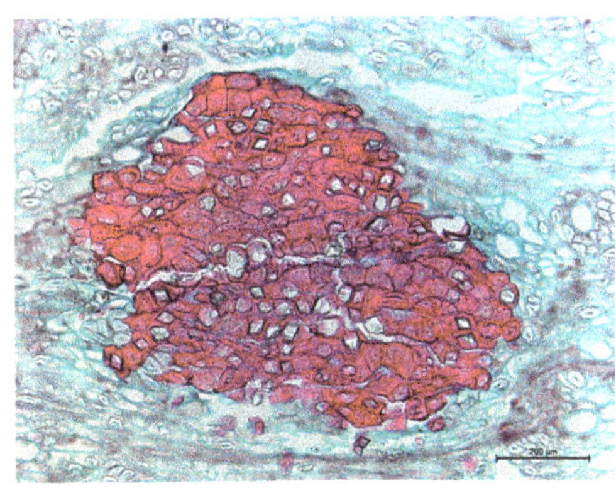

图 1-7　亳桑皮夹有石细胞的厚壁细胞群Ⅱ
（明场）

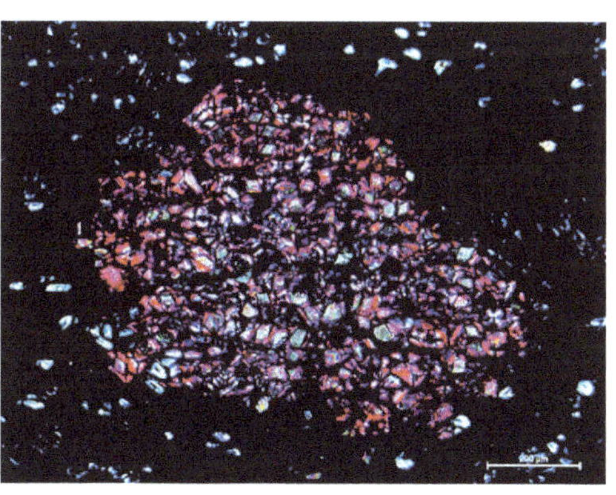

图 1-8　亳桑皮夹有石细胞的厚壁细胞群Ⅱ
（偏光）

【金氏点评】

桑白皮以河南、安徽产量大，统称"亳桑皮"，为道地药材。亳桑皮主要分布在河南商丘，安徽阜阳、涡阳、亳州等地。亳桑皮为纯根皮，色白、皮厚、质柔韧、无粗皮、嚼之有黏性成团状丝，质量佳。

【其他产区经验鉴别】

皮薄。外表面淡黄白色，较平坦，有的残留橙黄色或棕黄色鳞片状粗皮（图片中样品未去栓皮）；内表面黄白色或灰黄色，有细纵纹。粉性没有亳桑皮强。（图1-9）

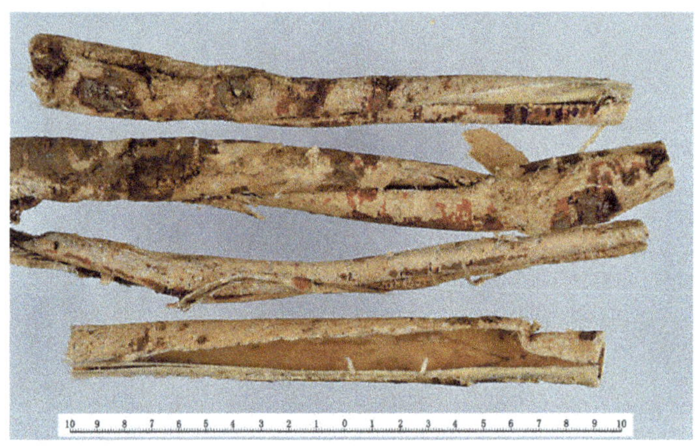

图1-9　桑白皮（湖南安化）

【伪品经验鉴别】

市场有人将桑的干皮作为桑白皮来销售，其与《中国药典》（2015版）来源不符，不应作为桑白皮使用。其栓皮多已去除，外表面为类白色，内表面为棕黄色，纵向裂纹较多。断面类白色，纤维性。气微，味微甘。（图1-10、图1-11）

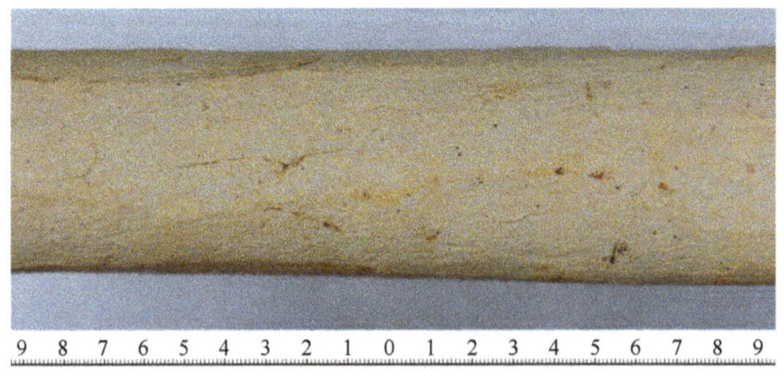

图1-10　桑（干皮）（外表面）

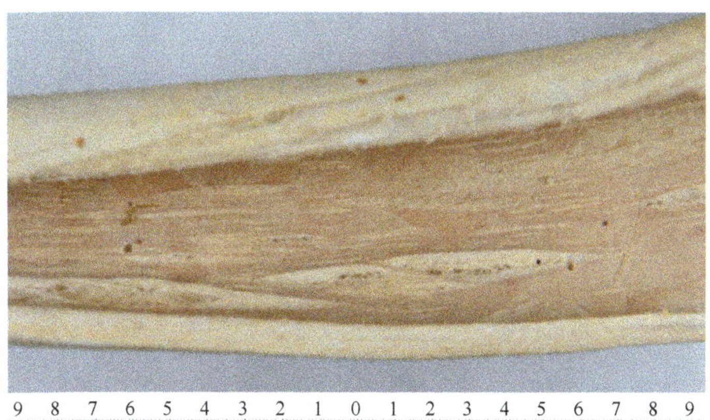

图1-11　桑（干皮）（内表面）

2　川贝母

【基原】

　　本品为百合科植物川贝母 *Fritillaria cirrhosa* D. Don、暗紫贝母 *F. unibracteata* Hsiao et K. C. Hsia、甘肃贝母 *F. przewalskii* Maxim.、梭砂贝母 *F. delavayi* Franch.、太白贝母 *F. taipaiensis* P. Y. Li 或瓦布贝母 *F. unibracteata* Hsiao et K. C. Hsia var. wabuensis（S. Y. Tang et S. C. Yue）Z. D. Liu, S. Wang et S. C. chen 的干燥鳞茎。按性状不同分别习称"松贝""青贝""炉贝"和"栽培品"。

　　夏、秋二季或积雪融化后采挖,除去须根、粗皮及泥沙,晒干或低温干燥。

【黄氏道地沿革考】

　　唐代《新修本草》云:"出润州（今江苏省南京、镇江、丹阳、句容、金坛等地）、荆州（今湖北荆门市、石首市以西地区）、襄州（今湖北襄阳市汉水南襄阳旧城）者,最佳。江南诸州亦有,味甘苦不辛。"

　　宋代《本草图经》云:"生晋地,今河中（今山西永济蒲州镇）、江陵府（今湖北枝江以东,潜江以西,荆门、当阳以南地区）、郢（今湖北钟祥、京山）、寿、随（湖北随州、枣阳等地）、郑（今河南郑州、荥阳、新郑、中牟、原阳等地）、蔡（今河南淮河以北,桐柏山以东、洪河上游以南地区）、润、滁州（今安徽滁州、全椒及来安）皆有之。"

　　明代《本草品汇精要》云:"峡州（今湖北宜昌、宜都、长阳等地及远安、枝江西部）、越州（今浙江浦阳江流域且义乌除外、曹娥江流域及余姚）。"《本草汇言》首次提出贝母以"川产者为妙",之后四川作为川贝的道地产区,一直延续至今。

　　清代《本草崇原》云:"河中、荆襄、江南皆有,唯川蜀出者为佳,其子在根下,内心外瓣,其色黄白,如聚贝子,故名贝母。"《本草逢原》云:"川者味甘最佳,西者味薄次之,象山者微苦又次之,一种大而苦者,仅能解毒,并去心用。"此处象山产者应指浙贝母。

　　2010年版《金世元中药材传统鉴别经验》（金世元主编）中提到暗紫贝母作为商品松贝母的主流产品:"主产于四川若尔盖、红原（毛尔盖）、松潘、九寨沟（南坪）、茂县、汶川、理县（杂谷脑）、平武、黑水、马尔康;青海久治、班玛、达日、同仁、同德等。"

　　自古以来,贝母产地有山西、江苏、湖北、河南、安徽、浙江、四川等地。明代以前品

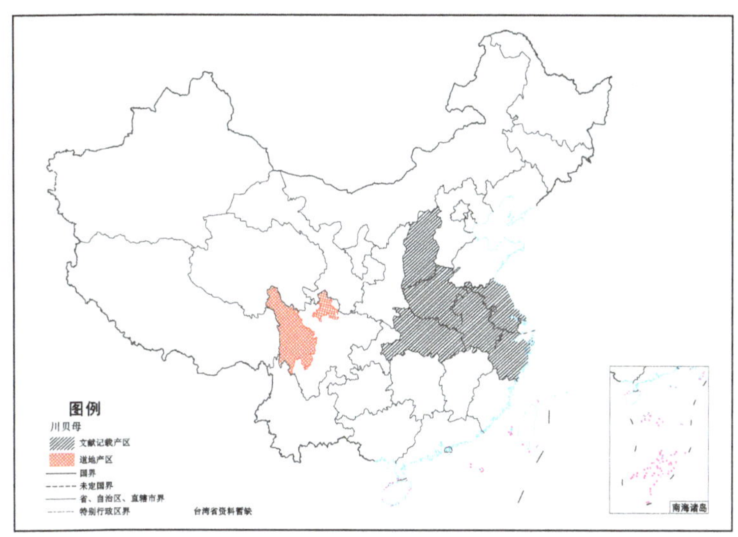

图2-1　黄氏道地沿革考图示

种分化不明显。明代以后，贝母逐渐形成两种道地药材：川贝和浙贝。此处只叙述川贝母。（图2-1）

【第四次全国中药资源普查产地分布数据】

川贝母来源比较广泛，但产地分布相对集中，主要分布在四川、重庆、青海、甘肃、西藏、云南等高海拔地区，以及陕西、宁夏的少部分地区。例如四川阿坝、理塘、木里、松潘、红原、德格、康定、稻城、万源、平武、宝兴、崇州等地，重庆巫山、巫溪、城口等地，青海玛曲、同德、贵南、乐都、久治、祁连、达日、兴海、共和、互助、泽库等地，西藏芒康、察隅、嘉黎、墨竹工卡等地，云南玉龙等地。

【道地药材经验鉴别】

1. 松贝　又称"尖贝"，最小的称"珍珠贝"。呈类圆锥形或近球形，体小，高0.3～0.8 cm，直径0.3～0.9 cm。表面类白色，光滑。外层鳞叶2瓣，大小悬殊，大瓣紧抱小瓣，未包裹部分呈新月形，习称"怀中抱月"；先端钝圆或稍尖，顶部闭合，将两个鳞瓣剥开后，内有类圆柱形心芽和小鳞叶1～2枚；底部平坦或凹入，能放平坐稳，习称"观音坐莲，怀抱子"，中心有一灰褐色的鳞茎盘，偶有残存的须根。质坚实，断面白色。气微，味微苦。（图2-2）

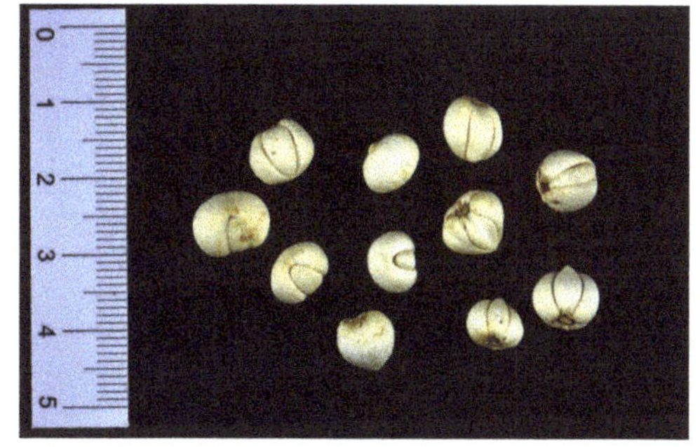

图2-2　松贝

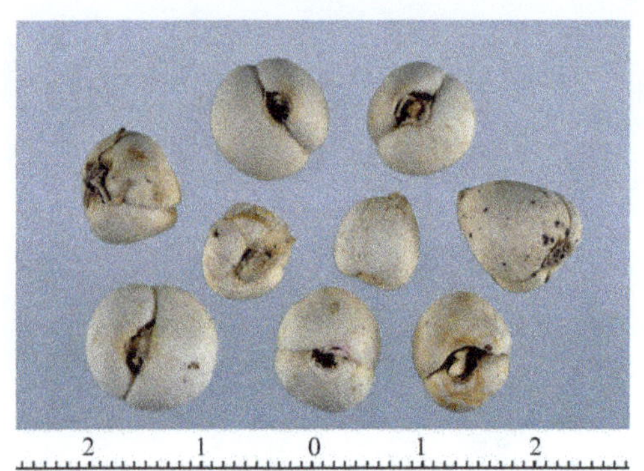

图 2-3　青贝

2. 青贝　呈圆锥形略似桃，大小不一，高 0.6～1.8 cm，直径 0.6～2 cm。表面淡黄白色，较光滑。外层鳞叶 2 瓣，大小相近，相对抱合；先端钝尖而多偏斜，顶端开口呈孔状或微开裂，内有心芽和小鳞叶 2～3 枚及细圆柱形残茎；底部平或略平、多能放平坐稳。质地较松贝略疏松。断面白色，味微苦。（图 2-3）

3. 炉贝　呈长圆锥形或心形，高 0.7～2.5 cm，直径 0.5～2.5 cm。表面白色者称"白炉贝"；表面棕黄色者称"黄炉贝"，又称"虎皮贝"，图 2-4～图 2-6 即为此贝母。外层 2 瓣鳞叶大小相近，单瓣鳞叶形如马牙；先端略尖，顶部开裂或呈口状，内有小鳞叶 2～3 枚及残留的茎芽 1 枚；底部稍尖或钝圆，或偏斜。质坚实，断面白色，粉性。气微，味甘、微苦。（图 2-4～图 2-6）

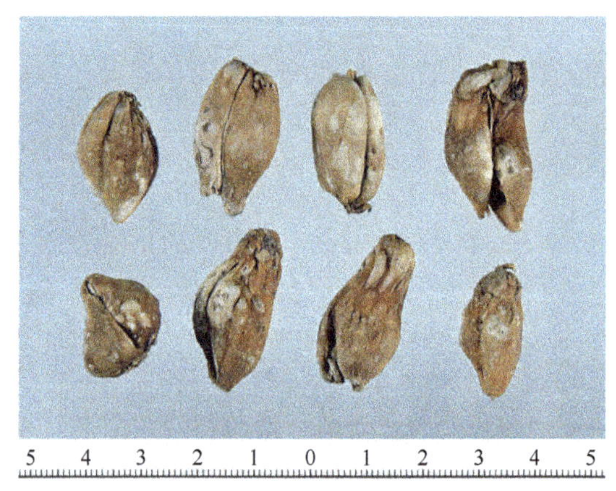

图 2-4　炉贝（西藏嘉黎）

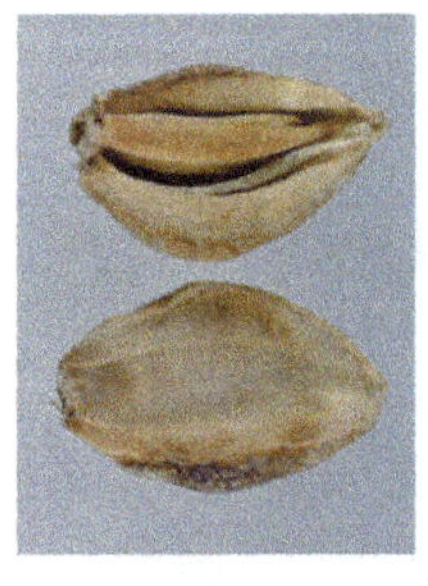

图 2-5　炉贝放大图（西藏嘉黎）

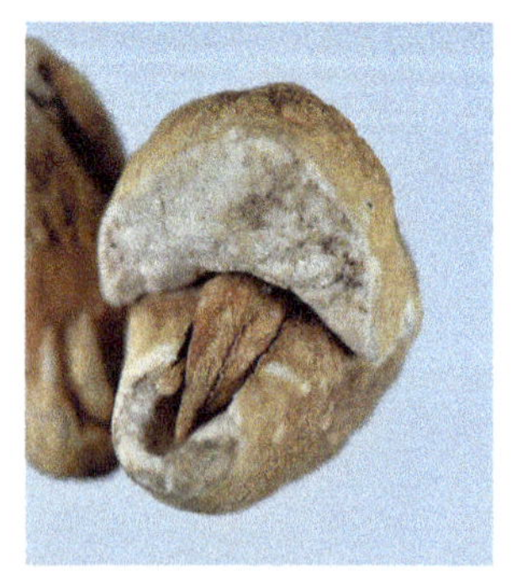

图 2-6　炉贝横切面（西藏嘉黎）

【道地药材显微图谱】

　　1. 松贝、青贝　淀粉粒甚多，广卵形、长圆形或不规则圆形，有的边缘不平整，直径 8～64 μm，脐点短缝状、点状、人字状或马蹄状，层纹隐约可见。表皮细胞类长方形，垂周壁微波状弯曲，偶见不定式气孔。螺纹导管直径 8～26 μm。（图 2-7～图 2-13）

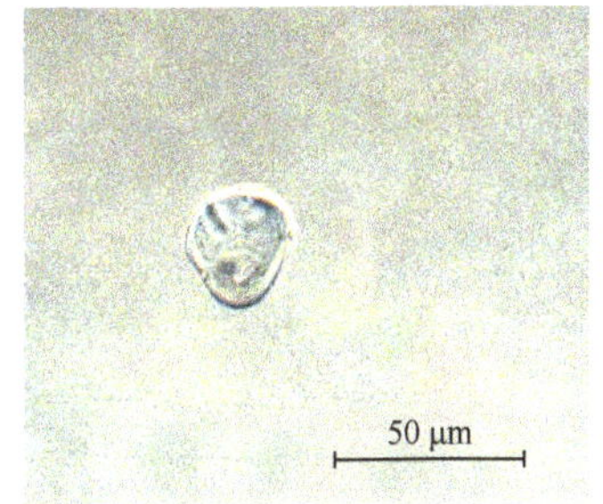

图 2-7　松贝淀粉粒 I

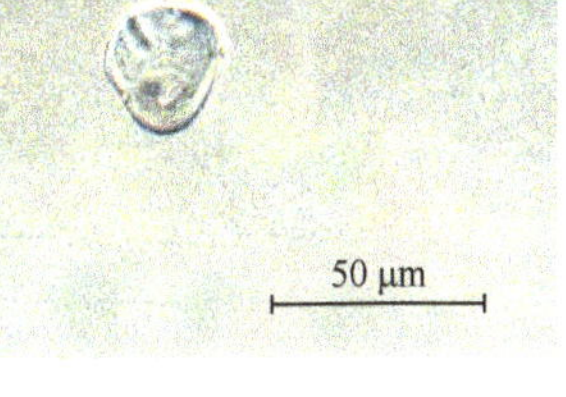

图 2-8　松贝淀粉粒 II

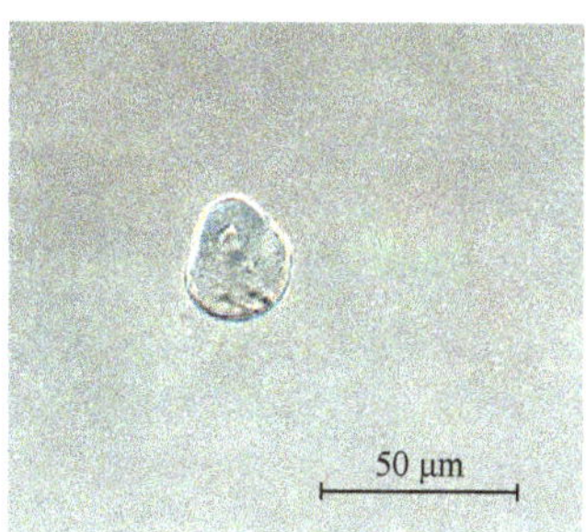

图 2-9　松贝淀粉粒 III

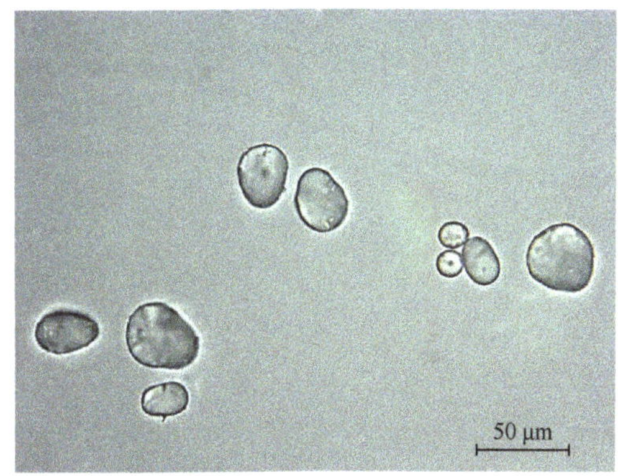

图 2-10　青贝淀粉粒 I（明场）

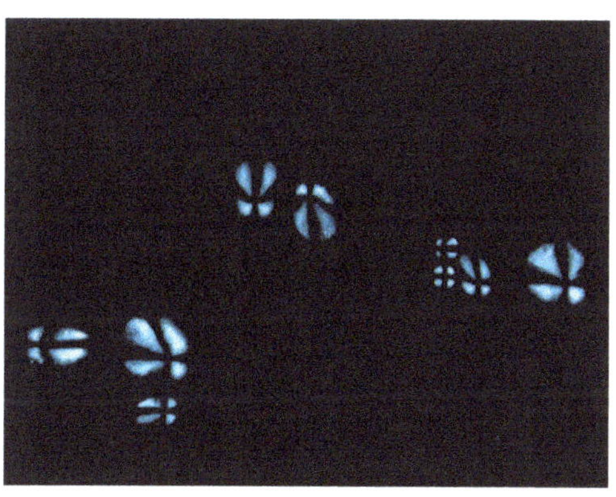

图 2-11　青贝淀粉粒 I（偏光）

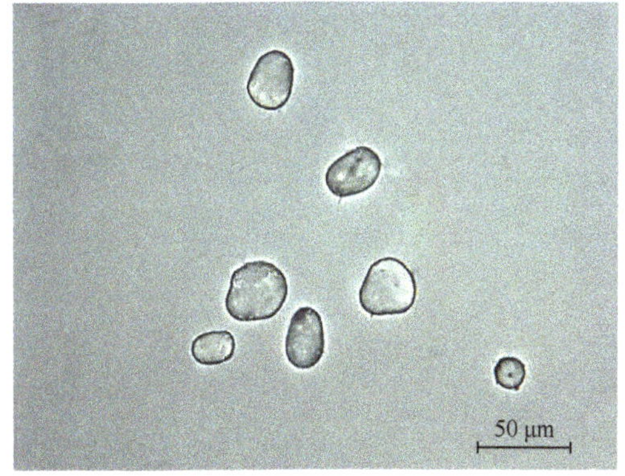

图 2-12　青贝淀粉粒 II（明场）

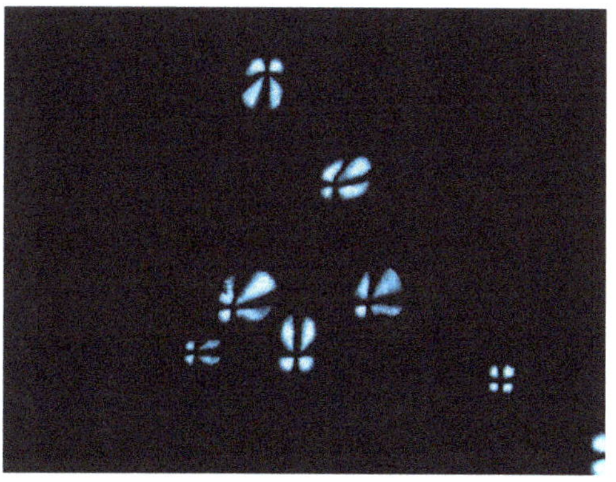

图 2-13　青贝淀粉粒 II（偏光）

2. 炉贝　淀粉粒卵形、贝壳形、肾形或椭圆形，直径可至60 μm，脐点人字状、星状或点状，层纹明显。螺纹导管及网纹导管直径可至64 μm。（图2-14～图2-18）

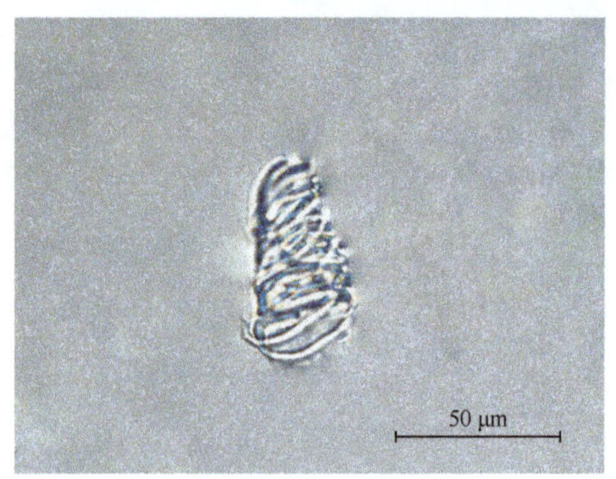

图2-14　炉贝导管

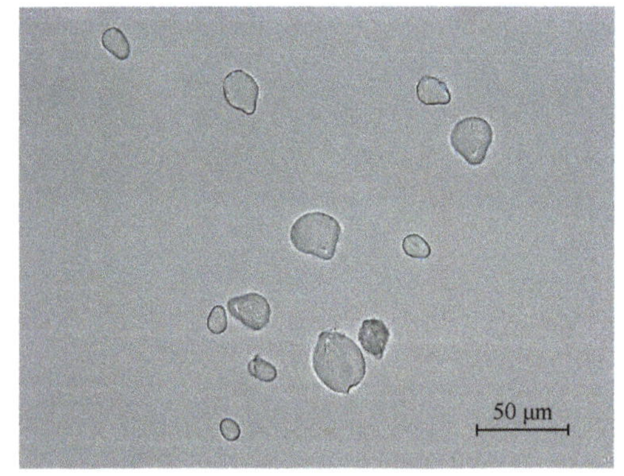

图2-15　炉贝淀粉粒Ⅰ（明场）

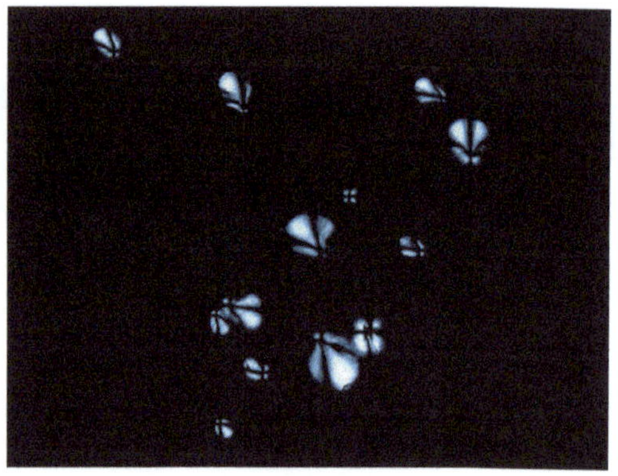

图2-16　炉贝淀粉粒Ⅰ（偏光）

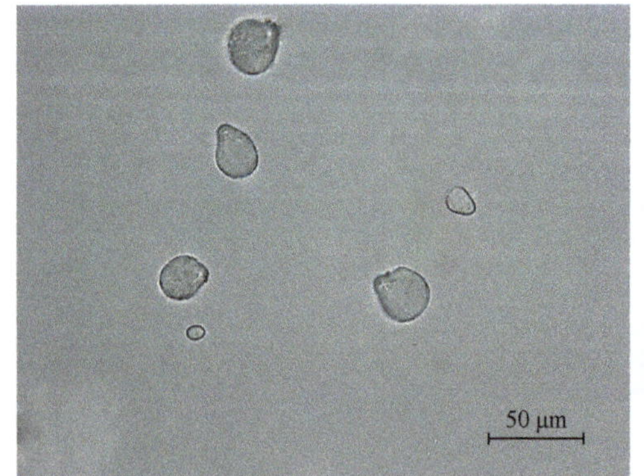

图2-17　炉贝淀粉粒Ⅱ（明场）

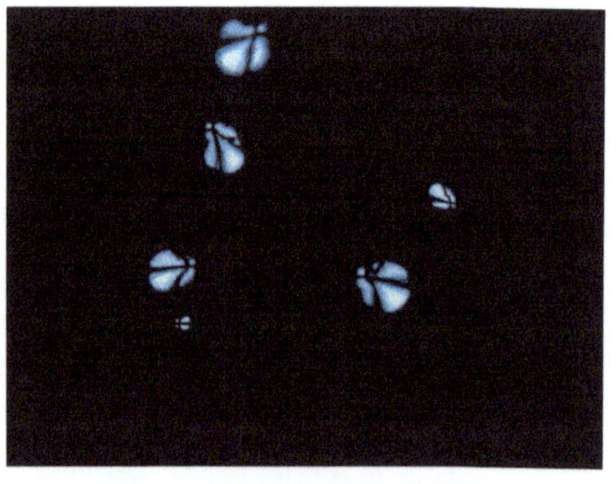

图2-18　炉贝淀粉粒Ⅱ（偏光）

【金氏点评】

　　暗紫贝母（又称乌花贝母）为商品松贝母的主流品种；川贝母、甘肃贝母为商品青贝母的主流品种；梭砂贝母为商品炉贝的主流品种。

　　它们均主产于四川地区，如四川康定、雅江、九龙、稻城、若尔盖、红原、松潘、德格、甘孜、色达、白玉、炉霍等地，以及西藏和甘肃地区。中华人民共和国成立前贝母商品只有3种：尖贝（即松贝），青贝，炉贝；并且销售主要以炉贝为主，青贝和松贝很少见到。

【其他产区经验鉴别】

　　1. 太白贝母　形状与伊犁贝母极像，只是味道微苦。淀粉粒单粒长圆形、卵形、类圆形、类三角形、广卵形，偶有一边稍尖突；直径6～15～30 μm，长可至34 μm，脐点隐约可见，少数明显，点状；层纹较明显。也有复粒、半复粒及多脐点单粒淀粉。气孔扁圆形，也有类圆形，副卫细胞。（图2-19～图2-24）

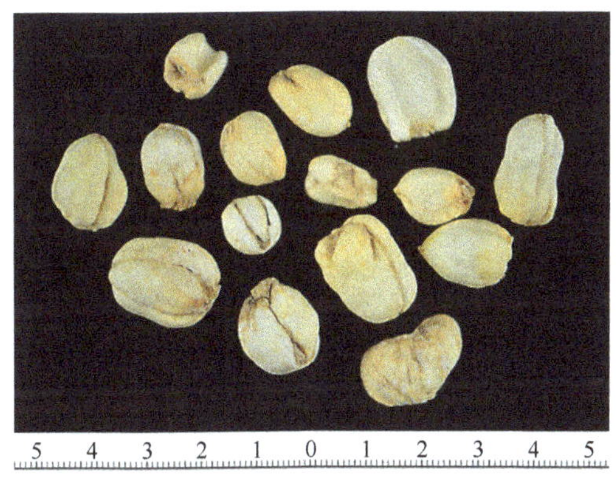

图2-19　太白贝母

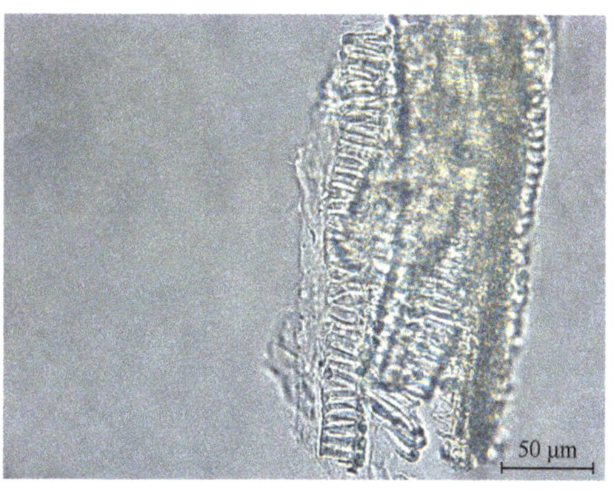

图2-20　太白贝母导管

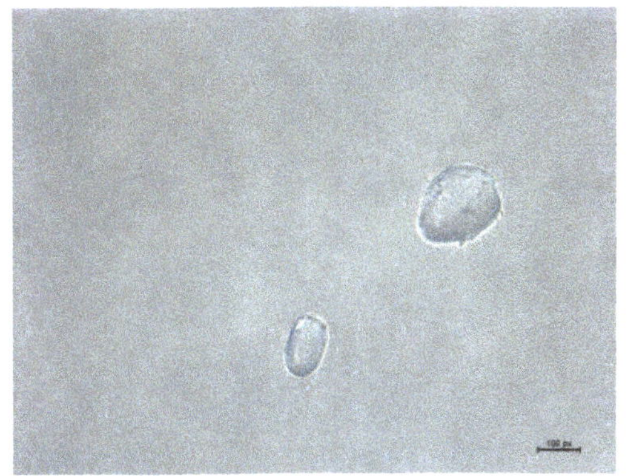

图2-21　太白贝母淀粉粒Ⅰ（明场）

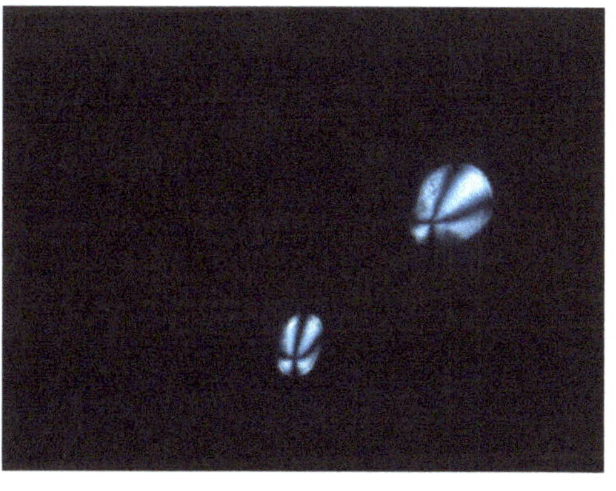

图2-22　太白贝母淀粉粒Ⅰ（偏光）

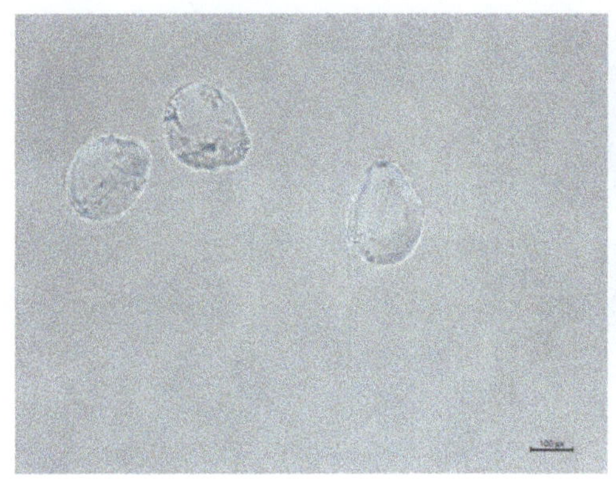

图 2-23　太白贝母淀粉粒Ⅱ（明场）

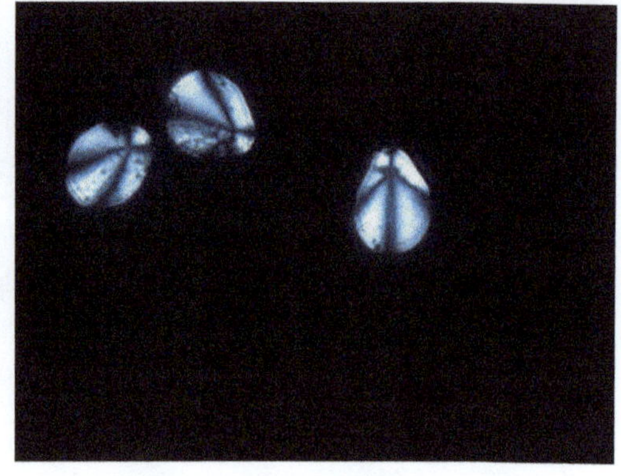

图 2-24　太白贝母淀粉粒Ⅱ（偏光）

2. 瓦布贝母　形状较太白贝母稍圆。淀粉粒单粒椭圆形、类贝壳形，有的两端直径相差不大，层纹较明显，脐点点状、人字状或短缝状。导管多为网纹。（图 2-25～图 2-30）

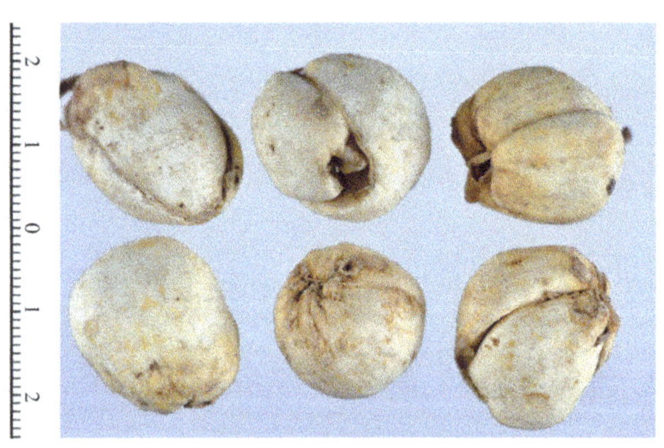

图 2-25　瓦布贝母

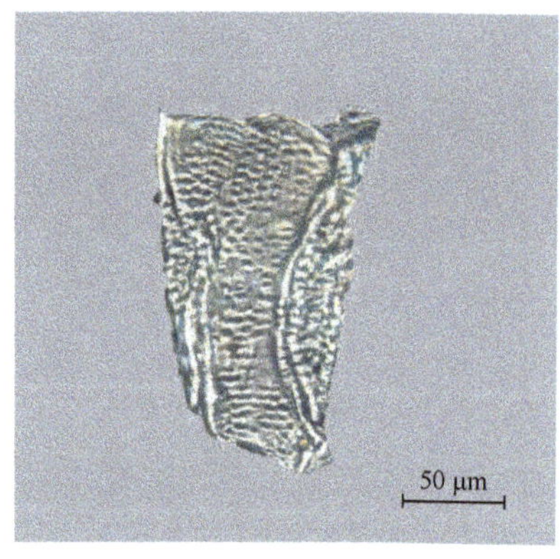

图 2-26　瓦布贝母导管

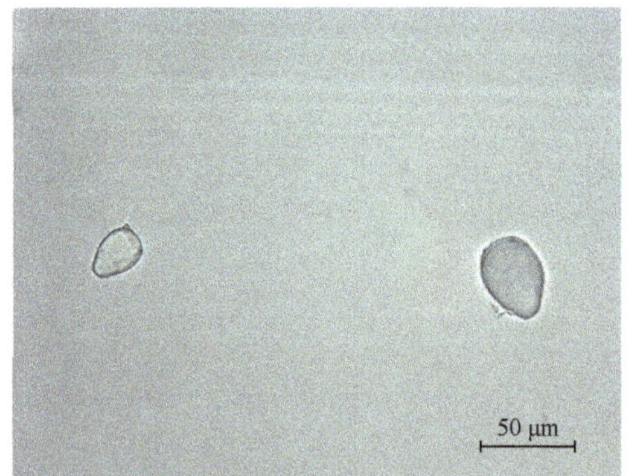

图 2-27　瓦布贝母淀粉粒Ⅰ（明场）

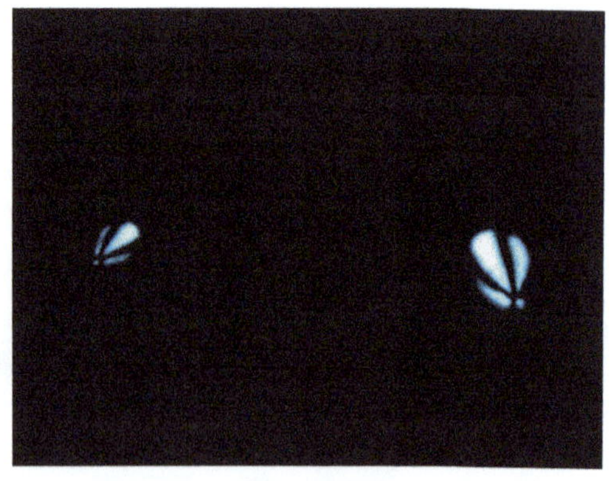

图 2-28　瓦布贝母淀粉粒Ⅰ（偏光）

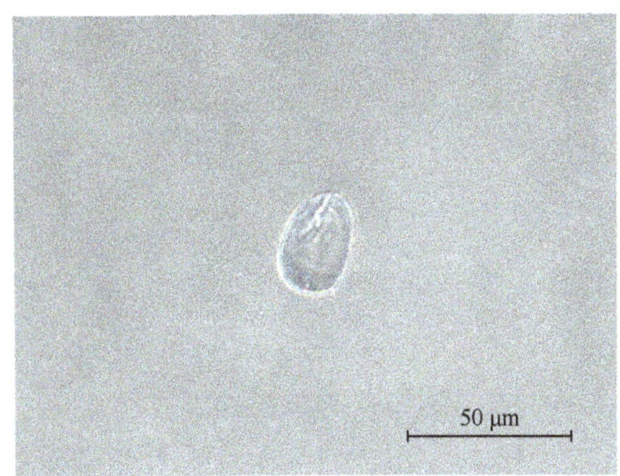

图2-29　瓦布贝母淀粉粒Ⅱ（明场）

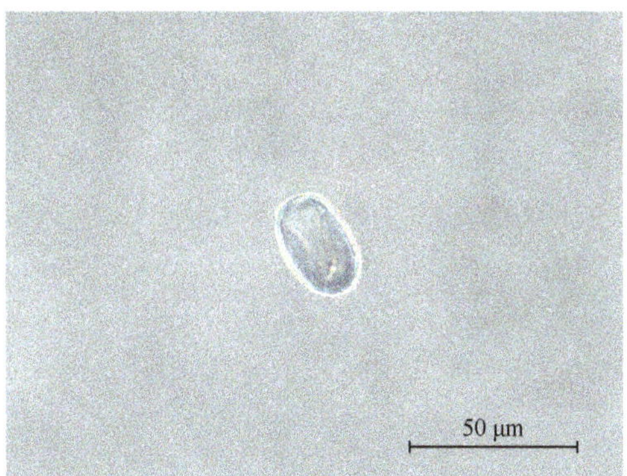

图2-30　瓦布贝母淀粉粒Ⅲ

3.皖贝　一大一小，相互贴扶，大者似月牙，微凹，小者似米粒。淀粉粒单粒类三角形、类贝壳形、广卵形或三角状卵形，层纹可见，脐点较明显，多为点状。导管多为环纹或螺纹。（图2-31～图2-38）

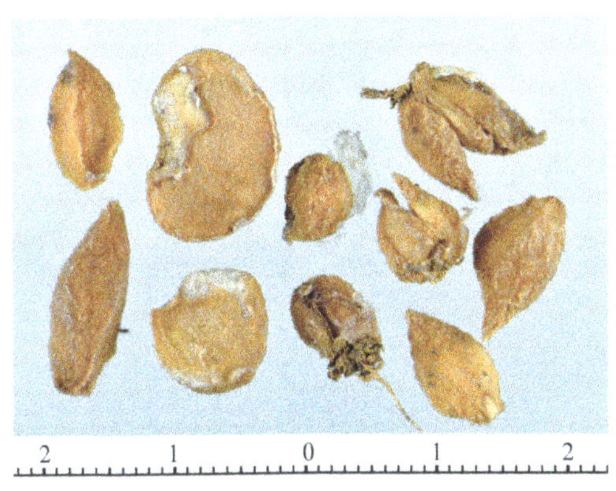

图2-31　皖贝（安徽栽培，阴干）

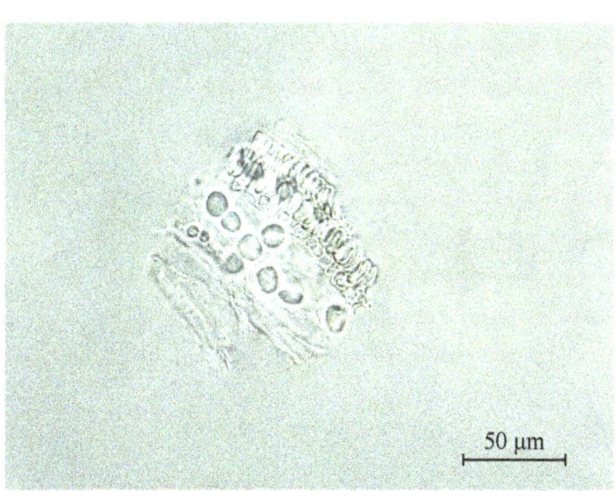

图2-32　皖贝导管

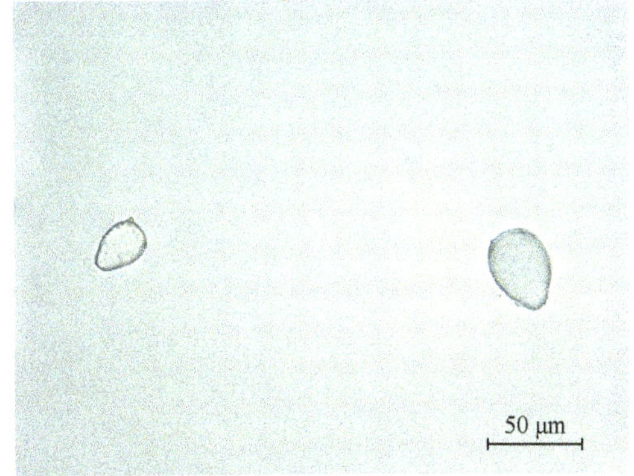

图2-33　皖贝淀粉粒Ⅰ（明场）

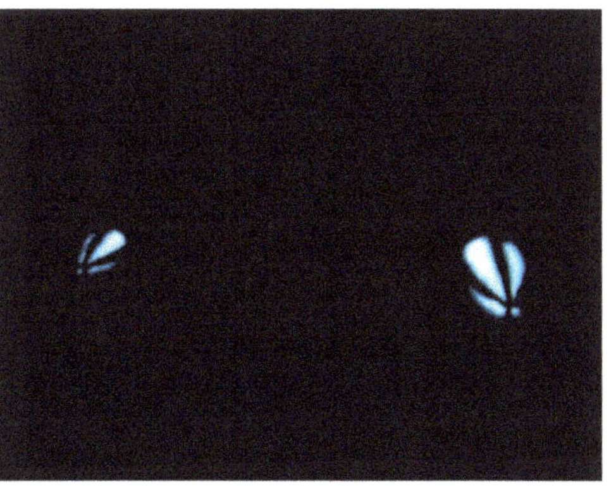

图2-34　皖贝淀粉粒Ⅰ（偏光）

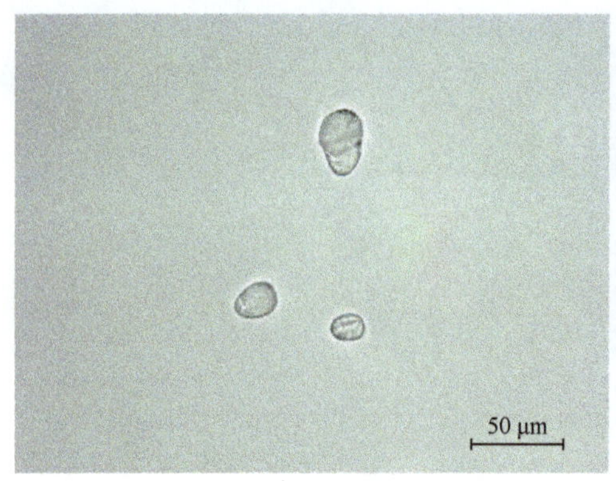

图2-35　皖贝淀粉粒Ⅱ（明场）

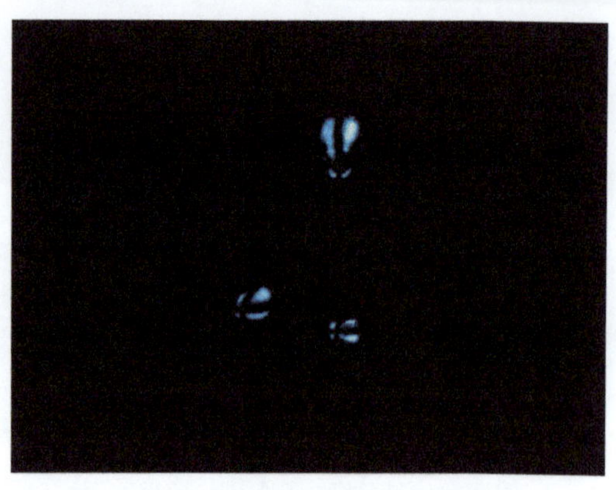

图2-36　皖贝淀粉粒Ⅱ（偏光）

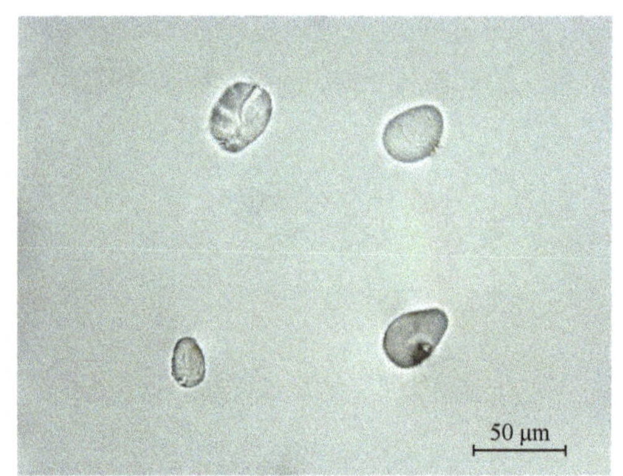

图2-37　皖贝淀粉粒Ⅲ（明场）

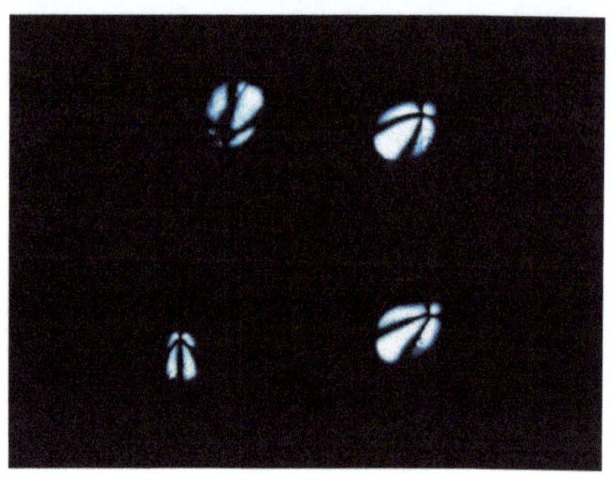

图2-38　皖贝淀粉粒Ⅲ（偏光）

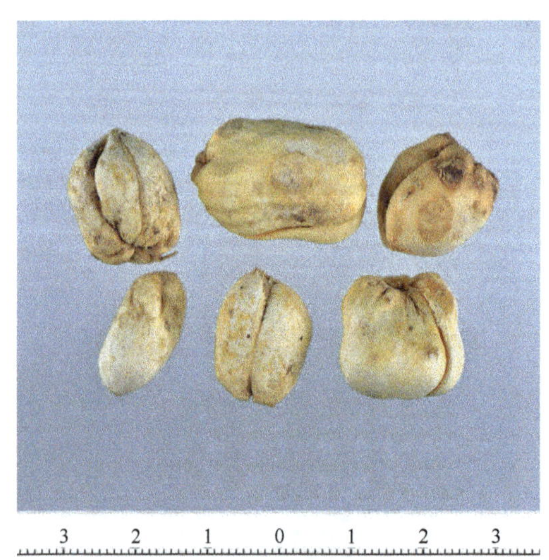

图2-39　伊犁贝母

4. *伊犁贝母*　味微苦。淀粉粒单粒广卵形、灯泡形、三角状卵形、类贝壳形、长茧形或长卵形；直径6～35～56（60）μm；脐点不甚明显；层纹较明显，有的深浅不一。偶见复粒、半复粒和多脐点单粒。气孔大多扁圆形，也有类圆形，副卫细胞5～6个；偶有长圆形，副卫细胞4个。有的表皮细胞垂周壁连珠状增厚或均匀增厚。细胞中含棱状、柱状或簇状草酸钙结晶。（图2-39～图2-43）

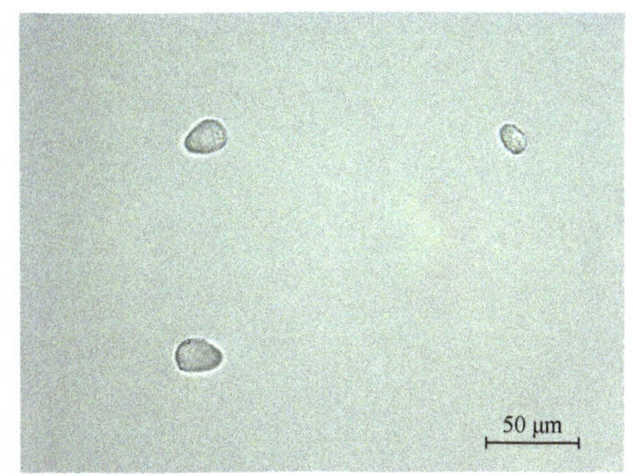

图2-40　伊犁贝母淀粉粒Ⅰ（明场）

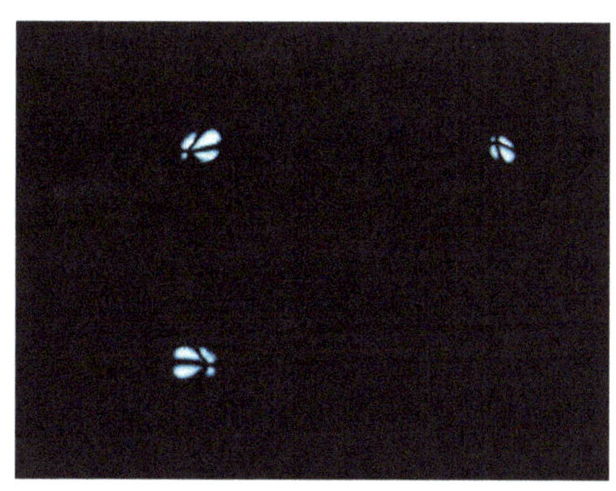

图2-41　伊犁贝母淀粉粒Ⅰ（偏光）

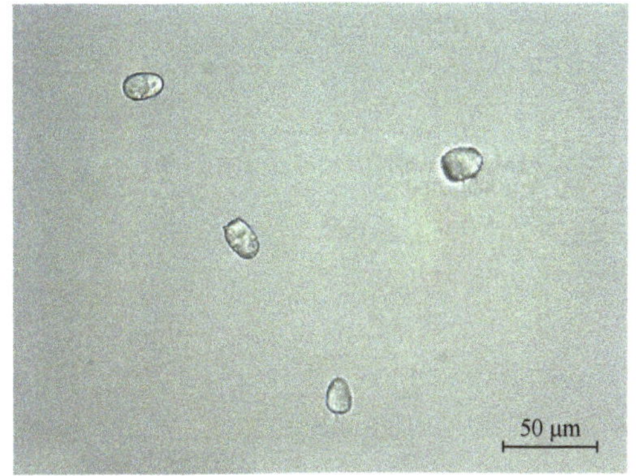

图2-42　伊犁贝母淀粉粒Ⅱ（明场）

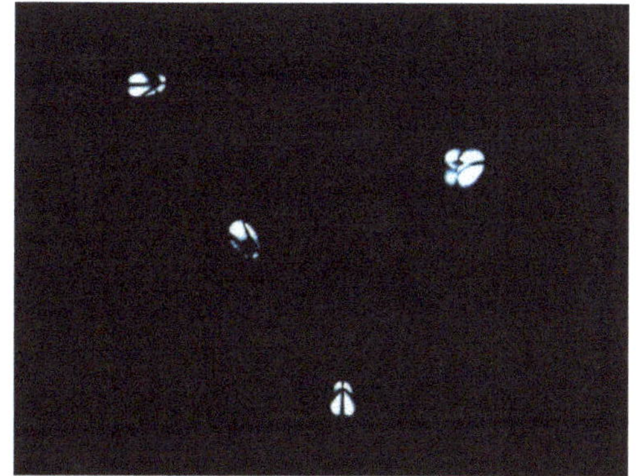

图2-43　伊犁贝母淀粉粒Ⅱ（偏光）

5. 新疆贝母　味极苦。淀粉粒单粒广卵形、贝壳形、类圆形、三角状卵形、椭圆形或类肾形，有的小端较尖，有的边缘稍突出；直径5～30～54 μm，长至58（65）μm；脐点小，点状、人字状、短缝状、三叉状或星状；层纹明显。复粒少数，2分粒。多脐点单粒较多，脐点2～3个。气孔扁圆形、类圆形，副卫细胞4～6个。（图2-44～图2-49）

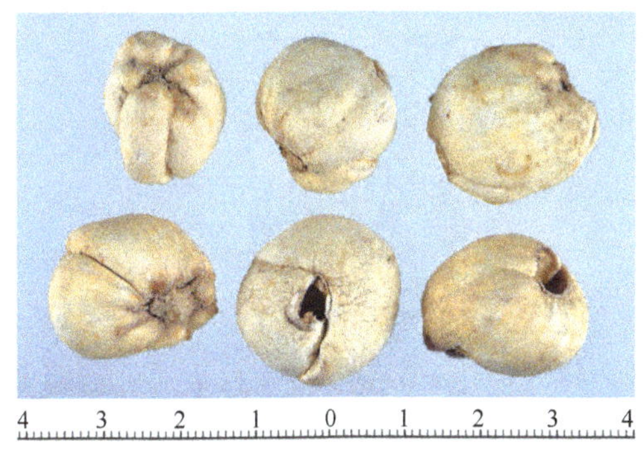

图2-44　新疆贝母

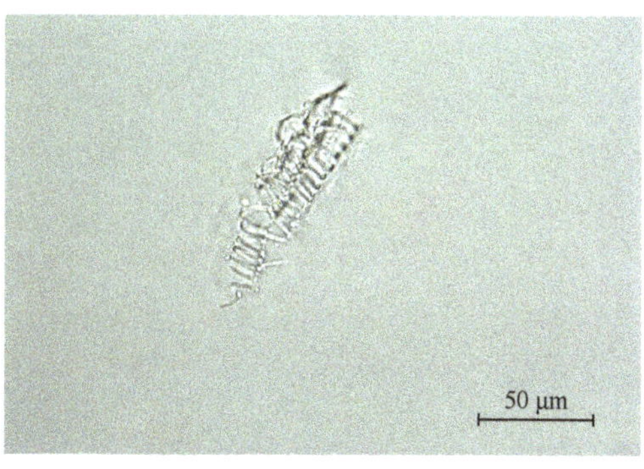

图2-45　新疆贝母导管

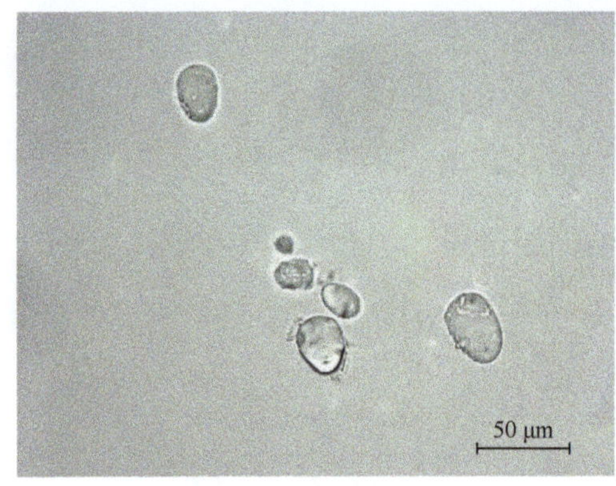

图2-46　新疆贝母淀粉粒Ⅰ（明场）

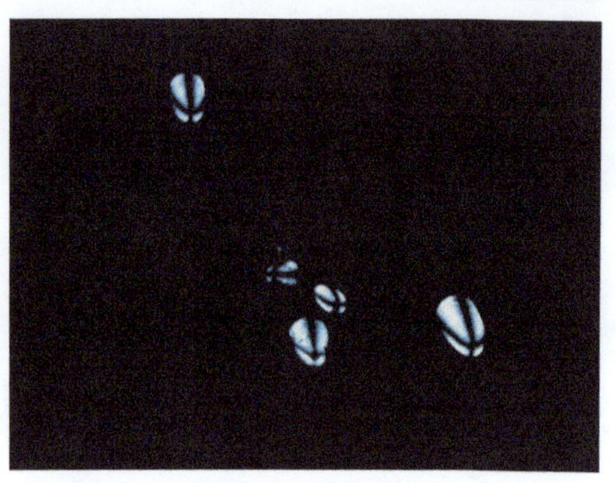

图2-47　新疆贝母淀粉粒Ⅰ（偏光）

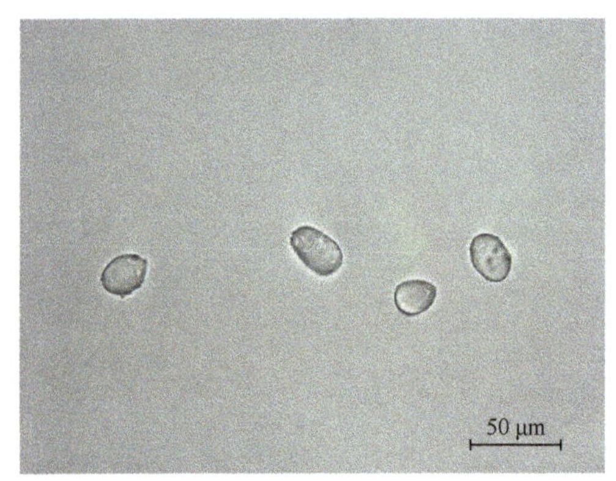

图2-48　新疆贝母淀粉粒Ⅱ（明场）

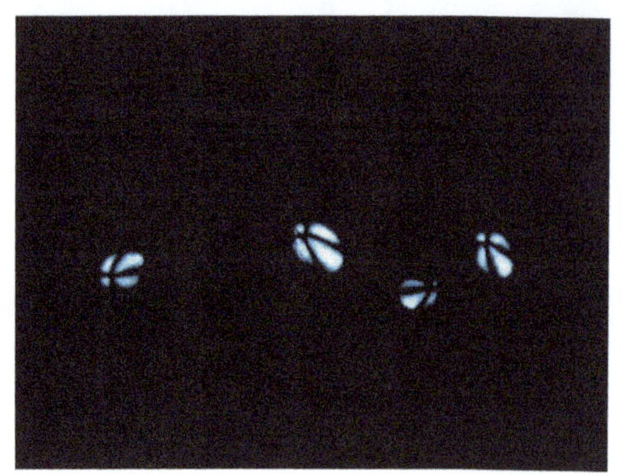

图2-49　新疆贝母淀粉粒Ⅱ（偏光）

6. 平贝母　形状随生长时间而变化明显，不规则水滴形、圆锥形至扁圆形。味极苦。淀粉粒单粒，多为圆三角形、卵形、圆贝壳形，直径6～58（74）μm，长可至67 μm，脐点明显，层纹细密；半复粒、多脐点单粒稀少。气孔类圆形，副卫细胞4～6个。（图2-50～图2-56）

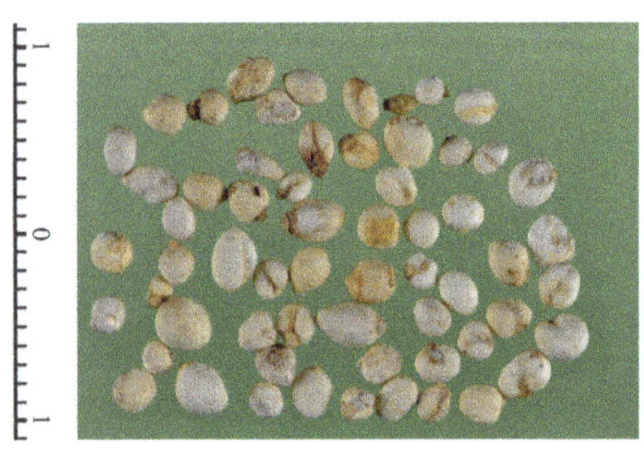

图2-50　平贝母（第一种形态）

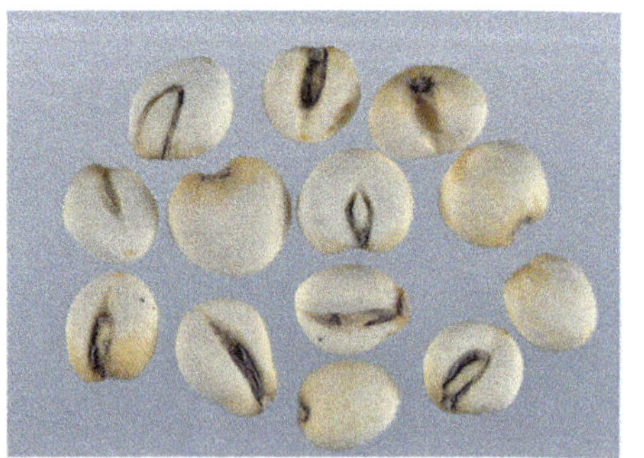

图2-51　平贝母（第二种形态）

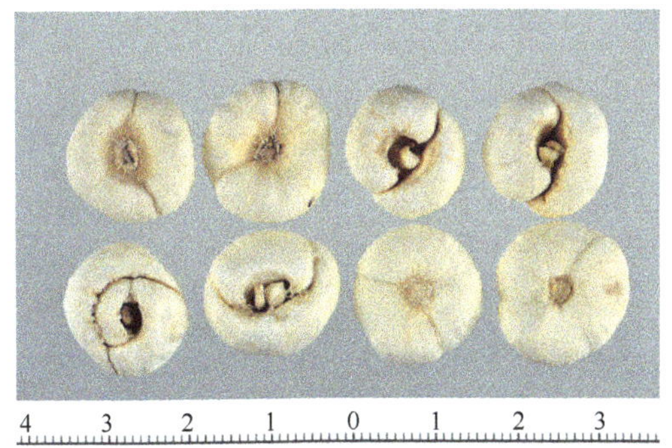

图2-52　平贝母（第三种形态）

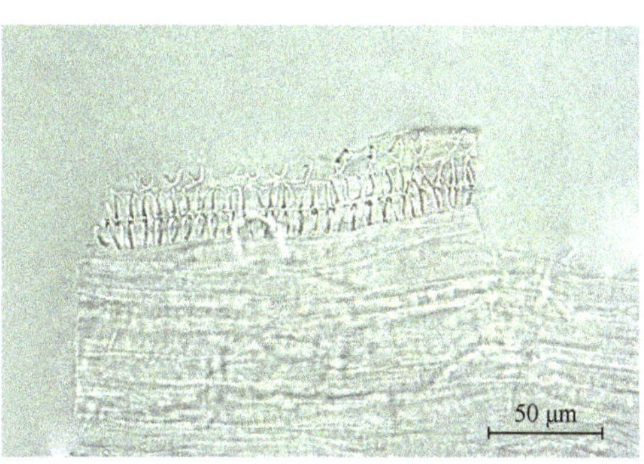

图2-53　平贝母导管

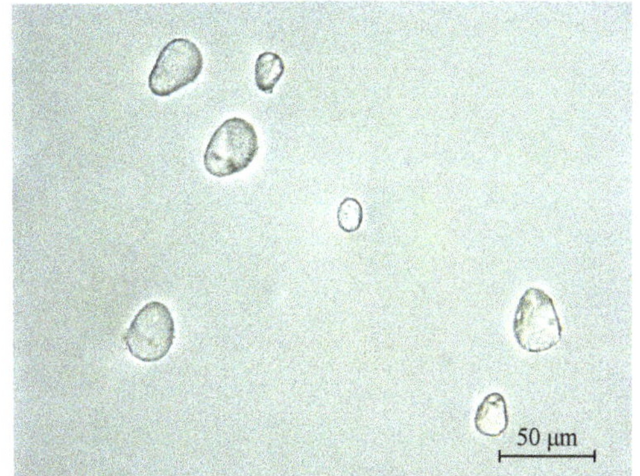

图2-54　平贝母淀粉粒Ⅰ（明场）

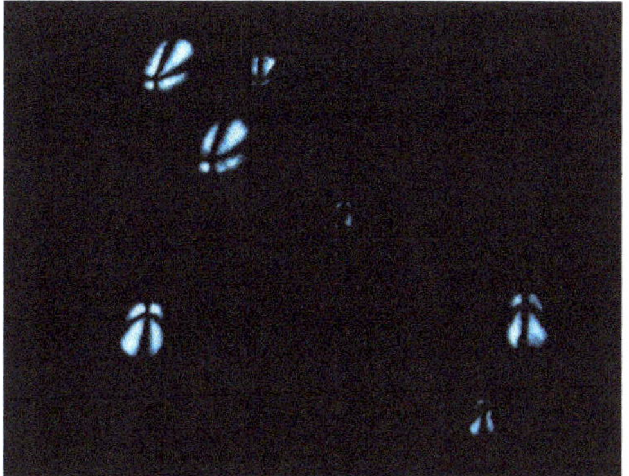

图2-55　平贝母淀粉粒Ⅰ（偏光）

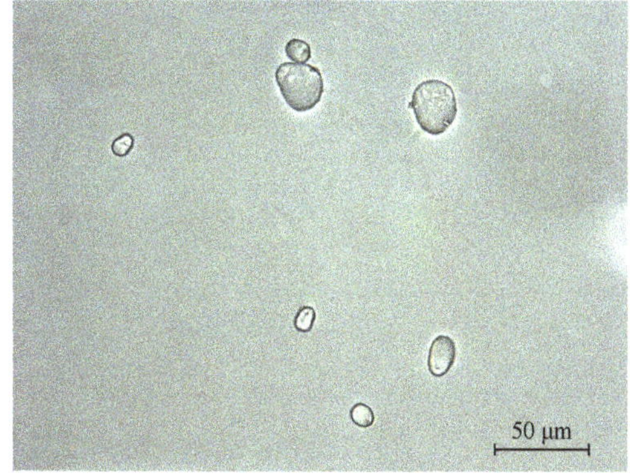

图2-56　平贝母淀粉粒Ⅱ

3 川佛手

【基原】

本品为芸香科植物佛手 *Citrus medica* L. var. *sarcodactylis* Swingle 的干燥果实。

每年9—10月，当果实表面呈浅绿色或稍带黄色，表面细孔消失，呈现发亮时采摘；摘下后晾3～5日，待水分蒸发后，切5～10 mm的纵切片。产地不同，片薄厚也不一样，四川、重庆产者较厚，广东产者较薄。切片后在烈日下暴晒，当日须晒至七八成干，次日再晒至足干，也可低温烘干。

【黄氏道地沿革考】

本品始见于唐代《本草拾遗》。宋代《本草图经》云："今闽广，江南皆有之。彼人呼为香橼。"明代《本草纲目》称之为"佛手柑"，列于枸橼项下，云："枸橼产闽广间……其实状如人手，有指，俗呼佛手柑……生绿熟黄体征。"上述产地、形态体征，特别是果实特征，证明所指枸橼即今之佛手柑。清代《本经逢原》始将佛手与枸橼

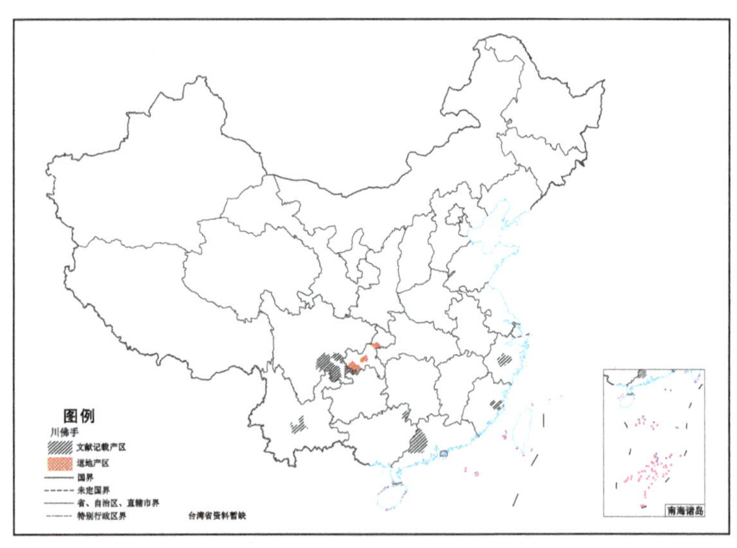

图3-1　黄氏道地沿革考图示

分开。

　　2014年版《中药大辞典》记载："习惯认为四川产的佛手品质最优。"2010年版《金世元中药材传统鉴别经验》(金世元主编)记载："主产重庆江津、綦江、万州、涪陵,四川合江、宜宾、内江、乐山等地产者称'川佛手';产于广东肇庆、高要、云浮、四会、郁南;广西桂林灌阳产称'广佛手'。此外,云南易门、峨山、新平,浙江金华(罗店)、兰溪、东阳,福建福安、莆田、福清等地亦产。以重庆江津和广东高要种植面积最大,产量最多,以川佛手品质最佳,为重庆地区的'地道药材'之一。"(图3-1)

【第四次全国中药资源普查产地分布数据】

　　根据第四次全国中药资源普查最新数据统计,佛手*Citrus medica* L. var. *sarcodactylis* Swingle的分布大体与文献记载相符,主要分布于四川、重庆的大部分地区,广东电白、郁南,广西防城、兴安,云南思茅、永胜、梁河、江城,以及湖北、湖南、安徽等地。

【道地药材经验鉴别】

　　川佛手　片小而厚,不平整。长4～16 cm,宽约3 cm,厚约6 mm。绿皮白瓤,稍有黄色花纹。质较坚,易折断。气清香,味甜微苦。(图3-2～图3-4)

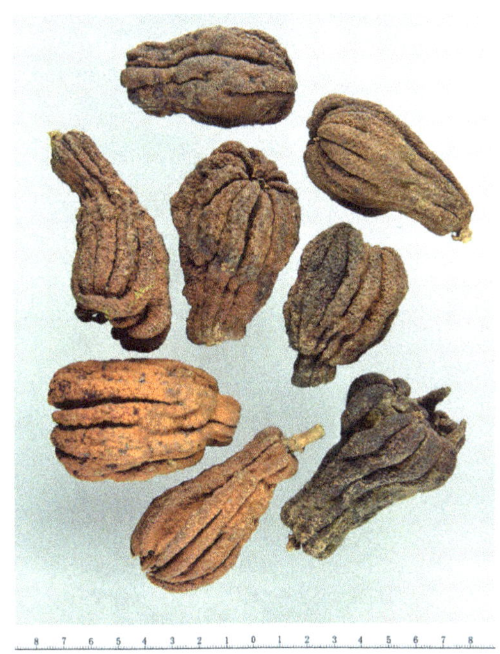

图3-2　川佛手

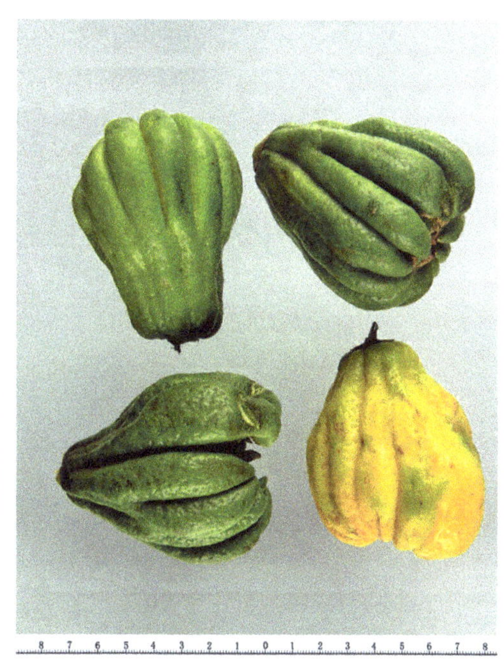

图3-3　川佛手鲜果

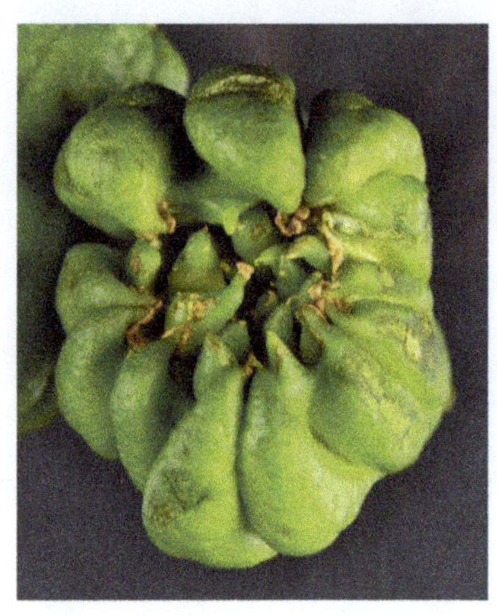

图 3-4　川佛手鲜果（底面观）

【道地药材显微图谱】

外果皮1～2层细胞；油室分布在靠近外果皮处，形成一圈；维管束较少，散在薄壁细胞中。

【金氏点评】

川佛手"绿边白肉"，气清香，主产重庆江津、万州、綦江、涪陵，四川合江、宜宾、内江、乐山等地，以重庆的江津种植面积最大、产量最多，为重庆道地药材之一。广佛手"金边白肉"，主要产于两广地区，广东肇庆、高要、云浮、四会、郁南，广西灌阳等地。云南佛手主产于云南易门、峨山、新平等地。

【其他产区经验鉴别】

1. 广佛手　片大质薄，多皱缩，黄边白瓤，花纹明显，质较柔。气味皆较淡薄。（图3-5、图3-6）

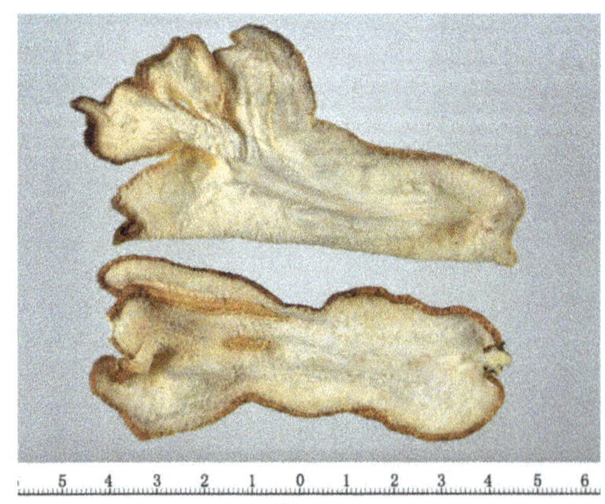

图 3-5　广佛手（广东）

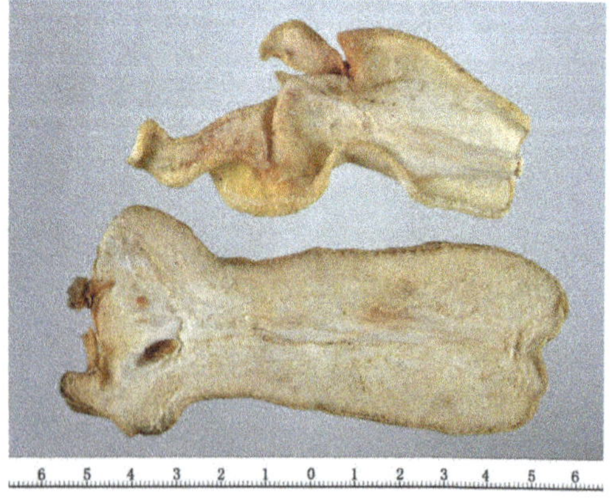

图 3-6　广佛手（广西）

2. **云佛手**　亦为黄边白瓤，较广佛手短宽，且外侧指短较粗，中间细小。（图3-7）

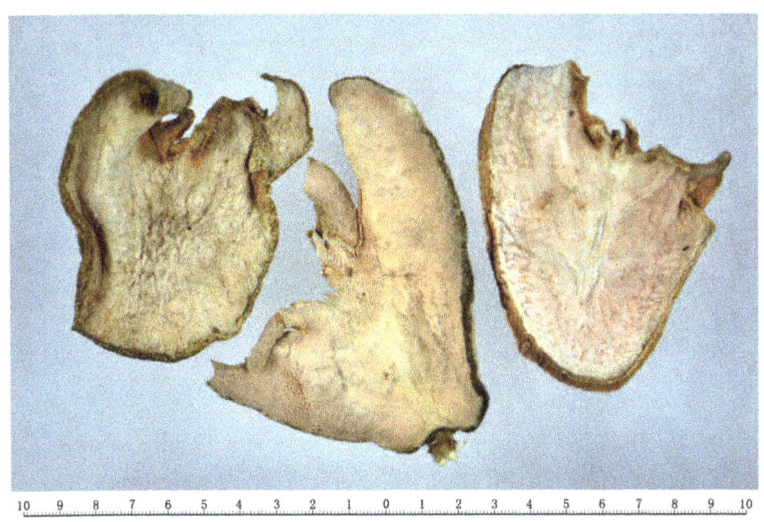

图3-7　云佛手（云南）

4 川附子

【基原】

本品为毛茛科植物乌头 *Aconitum carmichaelii* Debx. 的子根的加工品。

附子在栽种的第二年小暑至大暑（7月）节间收获。挖起全株，抖净泥土，除去须根，摘下子根（附子），砍下母根晒干，即为"乌头"（即川乌）。

摘下的鲜附子称为"泥附子"。附子含乌头碱有剧毒，采收后24 h内，必须放入胆水（制食盐的副产品，主要成分为氯化镁）内浸渍，以防腐烂，并可消除毒性。再加工成黑顺片、白附片。

1. 黑顺片　取泥附子按大小分别洗净，浸入食用胆巴的水溶液中数日，连同浸液煮至透心，捞出，水漂，纵切成约0.5 cm的厚片（之前曾用红糖、菜油制成调色液将附片染成浓茶色，现已不用），再蒸至出现油面、光泽后，烘制半干，再晒干或继续烘干即可。

2. 白附片　选择大小均匀的泥附子，洗净，浸入食用胆巴的水溶液中数日，连同浸液煮至透心，捞出，剥去外皮，横切成厚约0.3 cm的片，用水浸漂，取出，蒸透，再放入竹匾内，均匀平放，不能重叠，晒至全干（以前还须用硫黄熏，使之色白）即可。

【黄氏道地沿革考】

东汉《神农本草经》记载有附子、乌头与天雄。《伤寒杂病论》对于附子的应用积累了大量经验，并首创生用、炮用，生熟异治。

魏晋时期《吴普本草》在《神农本草经》基础上，新增侧子一条，云："侧子……是附子角之大者。畏恶与附子同。"《广雅》指出侧子、乌喙、附子、乌头、天雄本为一物，因生长年限而有所区分，云："奚毒，附子也。一岁则荝子，二岁为乌喙，三岁为附子，四岁为乌头，五岁为天雄。"《博物志》则认为采集时间的不同导致乌头、天雄、附子的差别，云："物有同类而异用者，乌头、天雄、附子一物，春夏秋冬采之各异。"《名医别录》云："附子生犍为山谷及广汉。"

唐代《新修本草》对侧子的来历作出订正，云："侧子，只是乌头下共附子、天雄同生，小者侧子，与附子皆非正生，谓从乌头旁出也。以小者为侧子，大者为附子，今称附子角为侧子，理必不然。若当阳以下，江左及山南嵩高、齐、鲁间，附子时复有角如大豆许。夔州以上剑南所出者，附子之角，曾微黍粟，持此为用，诚亦难充。比来京下，皆用细附子有效，未尝取角，若然，方须八角附子，应言八角侧子，言取角用，不近人情也。"又云："天雄、附子、乌头等，并以蜀道绵州（今四川绵阳）、龙州（今广西龙州）出者佳。余处纵有造得者，气力劣弱，都不相似。江南来者，全不堪用。"

宋代《本草图经》云："（乌头、天雄、附子、侧子）今并出蜀土。然四品都是一种所产，其种出于龙州……本只种附子一物，至成熟后有此四物，收时仍一处造酿方成……其长三、二寸者，为天雄。割削附子旁尖芽角为侧子，附子之绝小者亦名为侧子。元种者，母为乌头。其余大小者皆为附子。以八角者为上。如方药要用，须炮令裂去皮脐，使之。绵州彰明县多种之，惟赤水（今四川江油河西一带）一乡者最佳。"此后，北宋彰明知县杨天惠的《彰明附子记》一书，更详细地记载了附子的栽培状况，比较系统地叙述了该县种植附子的具体地域、面积、产量，以及有关耕作、播种、管理、采收加工、品质鉴定等的成套经验，被认为是研究乌头、附子名实的重要资料。其云："绵州故广汉地，领县八，惟彰明出附子，彰明领乡二十，惟赤水、廉水、会昌、昌明宜附子。总四乡之地，为田五百二十倾有奇，然税稻之田五，菽粟之田三，而附子之田止居其二焉。合四乡之产，得附子一十六万斤已上，然赤水为多，廉水次之，而会昌、昌明所出微甚。"按上述两本文献所描述的植物形态，以及主产地四川栽种习惯，基本可以确定《证类本草》所附图"龙州乌头"即是 *A. carmichaelii* Debx.。如《本草图经》所言"其内地所出者，与此殊别，今亦希用"，此即意味着 *A. carmichaelii* Debx.正品地位确定后，其他混淆品逐渐淡出，而这一品种的乌头因主产于四川，故也被称为"川乌"，其子根经特殊工艺处理后作为附子药材的唯一正品来源。

自此，历代均以江油为附子道地产区。（图4-1）

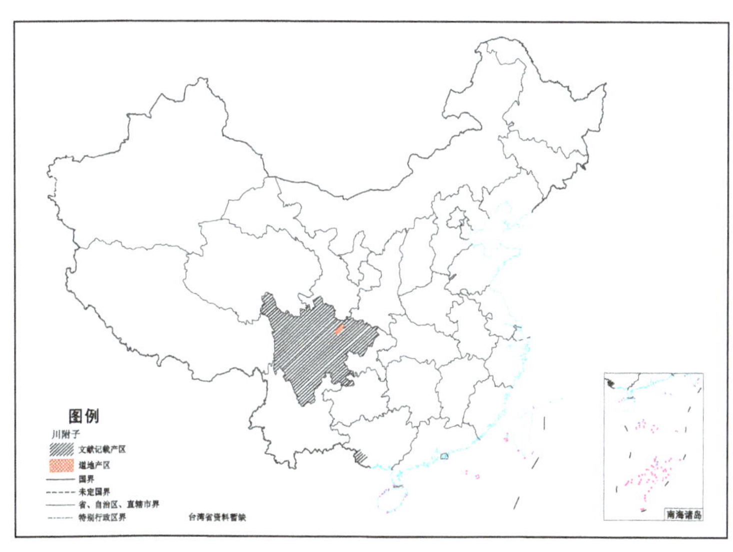

图4-1　黄氏道地沿革考图示

【第四次全国中药资源普查产地分布数据】

根据第四次全国中药资源普查最新数据统计,附子主要分布在长江流域,四川、重庆、贵州、云南、湖南、湖北等地的大部分地区,及陕西、安徽、浙江、山东等地的少部分地区。

【道地药材经验鉴别】

1.黑顺片　为纵切片,上宽下窄。外皮黑褐色,切面淡茶黄色,油润具光泽,半透明状,并有纵向导管束。质硬而脆,断面角质样。气微,味淡,微麻舌。(图4-2)

2.白附片　为纵切片,无外皮,黄白色,半透明。图示为横切片,可见多角状连续环纹。(图4-3)

3.炮天雄　圆锥形,外表面裂呈不规则的小碎块状,角质样。(图4-4)

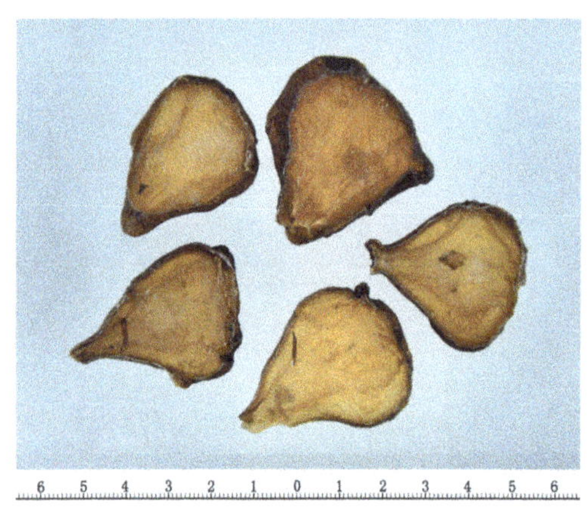

图4-2　黑顺片(四川江油)

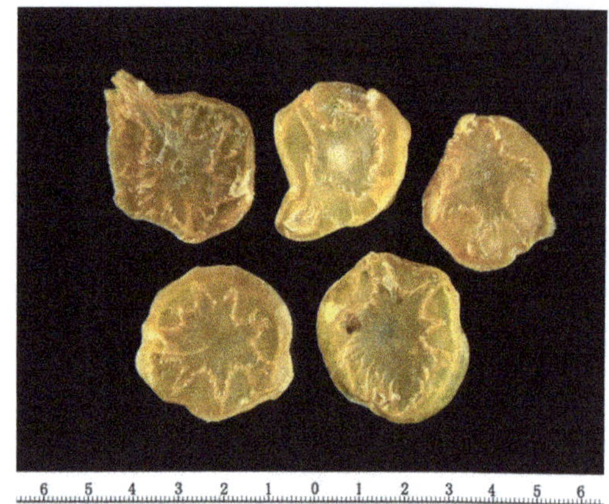

图4-3　白附片(四川江油)

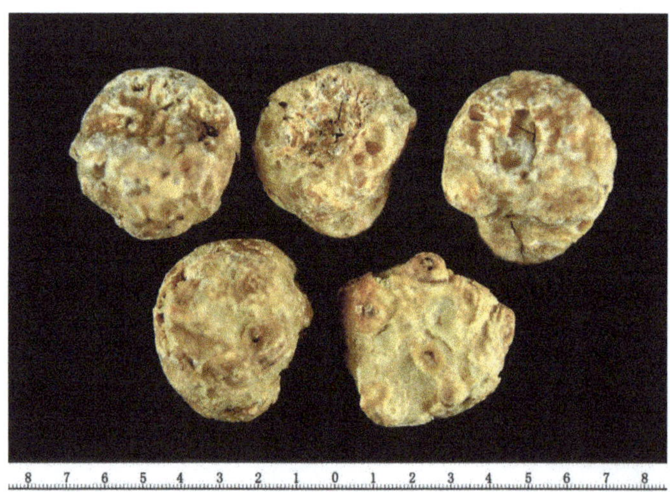

图4-4　炮天雄(四川江油)

【道地药材显微图谱】

　　后生皮层最外为一列黄色栓化细胞，其内为7～8列皮层薄壁细胞横向延长，偶有石细胞，单个散在或数个成群，类长方形或长椭圆形，胞腔较大。韧皮部宽广。形成层类多角形。木质部导管多列，呈径向或成"V"字形排列。髓部明显；薄壁细胞充满淀粉粒。(图4-5～图4-10)

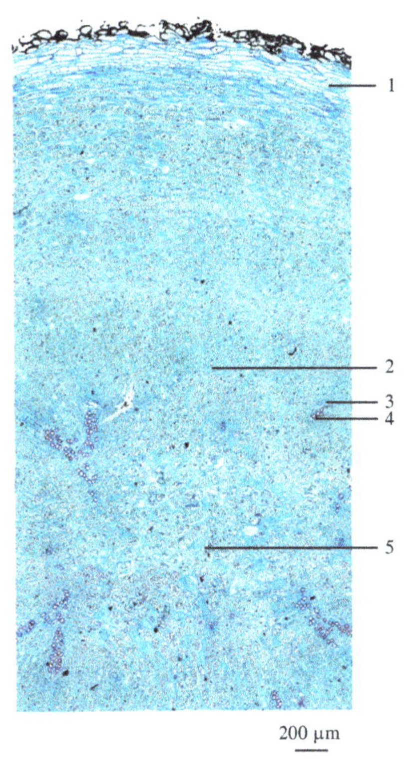

图4-5　黑顺片（四川江油）横切面

1.皮层　2.形成层　3.韧皮部　4.木质部　5.髓

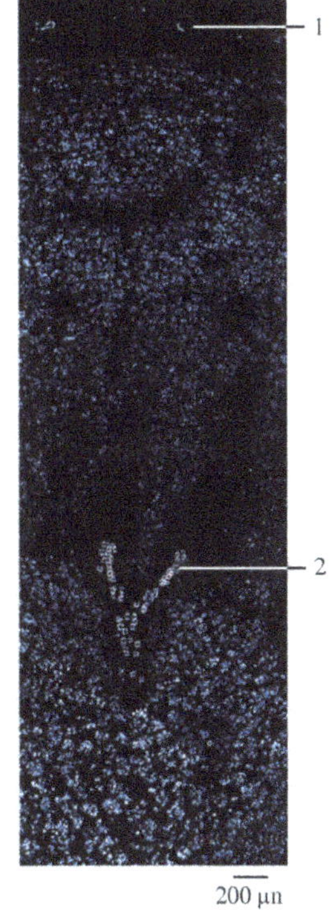

图4-6　黑顺片（四川江油）横切面（偏光）

1.石细胞　2.导管束

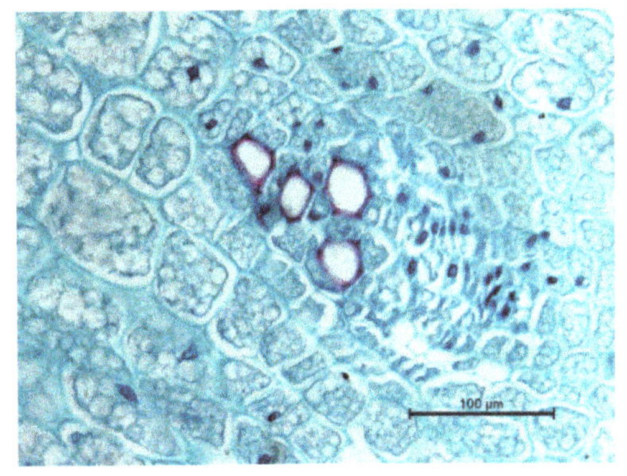

图4-7　黑顺片（四川江油）导管（明场）

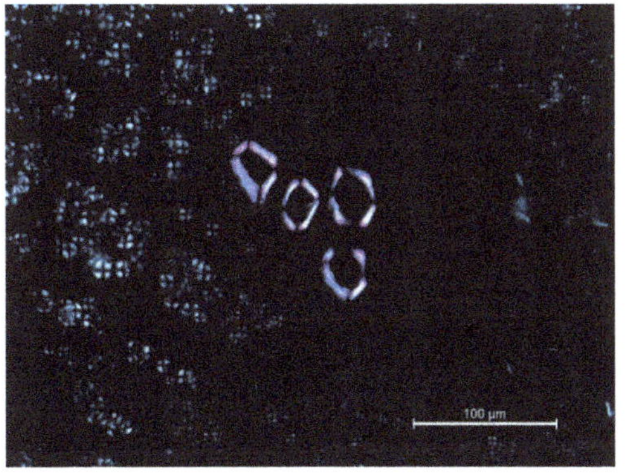

图4-8　黑顺片（四川江油）导管（偏光）

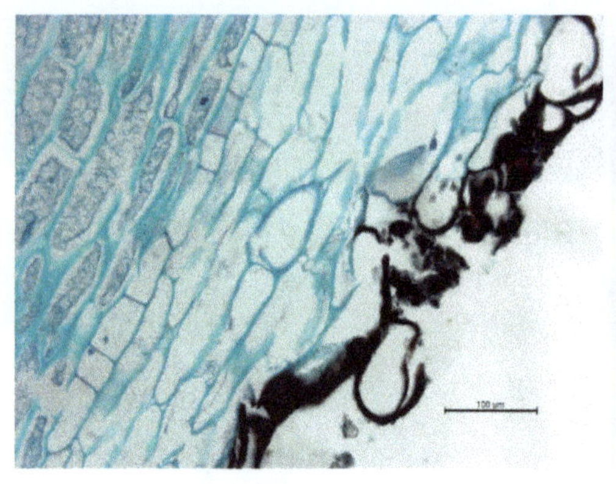
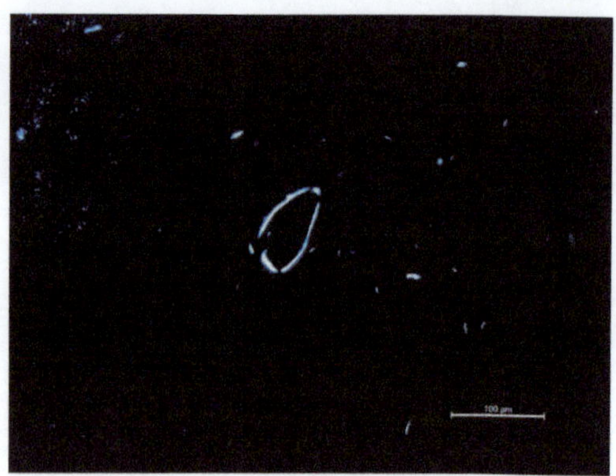

图 4-9　黑顺片（四川江油）石细胞（明场）　　　图 4-10　黑顺片（四川江油）石细胞（偏光）

【金氏点评】

　　川附子主产四川绵阳地区沿涪江两岸的江油。其中以中坝镇产品品质最优，称为道地药材。四川布拖目前亦有大量附子种植，且质量亦很好。云南丽江地区的永胜、大理地区的巍山，湖北的竹山、竹溪、房县等地均有少量出产。

　　过去曾以形长而肥壮者为天雄，现凡大个的附子皆可加工天雄。本品主销中国香港、台湾地区，及日本等国家。

【其他产区经验鉴别】

　　1. 布拖附子　性状与江油附子类似。（图 4-11、图 4-12）

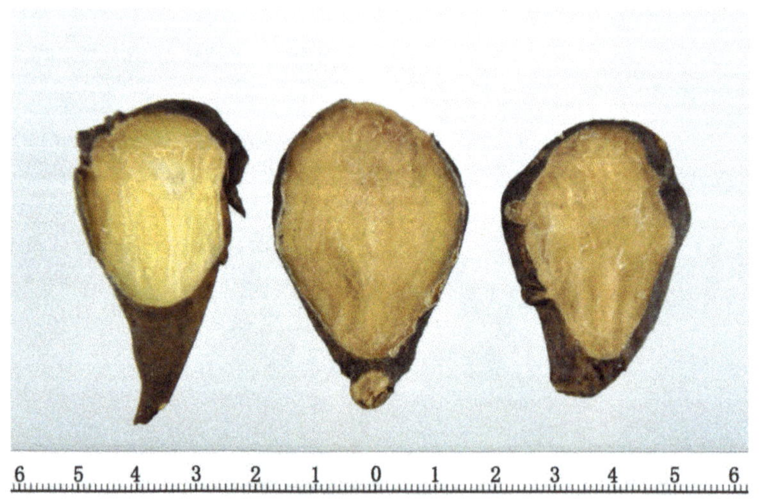

图 4-11　黑顺片（四川布拖）

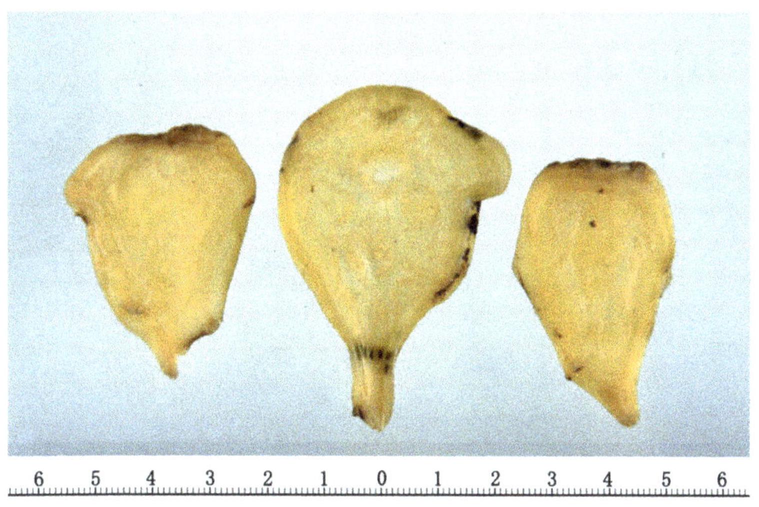

图4-12　白附片（四川布拖）

2.黄附片　为以前的规格，现在多已不用。性状为横切片，无外皮，鲜黄色，半角质样，不透明。（图4-13）

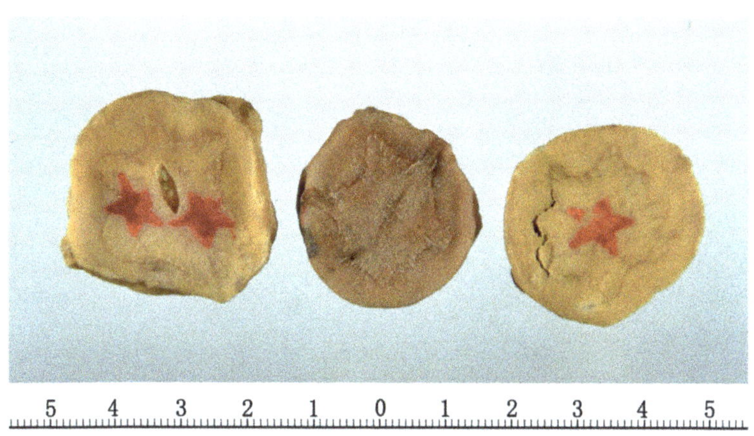

图4-13　黄附片

5　川厚朴

【基原】

本品为木兰科植物厚朴 *Magnolia officinalis* Rehd. et Wils. 或凹叶厚朴 *M. officinalis* Rehd. et Wils. var. *biloba* Rehd. et Wils. 的干燥干皮、根皮及枝皮。

立夏至夏至（5—6月间）剥取20年以上树龄的树皮，此时水分多，树皮容易剥下。夏至以后浆液下降，树皮不易剥落。厚朴的加工因产地不同而有差异。主要方法是将树皮剥下放在沸水中微煮，取出，堆置阴湿处使之"发汗"，待内表面变紫褐色或棕褐色再蒸软，取出，卷成筒状，干燥即可。另有将树皮放在预先烧热的土坑中，上盖青草使其"发汗"，待水分自内部渗出后，取出卷成筒状，干燥。

【黄氏道地沿革考】

南北朝《雷公炮炙论》云："雷公云：凡使，要用紫色、味辛为好。"《本草经集注》云："今出建平（今重庆巫山）、宜都（今湖北宜都），极浓、肉紫色为好，壳薄而白者不如。"

唐代《新修本草》云："极厚，肉紫色为好。"

宋代《本草图经》描述有多个产地："今京西、陕西、江淮、湖南、蜀川山谷中往往有之，而以梓州（今四川三台）、龙州（今四川平武）者为上。"《证类本草》云："皮极鳞皱而厚，紫色多润者佳……惟牙长为上品。"其后的《本草衍义》云："今西京伊阳县（今河南嵩县）及商州（今陕西商洛商州）亦有，但薄而色淡，不如梓州者浓而紫色有油。"仍肯定了四川梓州的厚朴。

明代《本草品汇精要》云："［道地］蜀川（今四川、重庆）、商州、归州（今湖北秭归）、梓州、龙州最佳。"《普济方》云："厚朴，宜用梓州来着，厚而紫掐之油出者佳。"

清代《本草述》："以建平、宜都及梓州、龙州者为上……以肉厚色紫多液者入药最良。"

综上，厚朴在魏晋时期始有产地描述，南朝梁时期，重庆和鄂西交界区域的厚朴得以应用，并在明清时期成为道地药材。各种厚朴均以断面紫红色有亮光，皮粗肉细，肉色深紫，油性大，香味浓，味苦辛微甜，咀嚼无残渣者为佳。通常以近根的树皮较枝皮为优。（图5-1）

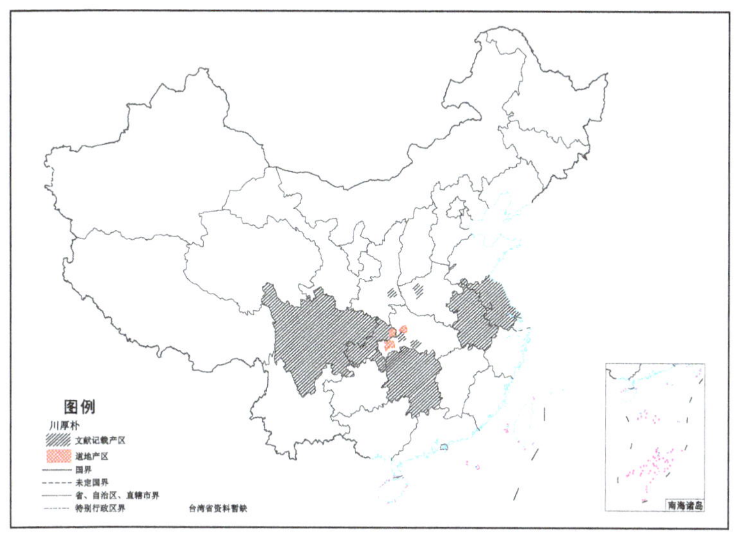

图 5-1　黄氏道地沿革考图示

【第四次全国中药资源普查产地分布数据】

根据第四次全国中药资源普查最新数据统计，药材厚朴的分布大体与文献记载基本相符，四川、重庆、贵州、湖南、湖北、广西、江西、福建、江苏、安徽，及陕西、河南南部，云南玉龙、禄劝、双柏等地均有分布。

【道地药材经验鉴别】

川厚片　干皮，如意卷状或筒状。外表面灰棕色或灰褐色，粗糙，有时呈鱼鳞状，易剥落，有明显的圆形皮孔和纵皱纹。内表面较平滑，紫棕色或紫褐色，具细密皱纹，划之显油痕。质坚硬，不易折断，断面颗粒性，外层灰棕色，内层紫褐色或棕色，有油性，可见多数亮银星。气香，味辛辣，微苦。（图5-2～图5-5）

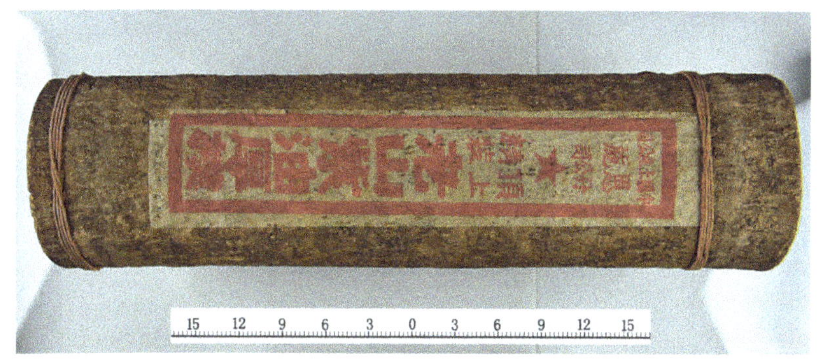

图 5-2　川厚朴（湖北恩施）

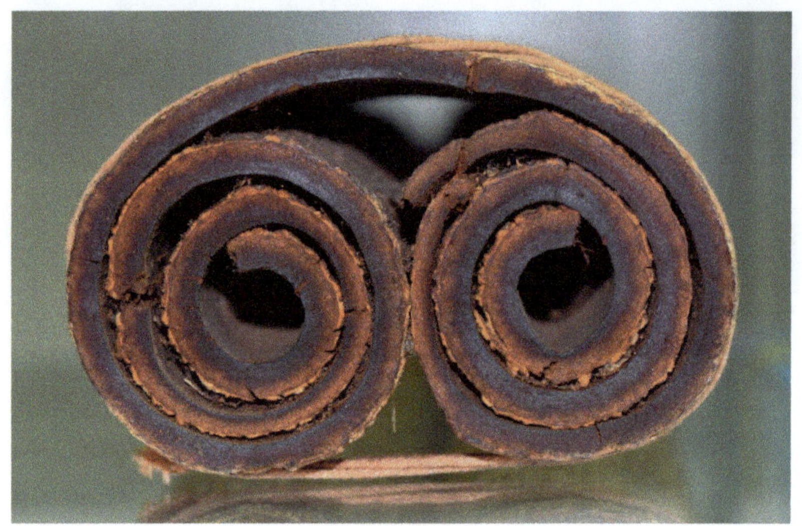

图5-3　川厚朴横断面（湖北恩施）

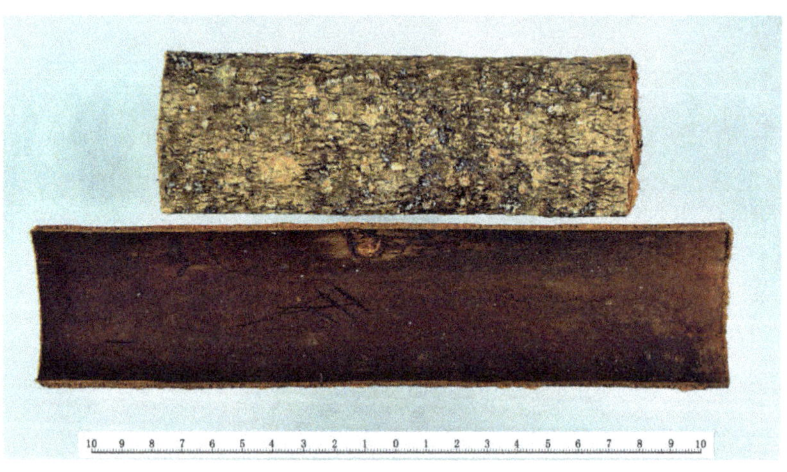

图5-4　川厚朴（重庆南川）

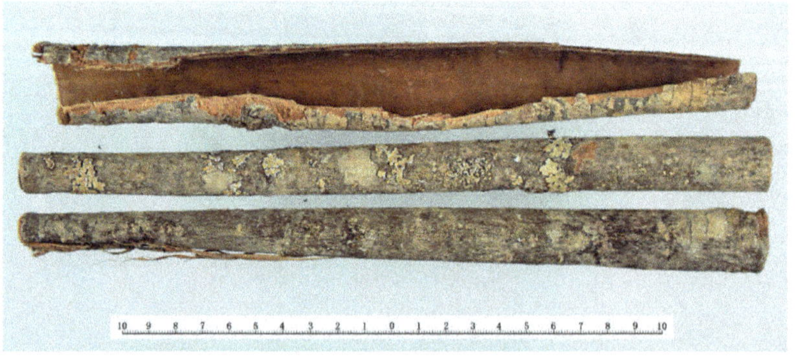

图5-5　川厚朴（湖北竹溪）

【道地药材显微图谱】

木栓层为10余列细胞。皮层外侧有石细胞环带，内侧散有多数油细胞及石细胞群。韧皮部射线宽1～3列细胞；纤维多数个成束；亦有油细胞散在。薄壁细胞中含黄棕色物质或充满淀粉粒，另含少数草酸钙方晶。（图5-6～图5-8）

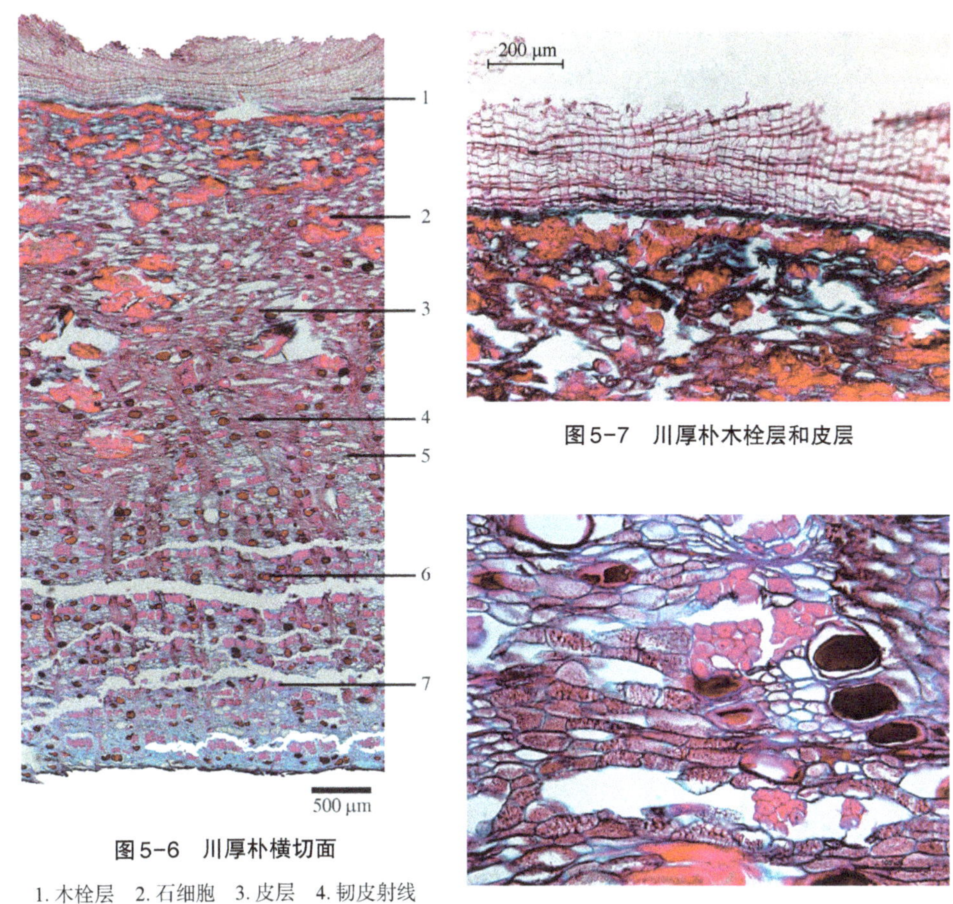

图5-6　川厚朴横切面

1.木栓层　2.石细胞　3.皮层　4.韧皮射线
5.韧皮部　6.油细胞　7.纤维束

图5-7　川厚朴木栓层和皮层

图5-8　川厚朴韧皮部

【金氏点评】

厚朴因入药部位不同，呈现形状各异，干皮称"如意卷朴""筒朴"，干部靠近根部者称"靴脚朴"，枝叉称"枝朴"，根部称"鸡肠朴"。因产地不同，主要分为两大类，"川厚片"和"温厚朴"。川厚朴主产重庆、四川、湖北、贵州、湖南以及陕西、广西等地，统称"川厚朴"。但以湖北恩施地区产量较大，质量佳，称为道地药材。以干皮皮厚肉细、油性大，断面紫棕色，有小亮星，气味浓厚者为佳。温厚朴主产浙江龙泉、景宁、云和、松阳、庆元；福建浦城、福安、尤溪、政和、松溪、建瓯；此外安徽潜山、岳西亦有少量出产，但以浙江龙泉所产者质量佳，产量亦大。1949年前双如意卷优质厚朴，常在表皮上贴以红纸，印有"紫油厚朴"字样的标签。

【其他经验鉴别】

1. 蔸朴　又称"靴脚朴""阳块"。上端呈卷筒状，下端展开呈喇叭口状。长70 cm，厚3～8 cm。皮内外表面颜色、质地、气味均同筒朴。(图5-9)

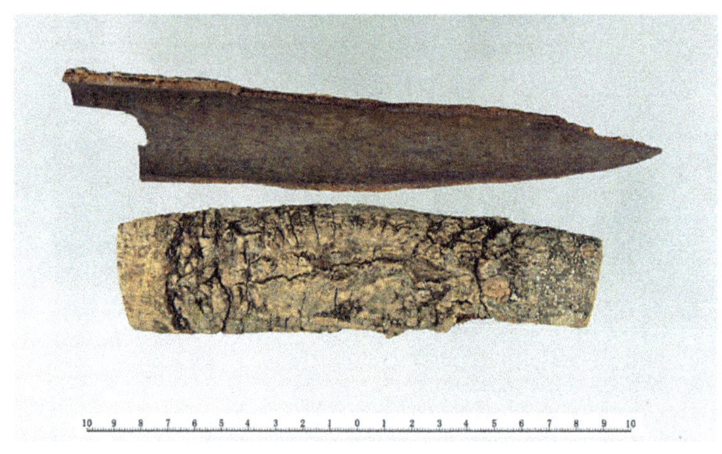

图5-9　蔸朴

2. 枝朴　较薄，厚约2 mm。外表面灰褐色，内表面黄棕色。易折断，断面纤维状。气味较淡。(图5-10)

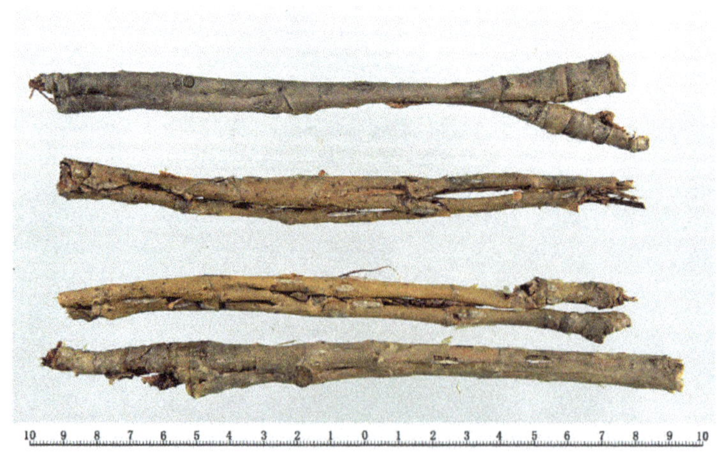

图5-10　枝朴

3. 根朴　又称"阴块"。形状不一,有卷筒形、片块状、羊耳状等,故又称"羊耳朴"。其细小的根皮形弯曲似鸡肠者称"鸡肠朴"。厚3～5 mm。外表面灰黄色或灰褐色,内表面深紫色。质稍坚韧,易折断,断面内层纤维性。气味较淡。(图5-11)

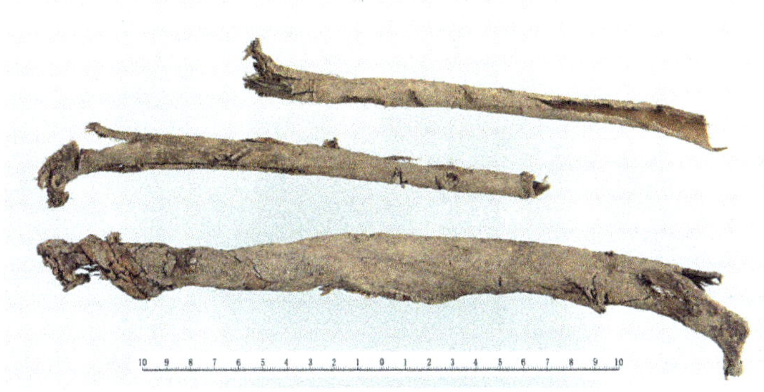

图5-11　根朴

6 川黄柏

【基原】

本品为芸香科植物黄皮树 *Phellodendron chinense* Schneid. 的干燥树皮。习称"川黄柏"。

每年5—6月间采收。此时水分充足,有黏液,容易剥下整块皮。树皮剥下先压晒至全干后,再刮去粗皮。

【黄氏道地沿革考】

魏晋时期《名医别录》云:"生汉中山谷及永昌。"南北朝《本草经集注》云:"今出邵陵(今湖南邵阳)者,轻薄色深为胜,出东山者,浓重而色浅。"《本草纲目》引"蜀本图经"云:"黄檗树高数丈,叶似吴茱萸,亦如紫椿,皮黄,其根如松下茯苓。今所在有,本出房(今湖北房县),商(今陕西商洛),合(今重庆合川)等小川山谷,皮紧,厚二三分,鲜黄者上,二月、五月采皮,日干。"宋代《本草图经》说:"今处处有之,以蜀中(今重庆与湖北交界)者佳。"《证类本草》云:"皮紧厚二三分,鲜黄者上……轻薄色深为胜"。

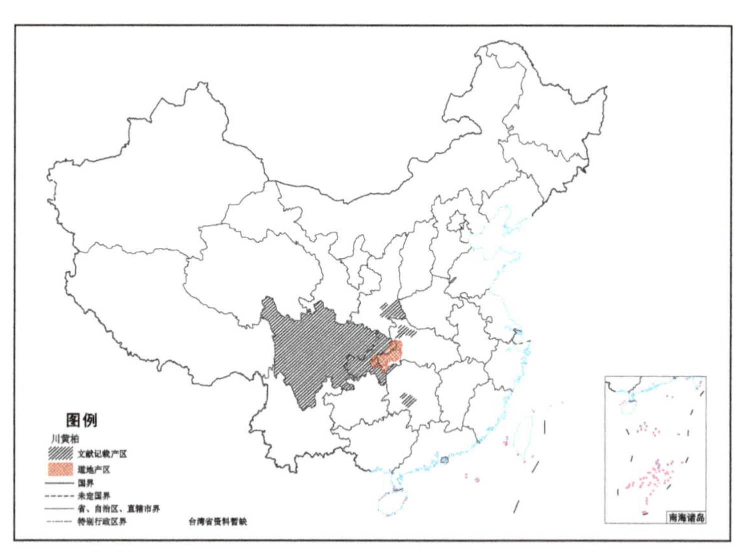

图6-1 黄氏道地沿革考图示

明代《本草品汇精要》云："蜀州者为佳。"清代《本草备要》云："川产肉厚，色深者良。"《本草易读》云："以蜀出肉厚色深者为佳。"1955年版《汉药良劣鉴别法》（一色直太郎著）记载："皮厚色深黄，味苦者为良品……粉末注以水，捏之有粘性者良品。"由此可见，本草记载黄柏道地产区与今相符。（图5-1）

【第四次全国中药资源普查产地分布数据】

根据第四次全国中药资源普查最新数据统计，黄柏主要分布在四川、湖北、湖南等地的大部分地区，及安徽、江西等地的少部分地区。

【道地药材经验鉴别】

川黄柏　呈板片状或浅槽状，长短不一。外表面黄棕色或黄褐色，较平坦，有不规则的纵向浅裂纹，偶有残存的灰褐色栓皮。嫩而较薄者，栓皮常未刮去，横向皮孔明显。内表面暗黄色或淡棕色，具细密的纵棱纹。体轻，易折断，断面鲜黄色，纤维状，呈裂片状分层，气微，味极苦，有黏性，嚼之可使唾液染成黄色。（图6-2～图6-5）

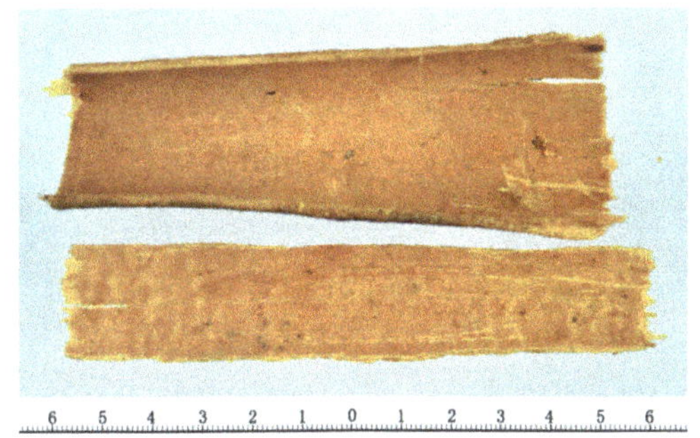

图6-2　川黄柏内表面（重庆）

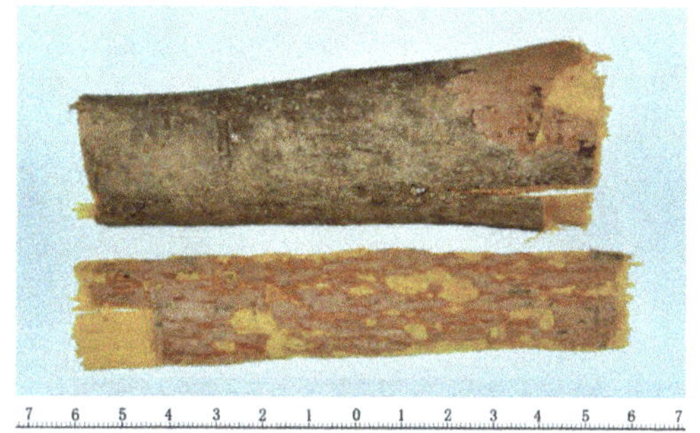

图6-3　川黄柏外表面（重庆）

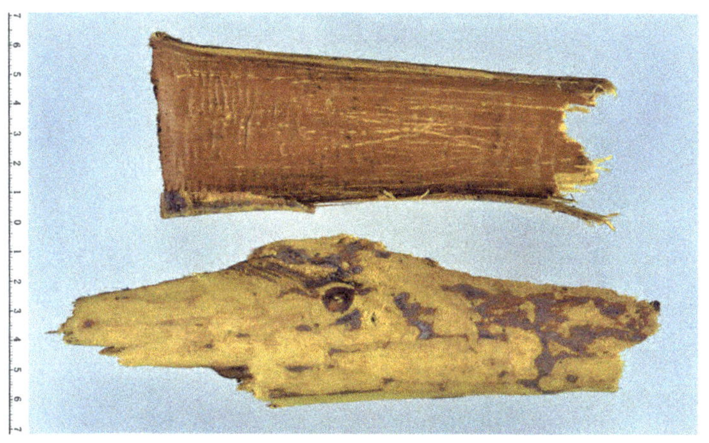

图6-4　川黄柏（重庆万州）

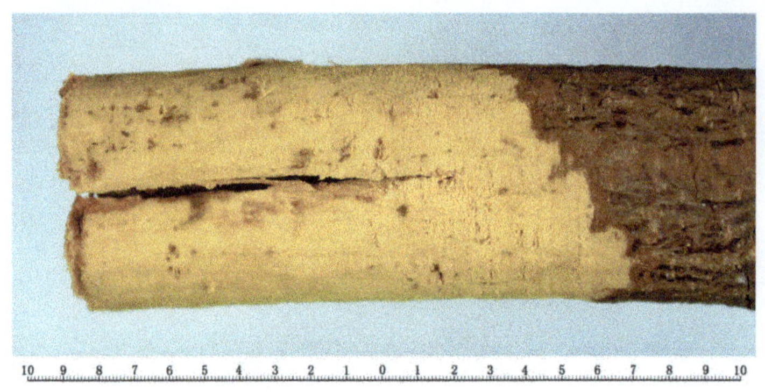

图6-5　川黄柏（四川马边）

【道地药材显微图谱】

　　皮层狭窄，散有多数石细胞和草酸钙方晶，石细胞鲜黄色，类圆形或纺锤形。韧皮部宽阔，韧皮纤维束略成带状，纤维鲜黄色，断续成层排列，韧皮射线狭长，先端常弯曲，宽1～4列细胞。（图6-6～图6-10）

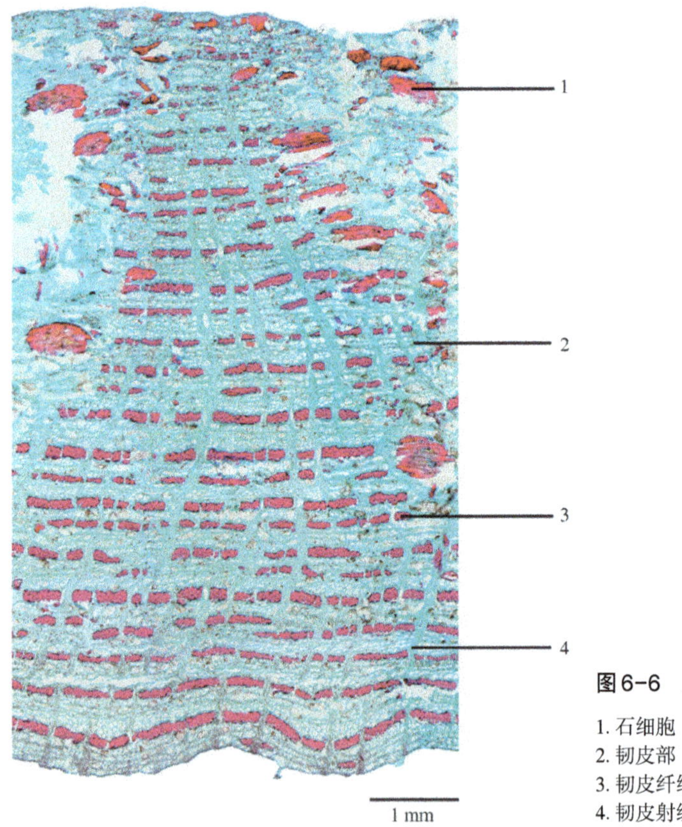

1 mm

图6-6　川黄柏横切面

1. 石细胞
2. 韧皮部
3. 韧皮纤维
4. 韧皮射线

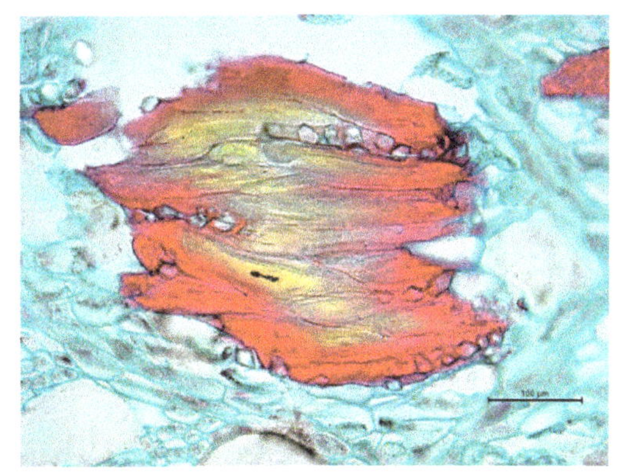

图6-7　川黄柏石细胞群（明场）

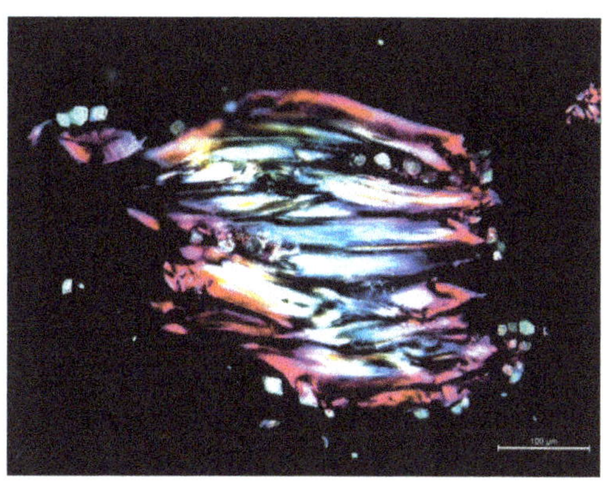

图6-8　川黄柏石细胞群（偏光）

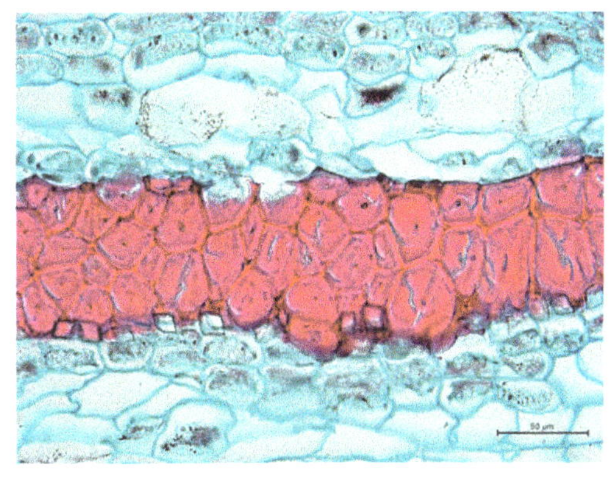

图6-9　川黄柏晶鞘纤维（明场）

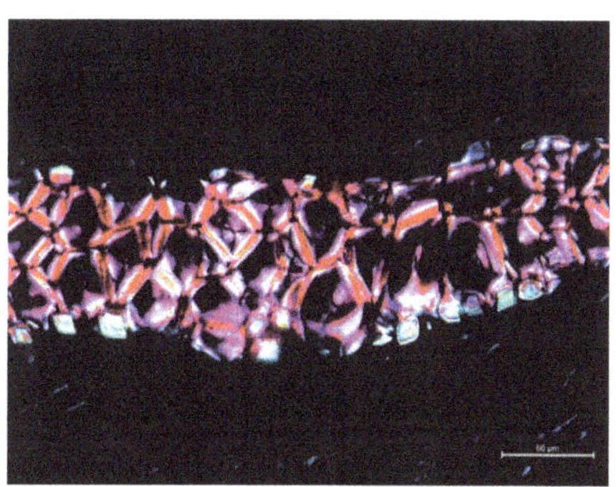

图6-10　川黄柏晶鞘纤维（偏光）

【金氏点评】

　　川黄柏主产重庆巫溪、城口、武隆、秀山，四川都江堰、叙永、马边、广元、青川、平武，贵州湄潭、剑河、务川、印江、赫章、镇远，陕西紫阳、镇巴，湖北恩施、鹤峰、神农架、巴东、利川等地，统称为"川黄柏"。以湖北恩施质量最好，称为道地药材。川黄柏皮厚、色鲜黄、味苦者质量为佳。

【其他产区经验鉴别】

　　关黄柏　较川黄柏稍薄，厚2～4 mm。外表面淡黄棕色或黄绿色，有不规则纵沟纹，残存灰黄色和稍具弹性的栓皮（一般趁鲜刮去栓皮）。内表面黄色或黄棕色。体轻，质坚，断面鲜黄色或黄绿色。气微，味极苦，嚼之有黏性。（图6-10～图6-12）

　　栓皮未除尽者可见木栓层细胞数列，栓内层为数列长方形或近圆形的细胞；皮层狭窄，石细胞鲜黄色，成群或单个散在，多呈不规则类多角形，有的分枝状，细胞壁极厚，孔

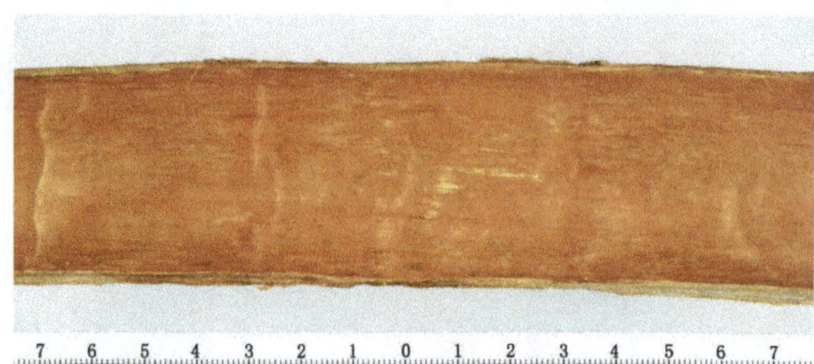

图6-11 关黄柏内表面

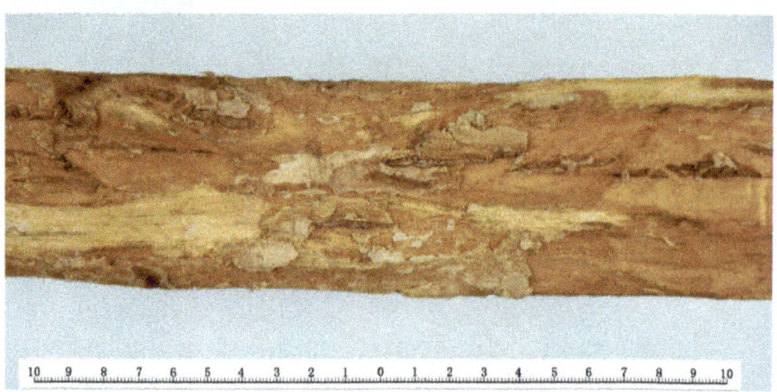

图6-12 关黄柏外表面

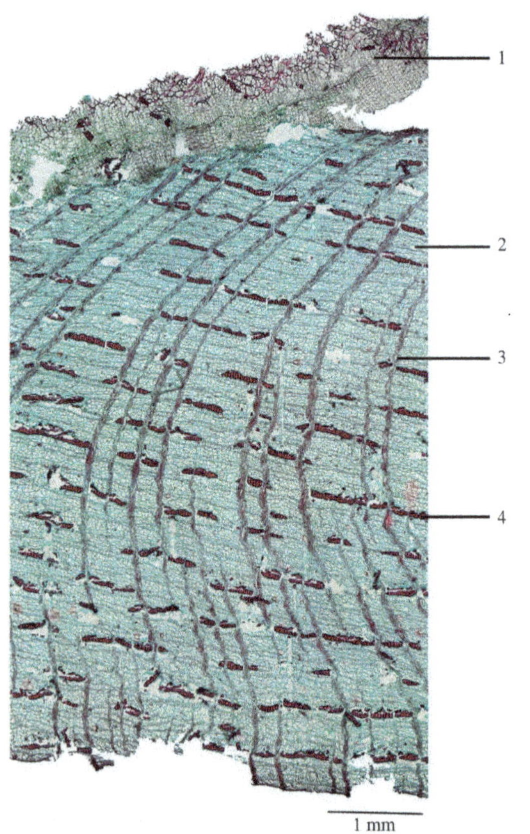

沟可见,层纹明显;韧皮部射线宽2～4列细胞;韧皮纤维束众多,与韧皮薄壁细胞和筛管群交互排列成层带,纤维黄色,壁极厚,周围薄壁细胞含草酸钙方晶;黏液细胞众多;薄壁细胞中含草酸钙方晶及淀粉粒。(图6-13～图6-15)

图6-13 关黄柏横切面

1. 周皮
2. 韧皮部
3. 韧皮射线
4. 韧皮纤维

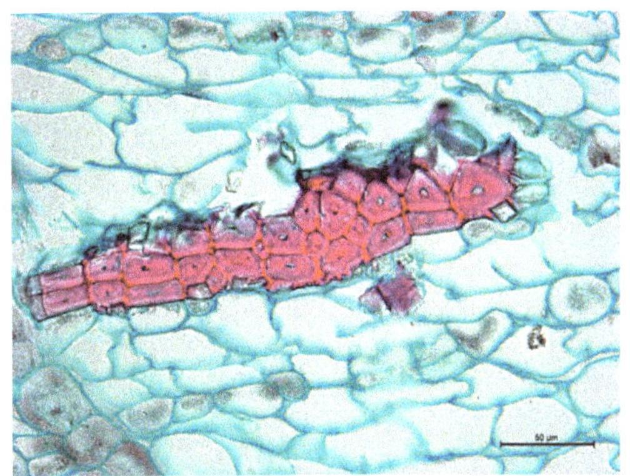

图6-14　关黄柏晶鞘纤维（明场）

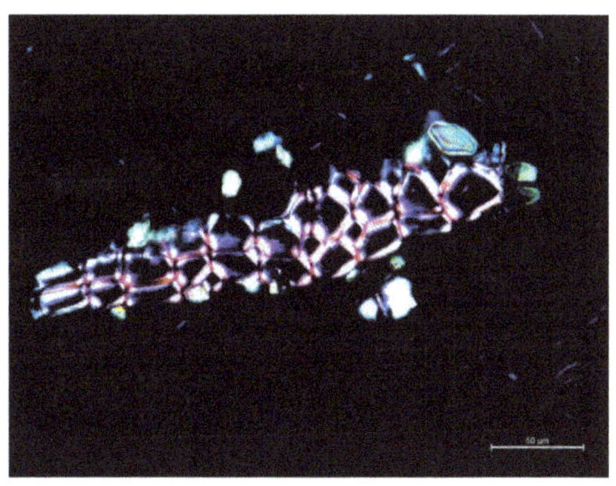

图6-15　关黄柏晶鞘纤维（偏光）

7 川黄连

【基原】

本品为毛茛科植物黄连 *Coptis chinensis* Franch. 或三角叶黄连 *C. deltoidea* C. Y. Cheng et Hsiao 的干燥根茎。

秋季采挖,除去须根和泥沙,干燥,撞去残留须根。

【黄氏道地沿革考】

魏晋时期《吴普本草》云:"或生蜀郡(今四川成都一带)太山之阳。"南北朝《本草经集注》云:"今西间者色浅而虚,不及东阳(浙江东阳)、新安(安徽歙县)诸县最胜。临海诸县者不佳。"

唐代《新修本草》云:"蜀道(今四川、重庆)者粗大节平,味极浓苦,疗渴为最。江东(今浙江)者节如连珠,疗痢大善。澧州(今湖南澧水流域)者更胜。"

宋代《本草图经》云:"黄连,生巫阳川谷及蜀郡泰山,今江(今江西九江、瑞昌、德安、彭泽、湖口、星子、都昌等地)、湖(今浙江湖州)、荆、夔州(今重庆奉节、云阳、巫山、巫溪等地)郡亦有,而以宣城(今安徽长江以南,黄山、九华山以北地区及江苏溧水、溧阳等地)者为胜,施(今湖北恩施)、黔(今重庆彭水、黔江等地)者次之。"《证类本草》云:"萧炳云:今出宣州绝佳,东阳亦有,歙州(今安徽歙县、绩溪、黟县、休宁、祁门等地,黄山部分地区及江西婺源)、处州(今浙江丽水、缙云、青田、遂昌、龙泉、云和等地)者次。"

明代《本草品汇精要》云:"[道地]出宣城、秦地及杭州、柳州、蜀道、澧州、东阳、新安诸县者最胜。碎拳挛如鸡足,青黄色,高三五寸,无花,子多。生石上。五月、七月采,阴干,去下近石有沙土处,用之考之。"《本草纲目》云:"保昇曰:……江左者,节高若连珠;蜀都者,节下不连珠。今秦地及杭州、柳州者佳。"《本草乘雅半偈》云:"汉取蜀产,唐取澧产,今取雅州、眉州者为良。"

清代《本草逢原》云:"产川中者,中空,色正黄,截开分瓣者为上,云南水连次之,日本、吴、楚为下。"

黄连的产区由西到东分布在四川、重庆、湖北、安徽、江苏、浙江同纬度地区。其道地产地随着时代的变迁和时尚的兴废有所变化,分别有东汉三国时期的蜀郡巫阳,南北

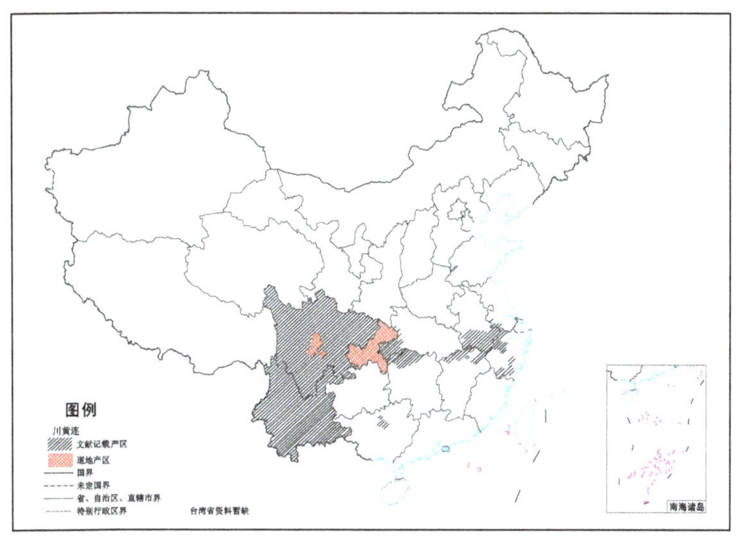

图 7-1　黄氏道地沿革考图示

朝时期的东阳、新安，唐代的澧州，五代的宣州，明代的雅州、眉州，清代的雅州、马湖、古勇。在漫长的发展过程中，"川黄连"和"宣黄连"两大道地药材逐渐形成。清末至民国时期，安徽、江浙一带的黄连产区在逐渐萎缩，直至消失，"宣黄连"成为历史。目前四川仍是黄连的主产区，以"类鹰爪连珠"、质地坚重之雅安、峨眉出产者为胜。"雅连"也曾一度消失，不过现在在洪雅已经开始有栽培，正在慢慢恢复。目前市场流通主要以重庆、四川所产"味连"为主。（图 7-1）

【第四次全国中药资源普查产地分布数据】

根据第四次全国中药资源普查最新数据统计，黄连主要分布在重庆、四川、湖北、湖南等地的大部分地区，及山西、江西、河南等地的少部分地区。

【道地药材经验鉴别】

北岸连　多单支，圆柱形，较肥壮。表面黄褐色，偶有露出红色的内皮，粗糙，有不规则结节状隆起及须根残基，每分枝上有间断横纹，形似连珠。偶有较短平滑如茎秆，俗称"过江枝"（又称"过桥"）。质坚实，可折断，断面不整齐，红黄色，皮部色暗棕，其厚度约占半径的 1/3，木部金黄色，可见放射状纹理，中央有红棕色小型的髓，或有时空心，气微，味极苦，嚼之染唾液为红黄色。（图 7-2、图 7-3）

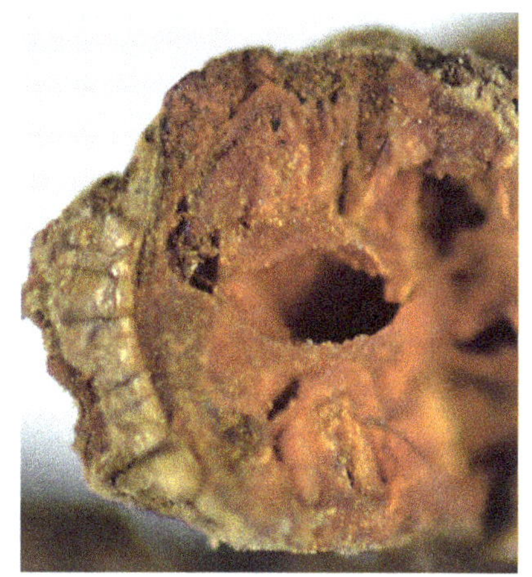

图 7-2　北岸连横断面

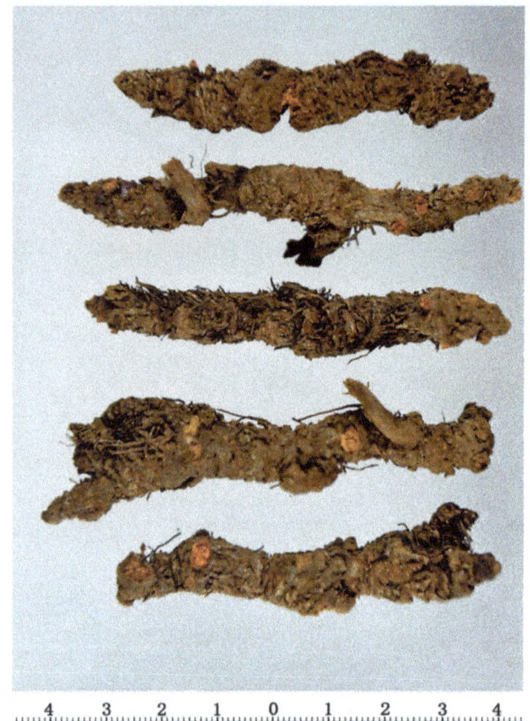

图 7-3　北岸连

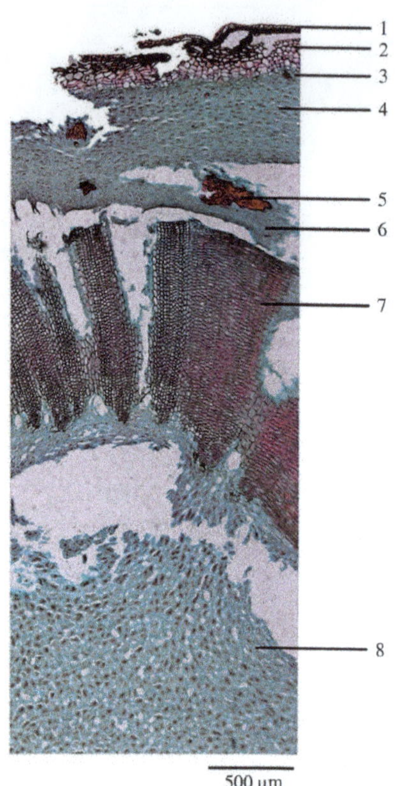

图 7-4　北岸连（上部）横切面

1. 表皮
2. 木栓层
3. 石细胞
4. 皮层
5. 中柱鞘纤维
6. 韧皮部
7. 木质部
8. 髓

【道地药材显微图谱】

　　木栓层为数列细胞，其外有表皮，常脱落。皮层较宽，石细胞单个或成群散在。木质部黄色，均木化，木纤维发达。髓部均为薄壁细胞。（图 7-4～图 7-12）

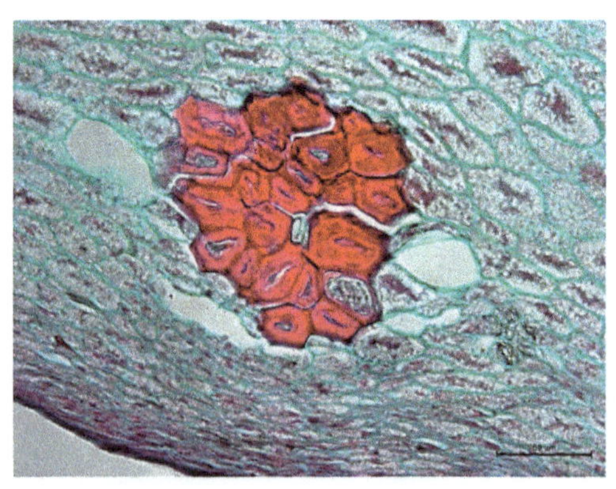

图 7-5　北岸连（上部）石细胞（明场）

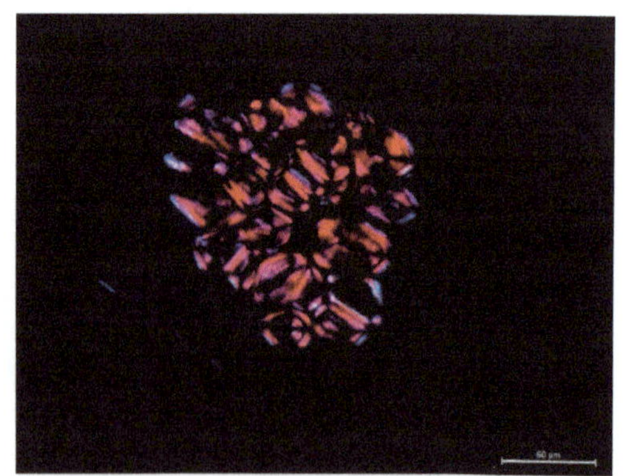

图 7-6　北岸连（上部）石细胞（偏光）

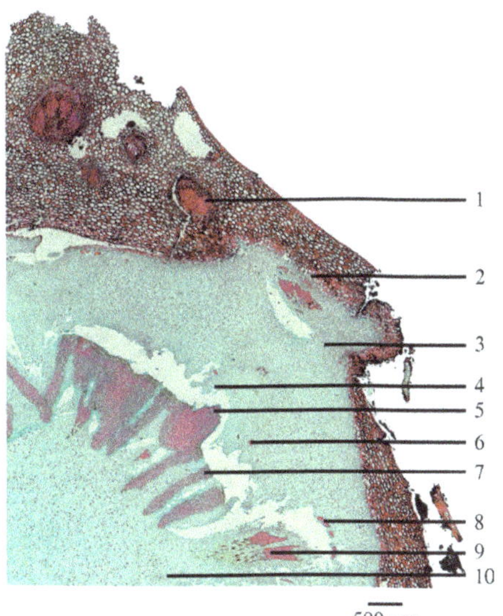

图7-7　北岸连（中部）横切面

1. 鳞叶组织
2. 木栓层
3. 皮层
4. 韧皮部
5. 根迹维管束
6. 石细胞
7. 木质部
8. 中柱鞘纤维
9. 根迹维管束
10. 髓

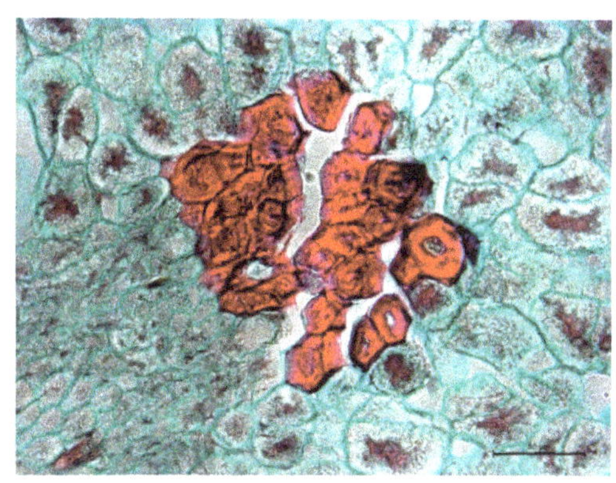

图7-8　北岸连（中部）石细胞（明场）

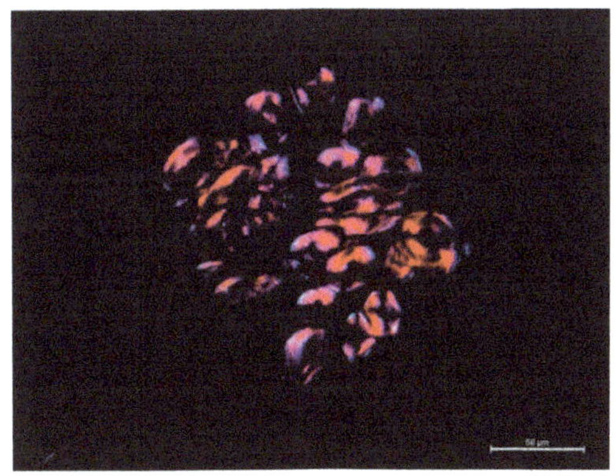

图7-9　北岸连（中部）石细胞（偏光）

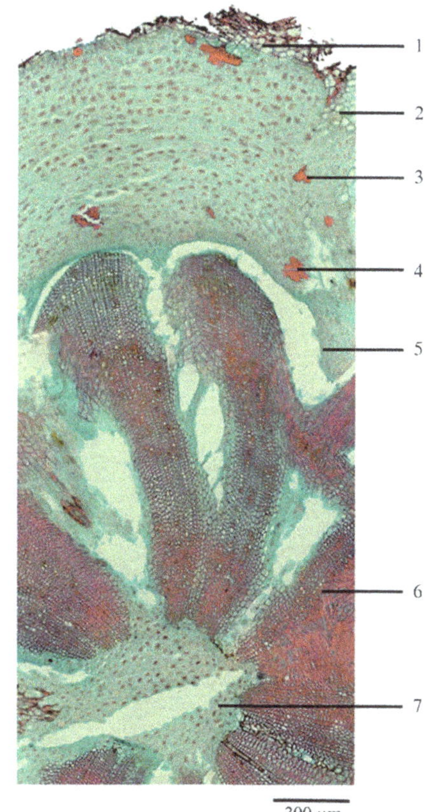

图7-10　北岸连（下部）横切面

1. 木栓层　　2. 皮层
3. 石细胞　　4. 中柱鞘纤维
5. 韧皮部　　6. 木质部
7. 髓

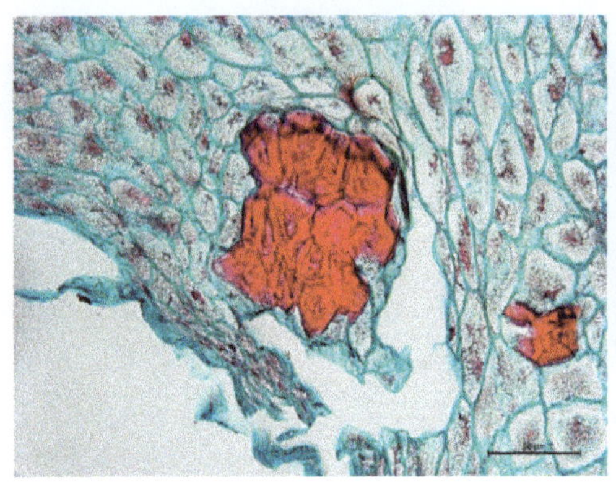

图 7-11　北岸连（下部）石细胞（明场）

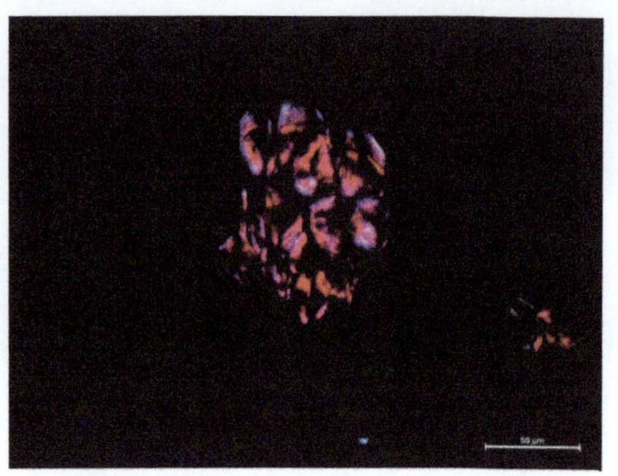

图 7-12　北岸连（下部）石细胞（偏光）

【金氏点评】

黄连有南北之分，产自以重庆巫溪、城口为代表的北岸，称"北岸连"，根茎较肥壮，"过桥"短，在撞皮工序中有少数撞掉表皮，从而显露出红色内皮，俗称"大红虫"，质量好。产自以重庆石柱、南川，湖北利川为代表的南岸，称"南岸连"，质量稍差。

【其他产区经验鉴别】

南岸连　根茎多弯曲，分枝多，团结相抱，形如鸡爪。根茎较瘦，"过江枝"多。上部有残留的褐色鳞叶，顶端有未去净的残茎或叶柄，呈毛团状。表面黄褐色，切面红黄色。（图 7-13、图 7-14）

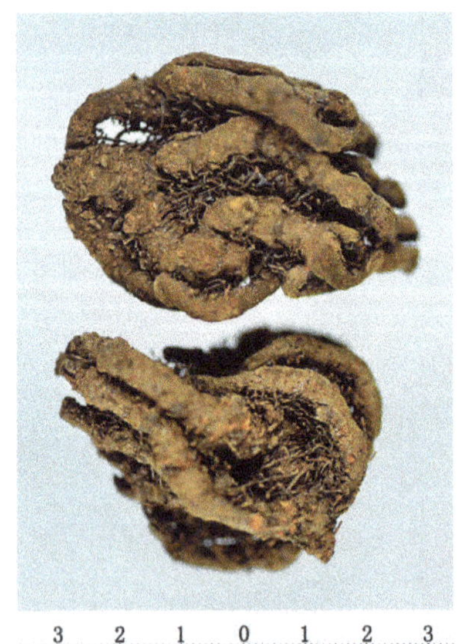

图 7-13　南岸连

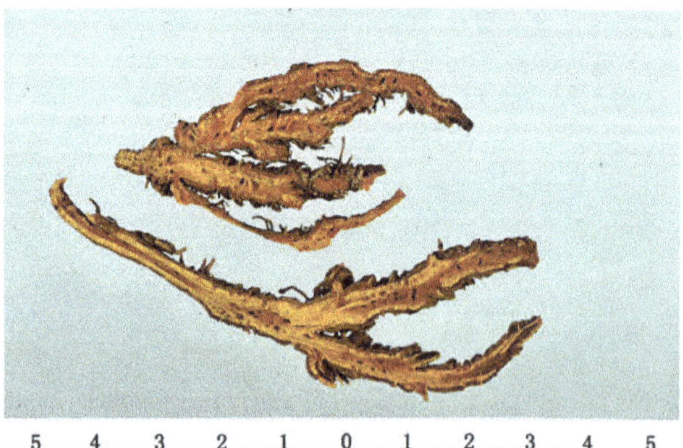

图 7-14　南岸连片

8 川羌活

【基原】

本品为伞形科植物羌活 *Notopterygium incisum* Ting ex H.T.Chang 的干燥根茎和根。春、秋二季采挖,除去须根及泥沙,晒干。

【黄氏道地沿革考】

汉魏时期,独活、羌活未分。魏晋时期《名医别录》云其"生雍州,或陇西南安",即指今天甘肃南部洮河流域及天水一带。南北朝《本草经集注》开始区分了两者。唐代《千金翼方》中"药出州土"一项称茂州(今四川阿坝州茂县)产羌活。宋代《本草图经》亦称这一区域羌活为佳,云:"(羌活)今蜀汉出者佳。"《新唐书·地理志》中土贡羌活的产地茂州、翼州、维州、松州、当州、悉州、静州、柘州、恭州均在剑南道,即今川西阿坝一带。《太平寰宇记》《宋史·地理志》记载了茂州(今四川茂汶)和维州(今四川理番)土贡羌活。明代《本草品汇精要》首次将羌活、独活分开论述,其称羌活"[道地]今蜀汉出者

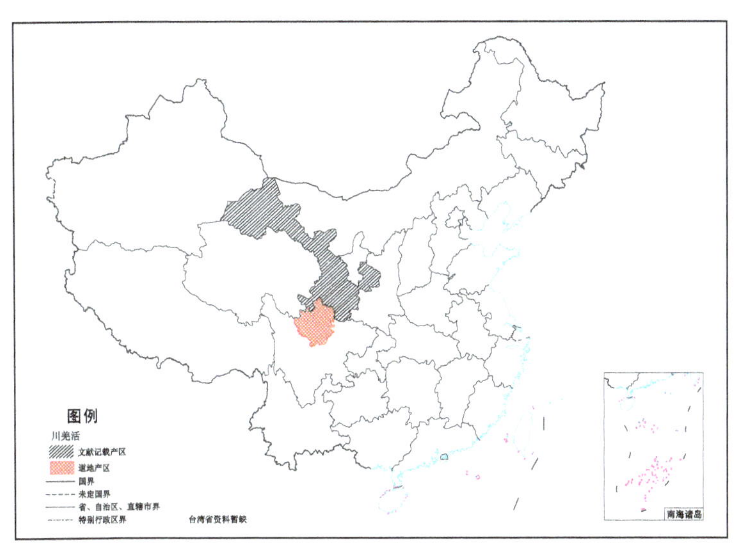

图 8-1　黄氏道地沿革考图示

佳"。甘肃亦产羌活，如明代《本草蒙筌》称羌活"多生川蜀，亦产陇西"，清代《本草乘雅半偈》称独活、羌活"出蜀汉、西羌者良"。近代调查发现，甘肃多产"条羌"和"大头羌"，而四川则以"蚕羌"为主。

结合古今，羌活产地一直以四川西部和甘肃为主，以四川西部一带多产"蚕羌"为道地。（图8-1）

【第四次全国中药资源普查产地分布数据】

根据第四次全国中药资源普查最新数据统计，羌活主要分布在四川阿坝、红原、松潘、平武、青川、德格、理塘、石棉、木里等地的大部分地区，及山西、湖北等地的少部分地区。

【道地药材经验鉴别】

蚕羌　根茎呈圆柱状略弯曲，顶端具茎痕。表面棕褐色至黑褐色，外皮脱落处呈黄色。节间缩短，呈紧密隆起的环状，形似蚕，习称"蚕羌"。体轻，质脆，易折断，断面不平整，有多数裂隙。皮部黄棕色至暗棕色，油润，有棕色油点；木部黄白色，射线明显；髓部黄色至黄棕色。气香，味微苦而辛。（图8-2～图8-5）

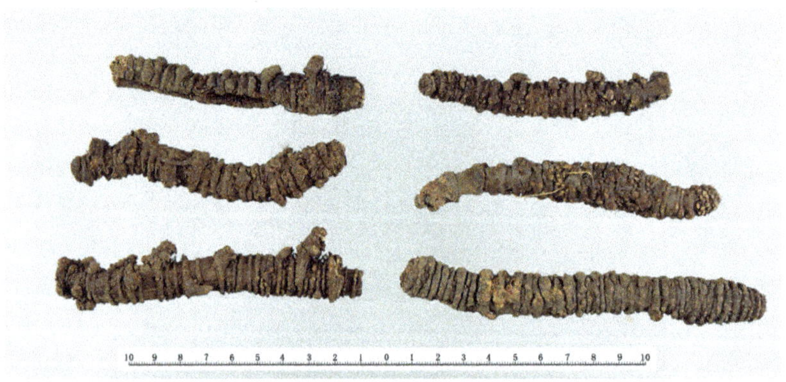

图8-2　蚕羌（野生）

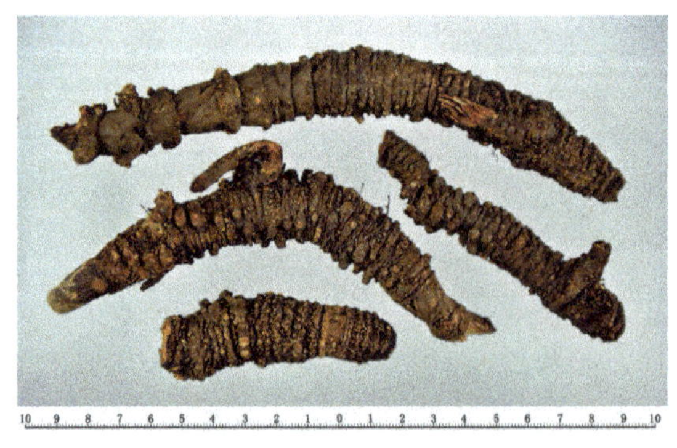

图8-3　蚕羌（四川红原野生）

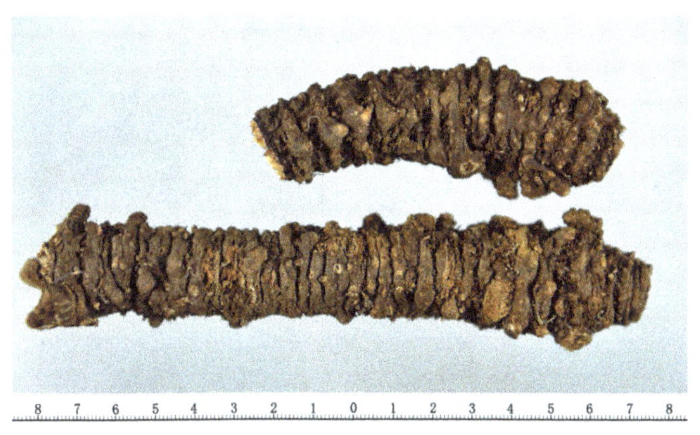

图8-4　蚕羌（栽培）

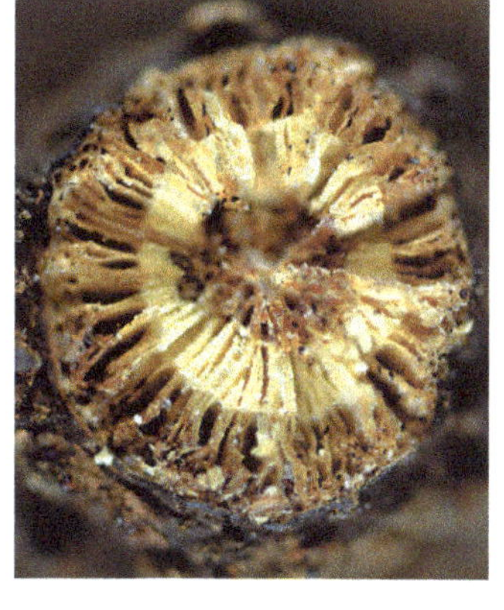

图8-5　蚕羌（栽培横断面）

【 道地药材显微图谱 】

　　木栓层细胞数列。皮层散有大型油管。韧皮部宽，有油管，但较小。木质部有众多木纤维束散在。髓部有大型油管，且较多。薄壁细胞常破裂形成裂隙。（图8-6～图8-10）

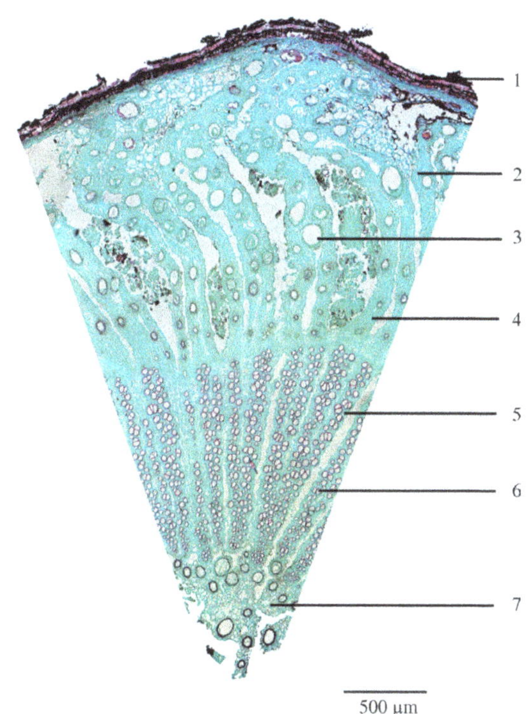

图8-6　羌活（头部）横切面

1.木栓层　2.皮层　3.油管　4.韧皮部
5.木质部　6.导管　7.髓

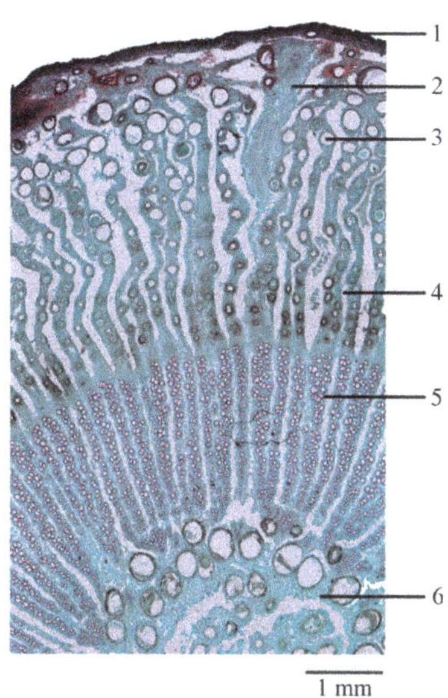

图8-7　羌活（尾部）横切面（明场）

1.木栓层　2.皮层　3.油管　4.韧皮部
5.木质部　6.髓

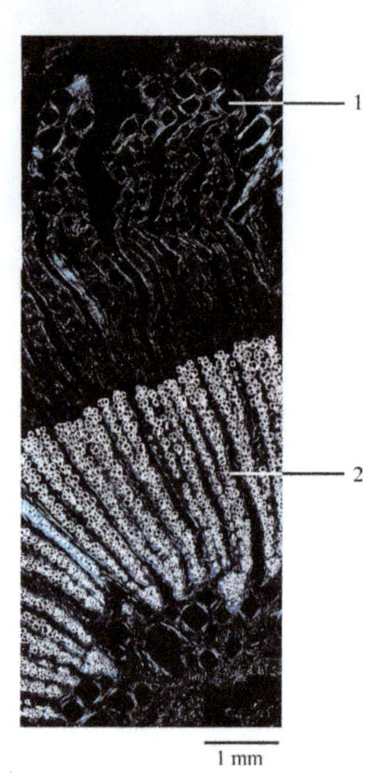

图 8-8　羌活（尾部）横切面（偏光）

1. 油管　2. 木质部

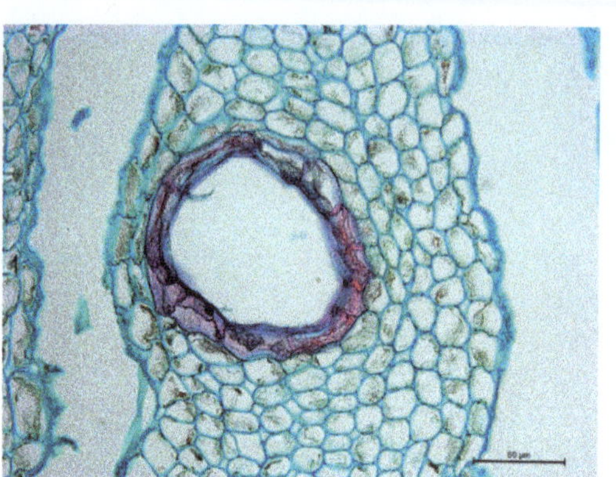

图 8-9　羌活（头部）油农管

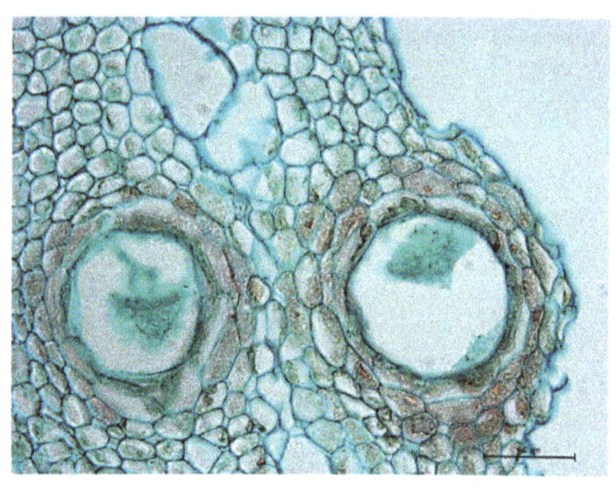

图 8-10　羌活（尾部）油管

【金氏点评】

羌活以四川为主产区者为川羌，主产于四川省阿坝藏族羌族自治州的小金、松潘、黑水、理县、九寨沟及绵阳地区的平武，川羌多为"蚕羌"。以西北地区为主产区者为西羌，甘肃以天祝、岷县、临夏、武威、张掖、酒泉、天水等地为主，青海以海北、黄南、海南、化隆、互助、循化等地为主，西羌中多为"大头羌"和"竹节羌"。羌活以四川阿坝藏族羌族自治州产品为道地药材。以条粗长、有环节、断面紧密、油点多，气味纯正的蚕羌质量好。现羌活有少量栽培，但货源以野生为主。

【其他产区经验鉴别】

1. **竹节羌**　节间延长，形如竹节状，习称"竹节羌"。节上偶有多数点状或瘤状突起的根痕及棕色破碎鳞片。气香，味微苦而辛。（图 8-11）

2. **大头羌**　根茎类圆柱形，顶端具茎及叶鞘残基，有纵皱纹及皮孔；表面棕褐色，近根茎处有较密的环纹，长 8～15 cm，直径 1～3 cm，习称"条羌"。有的根茎粗大，不规则结节状,顶部具数个茎基,根较细,习称"大头羌"。质松脆,易折断,断面略平坦,皮部浅棕色,木部黄白色。气味较淡。(图8-12)

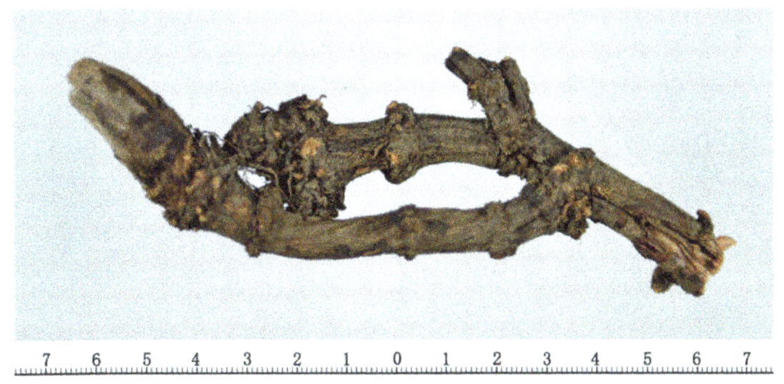

图8-11　竹节羌(四川红原野生)

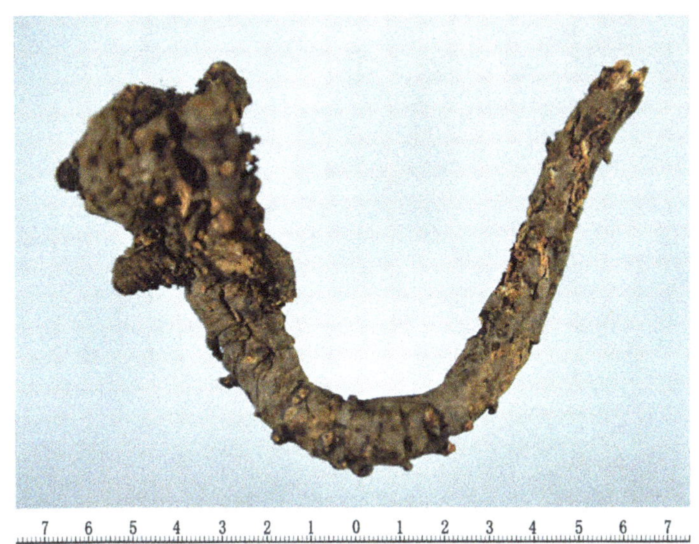

图8-12　大头羌(四川红原野生)

9 川天冬

【基原】

本品为百合科植物天冬 *Asparagus cochinchinensis*（Lour.）Merr. 的干燥块根。

秋、冬二季采挖，洗净，除去茎基和须根，置沸水中煮或蒸至透心，趁热除去外皮，洗净，干燥。

【黄氏道地沿革考】

晋代《抱朴子内篇》云："天门冬一名颠棘，在东岳名淫羊藿，在中岳名天门冬，在西岳名管松；白北岳名无不愈，在南岳名百部，在京陆山阜名颠棘，虽处处皆有，其名不同，其实一也。在北岳地阴者尤佳，欲服之，细切阴干，捣下筛，酒调三钱匕，日五六进，至二百日，知。可以强筋髓，驻颜色，与炼成松脂同蜜丸，益善服者不可食鲤鱼。北方以颠棘为别名，而张茂先以为异类。"

南北朝《本草经集注》云："今处处有之，以高地大根味甘者为好。"

唐代《千金翼方》记载陕西华州出天门冬。此外《元和郡县图志》记载兴元府（今陕西汉中一带）、普州（今四川安岳、遂宁、乐至及重庆潼南部分地区）、虢州（今河南西部）出天门冬。

宋代《本草图经》云："天门冬生奉高山谷，今处处有之。春生藤蔓，大如钗股，高至丈余。叶如茴香，极尖细而疏滑，有逆刺；亦有涩而无刺者，其叶如丝杉而细散，皆名天门冬。夏生白花，亦有黄色者，秋结黑子，在其根枝傍。入伏后无花，暗结子。其根白或黄紫色，大如手指，长二三寸，大者为胜。颇与百部根相类，然圆实而长，一二十枚同撮。二月、三月、七月、八月采根。四破之，去心，先蒸半炊间润，曝干。停留久，仍湿润，入药时，重炕焙令燥。"

明代《救荒本草》云："生奉高山谷及建州（今福建建瓯）、汉州（今四川广汉），今处处有之。"

民国时期《药物出产辨》记载天门冬"以产四川为上。"1959年版《药材资料汇编》记载："（川天冬）主产贵州遵义、湄潭、凤岗、瓮安、赤水、仁怀，四川叙永、古蔺，重庆涪陵、黔江、酉阳等处，所产多向重庆集散，故称'川天冬'；云南巍山、宾川、漾濞、兰坪、昭

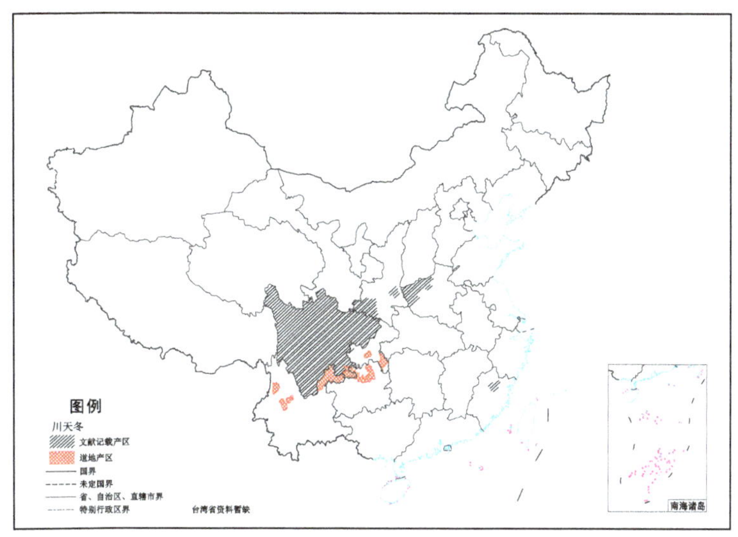

图9-1　黄氏道地沿革考图示

通等处所产,过去向四川宜宾输出,亦称'川天冬'。"并记载:"川天冬,一般根条较大,肥壮饱满,呈圆柱形或扁圆形,两端稍尖,色淡黄明亮,中心有白色心梗。含有糖分,身柔软,经常有黏汁渗出,为天冬中之上品。"

　　此后,云南、贵州等地开始大量栽培,并多在四川集散,故有"川天冬"之称,而产量以贵州最大。现代多将天门冬的道地产区确定为贵州。由于天门冬来源复杂,其道地正品的确定与大宗产区的栽培习惯密切相关。(图9-1)

【第四次全国中药资源普查产地分布数据】

　　根据第四次全国中药资源普查最新数据统计,天门冬分布比较广泛,北至河北南部、山西等地,西南、华南、华东等地区多有分布。

【道地药材经验鉴别】

　　川天冬　块根呈纺锤形或圆柱形。表面灰棕色或黄棕色,略具绢丝样光泽或半透明,有深浅不等的纵沟纹及细皱纹。质坚韧或柔润,断面黄白色,角质样,有黏性,皮部厚,中柱明显。气微,味微甘、苦。(图9-2)

【道地药材显微图谱】

　　根被有时残存。皮层宽广,外侧为

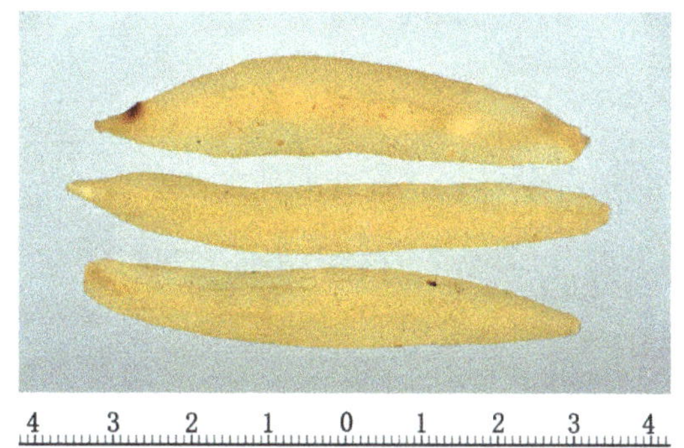

图9-2　川天冬

断续排列成环的石细胞群；有黏液细胞散在，草酸钙针晶束存在于黏液细胞中。内皮层明显。中柱韧皮部束和木质部束各31～135个，相互间隔排列，少数导管深入髓部，髓部薄壁细胞亦含有草酸钙针晶。（图9-3、图9-4）

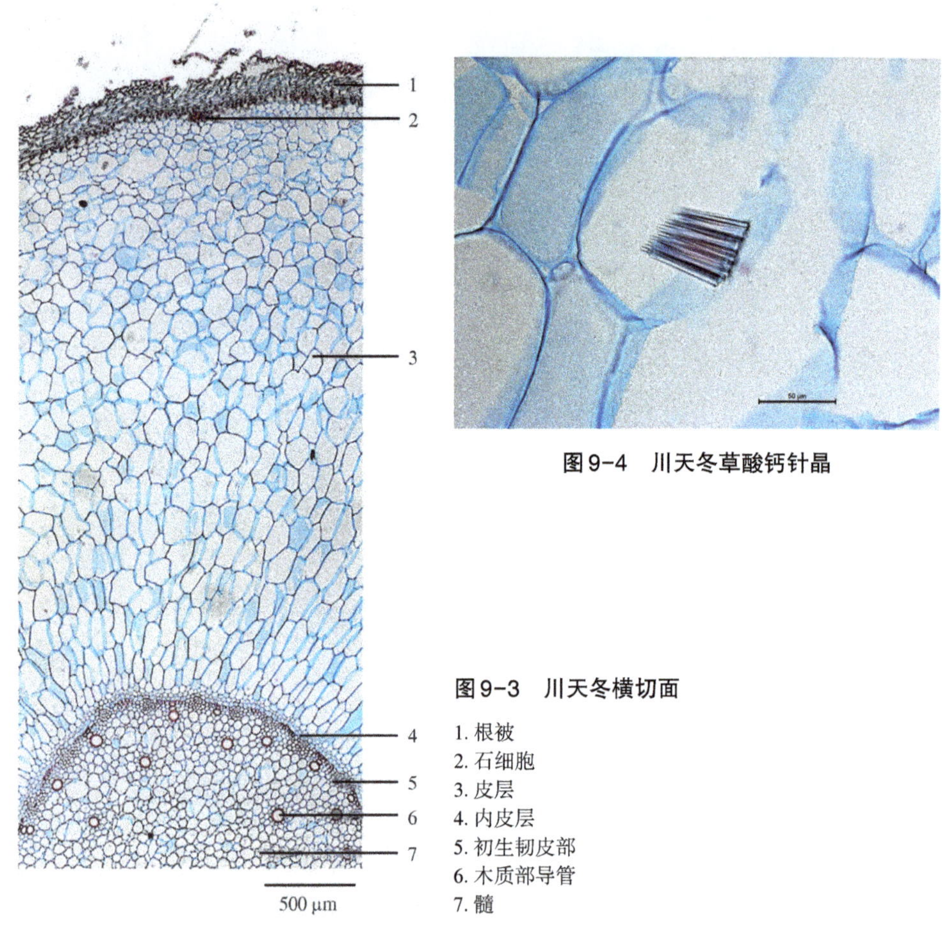

图9-4　川天冬草酸钙针晶

图9-3　川天冬横切面
1. 根被
2. 石细胞
3. 皮层
4. 内皮层
5. 初生韧皮部
6. 木质部导管
7. 髓

【金氏点评】

天冬主产于贵州湄潭、赤水、望漠，四川泸州、乐山，重庆涪陵，广西百色、罗城，浙江平阳、景宁，云南巍山、宾川。以贵州产量最大，品质亦佳。著名的川天冬实际上多来自贵州。川天冬根条肥满、致密、色黄白、半透明。

【其他产区经验鉴别】

1. **海南天冬**　个小，棕黄色，透明，角质样。（图9-5）
2. **湖南天冬**　个小，色较深，黄棕色，透明，角质样。（图9-6）

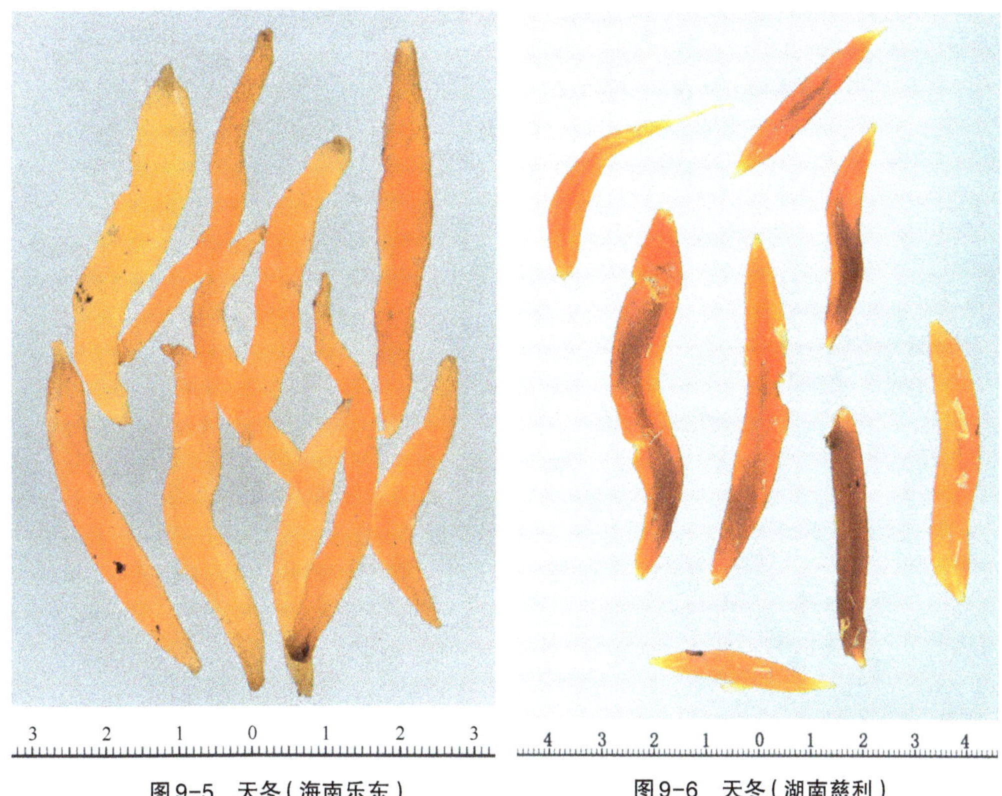

图9-5　天冬（海南乐东）　　　　图9-6　天冬（湖南慈利）

3. 云南天冬　由于云南所产者个大，肥壮，市场上又称"肉天冬"。（图9-7）

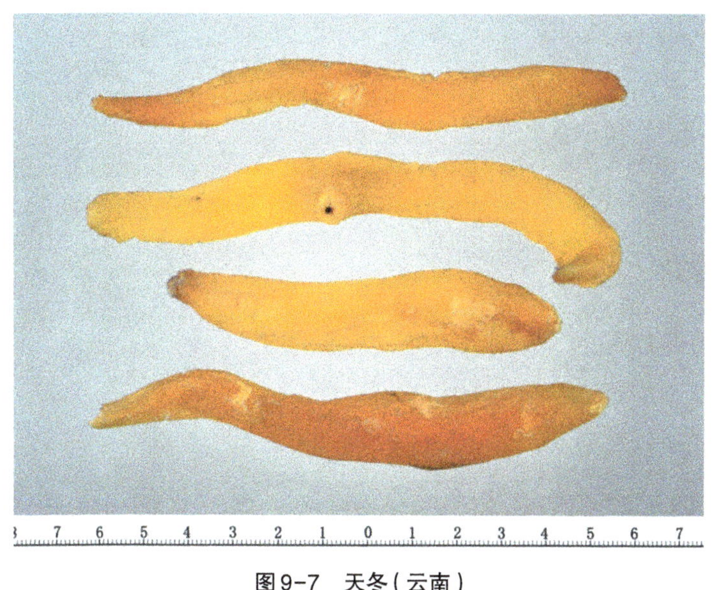

图9-7　天冬（云南）

10 川芸皮

【基原】

本品为芸香科植物橘 *Citrus reticulata* Blanco 及其栽培变种的干燥外层果皮。秋末冬初果实成熟后采收，用刀削下外果皮，晒干或阴干。

【黄氏道地沿革考】

2010版《金世元中药材传统鉴别经验》（金世元主编）记载橘红已形成橘皮类橘红和柚类皮橘红两类，两类橘红由于植物来源的属种不同，其性状、功效有别。元代《汤液本草》云："橘皮，去白者曰橘红也。"宋代《太平惠民和剂局方》中名方"二陈汤"即用橘红。20世纪50年代前，中医处方写橘红付橘皮类橘红，写化橘红付柚类皮橘红，但以橘皮类橘红用量为多。加工橘红主要有重庆江津、四川泸州等地的"大红袍"（称"川芸皮"），江西樟树、新余等地的朱橘（称"樟红皮"），浙江黄岩、衢州等地的衢橘，温州的蜜柑（称"温橘红"），福建漳州、闵侯等地的福橘（称"建橘红"），各地的加工方法基本相同。其中以四川的"川芸皮"为橘皮类橘红中的佳品。后因橘皮类橘红加工费时，产量低，20世纪50年代起产量逐渐减少，到60年代已基本绝迹，被柚类皮橘红所代替。当前无论调剂配方或配制成药，一律付柚类皮橘红。现今《中药鉴定学》等中药书籍，在陈皮项下仅附青皮、橘核及橘络，而不收载橘红。川芸皮等橘皮类橘红亟待保护。

红橘树（在重庆当地亦称"大红袍"）主要分布在重庆云阳、万州的长江两岸，其中云阳、万州、开州总共近20万亩。该区域属亚热带季风湿润带，四季分明，日照充足，雨量充沛，无霜期长，霜雪稀少。特征为冬暖多雾；夏热多伏旱；春早，气温回升快而不稳定；秋长，阴雨绵绵。年平均气温17.7℃，年平均日照时数1 484.4 h，年平均降水1 243 mm，年平均蒸发总量达10.85亿 m³。PH6左右，红壤土或黄棕壤土，分布在渝中长江两岸海拔500 m以下的浅丘平坝区。

其中重庆云阳红橘种植历史悠久，为古代朝廷贡品，汉朝时还专设橘官进行管理。20世纪50年代云阳在长江干流和澎溪河、汤溪河、磨刀溪流域掀起三次大规模红橘种植的热潮。改革开放以来，利用世界银行贷款完成了长柑带建设，云阳红橘的发展达到了历史的高峰，随着人们对果品品质要求越来越高，云阳对这一产业做出了调整，近5年来云阳紧紧抓住绿化长江红橘经济林建设、中央现代农业红橘专项扶持、移民后续产业发展、巩固退耕还林成果和特色效益农业发展的有利时机,充分发挥气候、地理等生态条件优势,掀起了云阳红橘产业跨越式发展的新高潮,仅2011—2012年,云阳新建优质晚熟红橘12万亩,促进了云阳红橘产业的跨越式发展,产业初具规模。截止2012年底,云阳红橘产业涉及25个乡镇(街道)、183个行政村、1 588个社、7万余户近27万人,红橘种植面积达到30万亩,2012年红橘产量1.1亿千克。预计2017年红橘产量将达3亿千克以上,总产值12亿元以上,可以实现"八(个)月采鲜果,好果有好价"的良好市场效应,红橘产业必将成为全县农村经济发展、农民增收的主导产业,构成库区重要的生态屏障。云阳是《重庆现代农业重点产业发展规划》明确的重庆红橘产业5个核心区县之一,是重庆晚熟红橘规模最大的县。(图10-1)

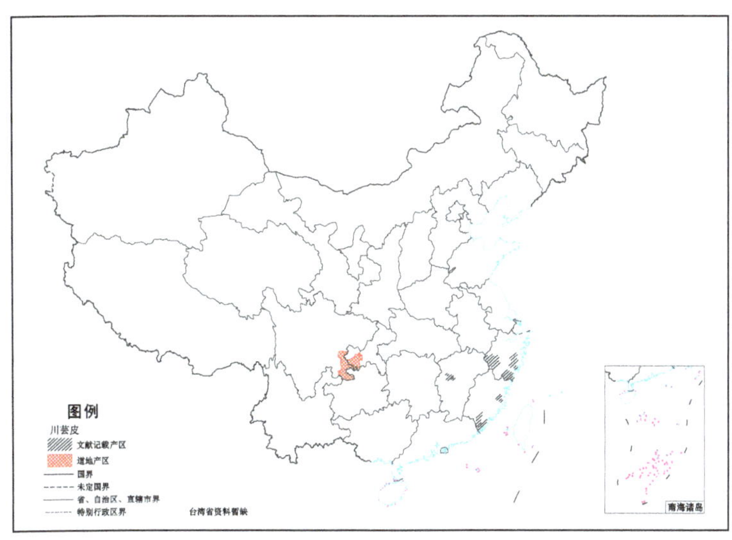

图10-1　黄氏道地沿革考图示

【第四次全国中药资源普查产地分布数据】

橘 *Citrus reticulata* Blanco 及其栽培变种分布在长江以南的大部分地区,根据第四次全国中药资源普查最新数据统计,主要集中在重庆江津、云阳、巫山、巫溪,江西新干、樟树、靖安、玉山,湖北、湖南、安徽等地的大部分地区,及江苏、浙江等地的少部分地区。

【道地药材经验鉴别】

川芸皮　呈长条形薄片,周边向内卷曲,波浪状,似云头,故又称"川芸红"。外表面深红色,有光泽,鲜艳油润,密布点状凹下或凸起的油点,俗称"棕眼";内表面淡黄色,亦有明显的油点。质脆,香气浓郁,味甜、辣、微苦。(图10-2)

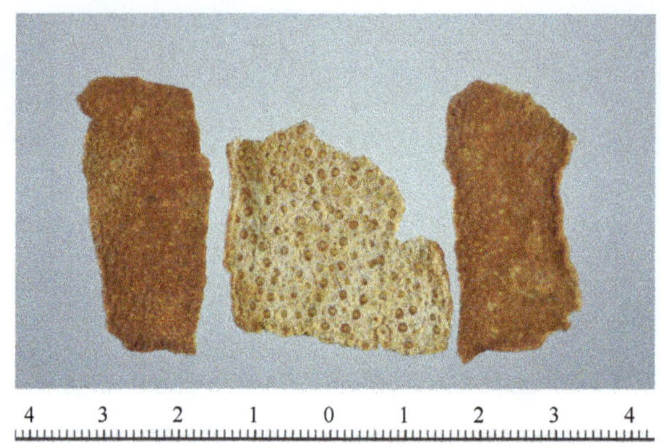

图 10-2　川芸皮（重庆云阳）

【道地药材显微图谱】

表皮为 1 列扁方形细胞，壁稍厚，外被角质层，有气孔。薄壁细胞内含草酸钙方晶，并含橙皮苷结晶。油室不规则排列成 1～2 列，维管束纵横散在。（图 10-3～图 10-7）

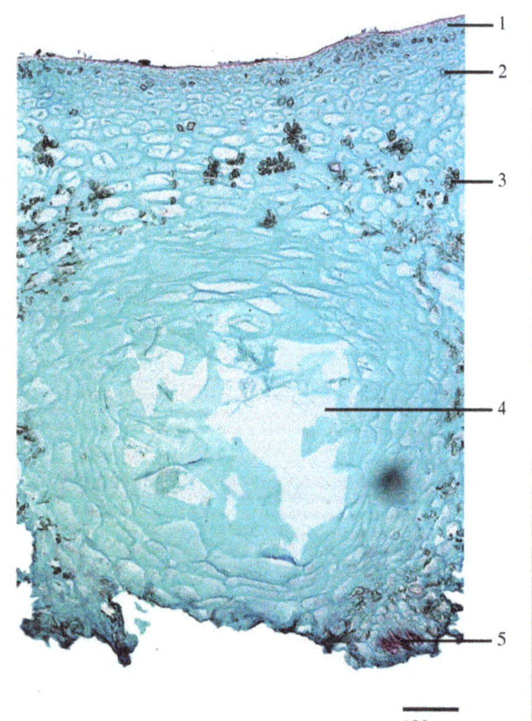

图 10-3　川芸皮横切面

1.表皮　2.草酸钙方晶　3.橙皮苷结晶
4.油室　5.维管束

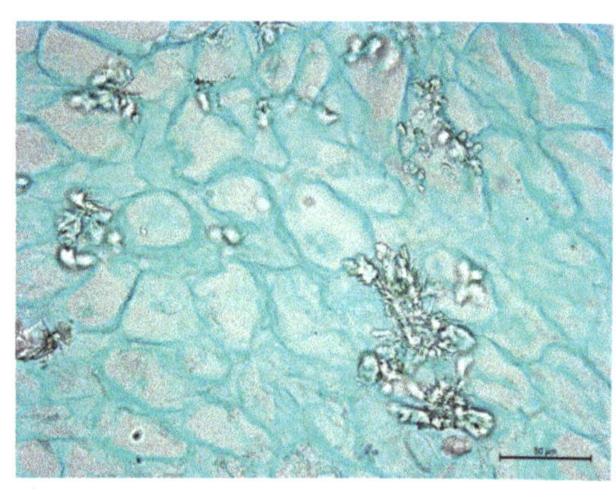

图 10-4　川芸皮陈皮苷结晶（明场）

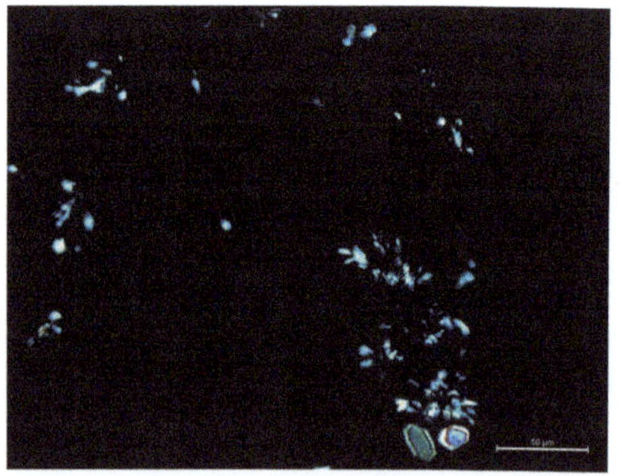

图 10-5　川芸皮陈皮苷结晶（偏光）

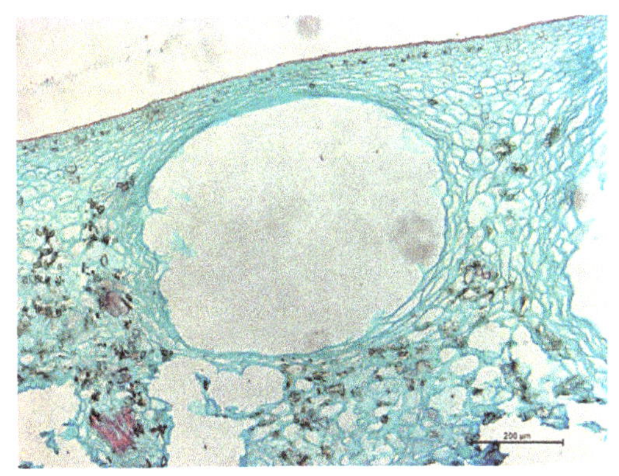

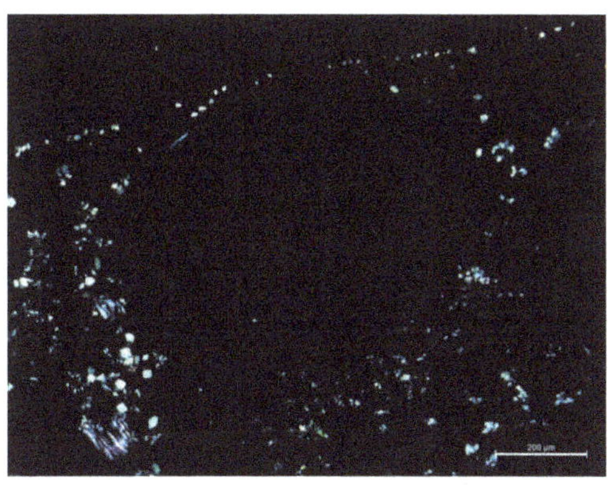

图 10-6　川芸皮油室（明场）　　　图 10-7　川芸皮油室（偏光）

【金氏点评】

由于中果皮基本刮净，故对光视之透明，香气浓郁，此为橘皮类橘红中的佳品。由于橘皮橘红加工繁琐，耗时耗工，产量又小，该品种曾一度消失，现在正恢复中。

【其他产区经验鉴别】

橘红　多呈长条形薄片，但外表面呈橘黄色，内表面黄白色，其品质也远不及"川芸皮"。（图 10-8、图 10-9）

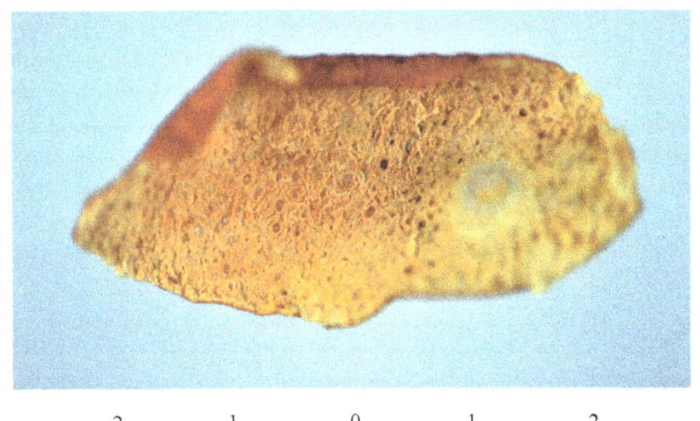

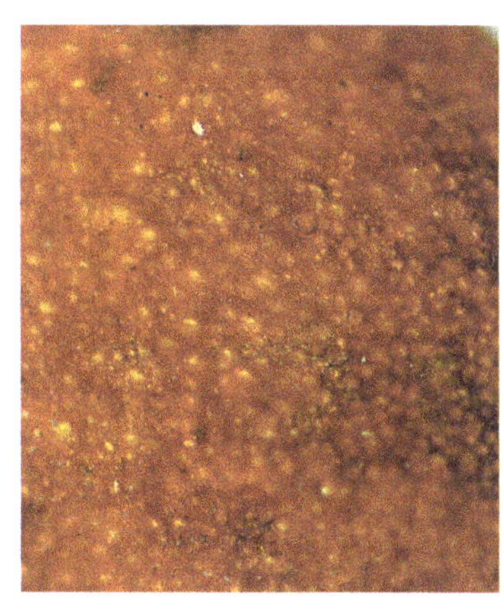

图 10-8　橘红（福州）　　　图 10-9　橘红（福州）外表面

11　凤丹皮

【基原】

本品为毛茛科植物牡丹 *Paeonia suffruticosa* Andr. 的干燥根皮。

秋季采挖根部，除去细根和泥沙，剥取根皮，晒干或刮去粗皮，除去木心，晒干。

【黄氏道地沿革考】

本品始载于东汉《神农本草经》，被列为中品。历代本草均有收载。魏晋时期《名医别录》云："牡丹生巴郡（今四川南充北部）山谷及汉中（今陕西汉中东部），二、八月采根阴干。"又云："色赤者为好，用之去心。"宋代《本草衍义》云："惟山中单叶花红者，根皮入药为佳。市人或以枝梗皮充之，尤谬。"明代《本草纲目》云："惟取红白单瓣者入药。其千叶异品，皆人巧所致，气味不纯，不可用。"

重庆的垫江、长寿、梁平，湖南的邵东、邵阳、祁东，都是历史上牡丹皮主要产地。上述产品都冠以产地之名，如产于安徽铜陵的名"凤凰丹"，产于重庆和四川的名"川丹皮"，产于湖南的名"湖丹皮"。近年来亳州牡丹皮种植面积很大，形成牡丹皮的主要产地。

宋代《证类本草》引《四声本草》称宣州（今安徽宣城）、和州（今安徽和县）牡丹为良。而唐代，凤凰山则属宣州管辖，而和州亦和凤凰山相邻不远。记载安徽产者最为地道是在近代。民国时期《增订伪药条辨》则详细论述："炳章按：丹皮产苏州阊门（今江苏苏州姑苏）外、张家山闸口者，皮红肉白，体糯性粉，无须无潮，久不变色，为最佳第一货。产凤凰山（今安徽铜陵）者，枝长而条嫩，外用红泥浆过，极易变色，亦佳。产宁国府南陵县（今安徽南陵）木猪山者，名瑶丹皮。色黑带红，肉色白起粉者，亦道地。滁州、同陵（今安徽铜陵）及凤阳府定远（今安徽定远）出，亦名瑶丹……产太平府（今安徽当涂）者，内肉起砂星明亮，性梗硬，为次。"曹炳章提到苏州阊门产牡丹为第一，而今已不复存在；提到安徽多个产地，如铜陵、南陵、滁州、定远、当涂等，尤其提到今铜陵和南陵交界处的凤凰山和木猪山均为地道，这与当今的凤凰山和南陵的丫山一带是丹皮的道地产区相符。（图11-1）

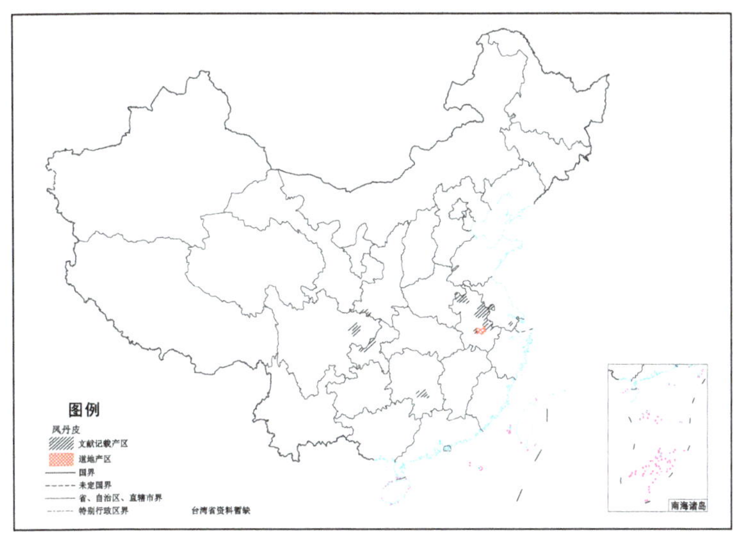

图11-1　黄氏道地沿革考图示

【第四次全国中药资源普查产地分布数据】

根据第四次全国中药资源普查最新数据统计,牡丹在山西、安徽分布较多,河南商城、内乡,江西玉山,河北、江苏、浙江等地的少部分地区也有分布。

【道地药材经验鉴别】

凤丹　条均匀微弯,两端剪平,纵形隙口紧闭,皮细肉厚,表面褐色,有亮银星,香气浓,味苦涩。(图11-2～图11-5)

【道地药材显微图谱】

木栓层由多列细胞组成,壁浅红色。皮层菲薄,为数列切向延长的薄壁细胞。韧皮

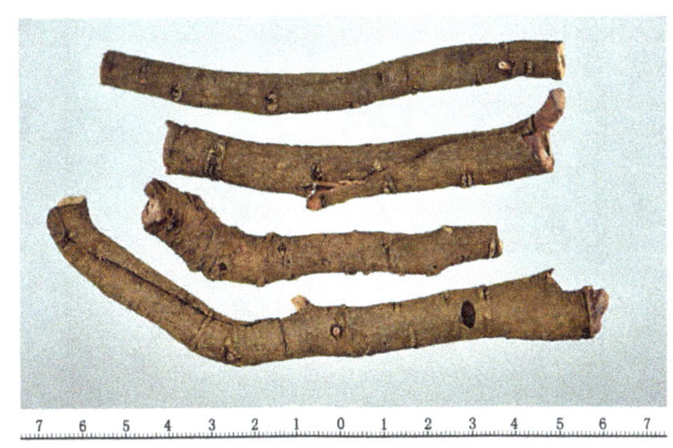

图11-2　凤丹

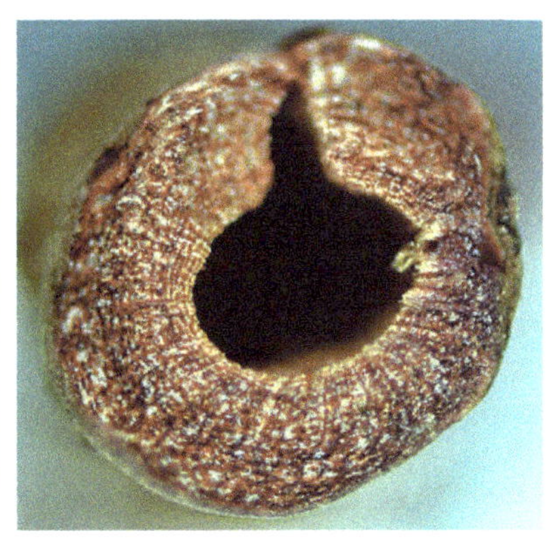

图11-3　凤丹横断面

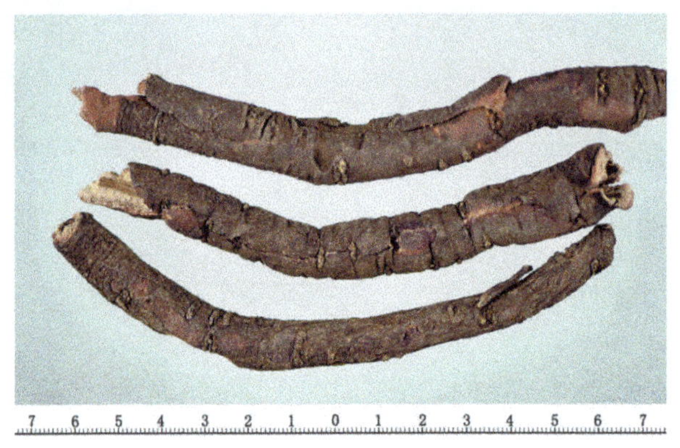

图 11-4　凤丹（安徽铜陵）

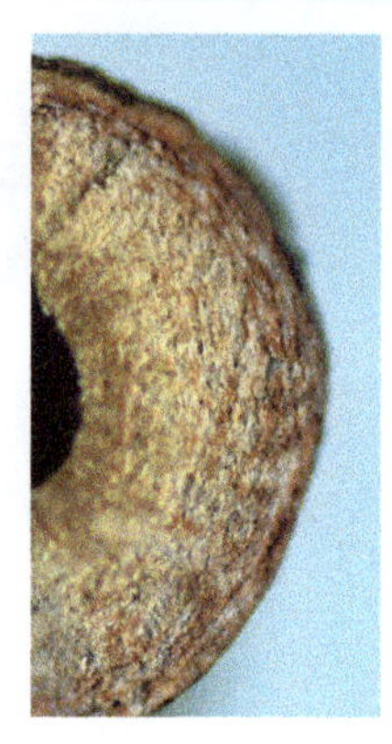

图 11-5　凤丹横断面（安徽铜陵）

部占极大部分。射线宽1～3列细胞。韧皮部、皮层薄壁细胞以及细胞间隙中均含草酸钙簇晶。薄壁细胞中并含淀粉粒。（图11-6～图11-8）

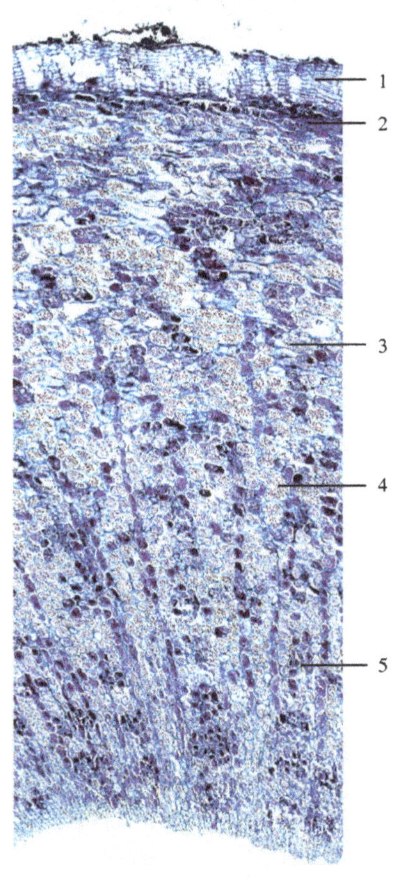

500 μm

图 11-6　凤丹皮横切面

1.木栓层　2.皮层　3.韧皮部
4.淀粉粒　5.草酸钙簇晶

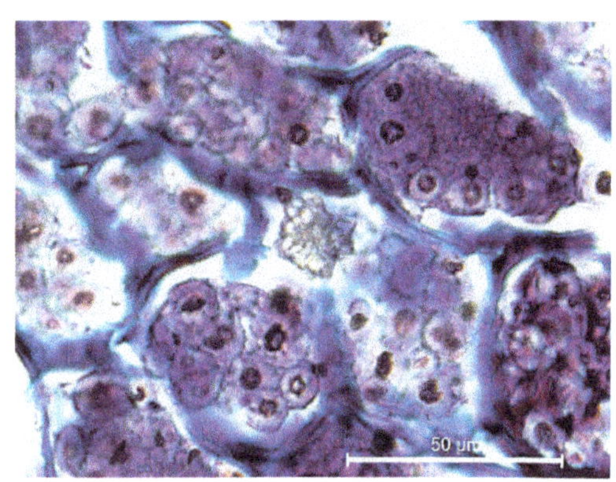

图 11-7　凤丹皮草酸钙簇晶（明场）

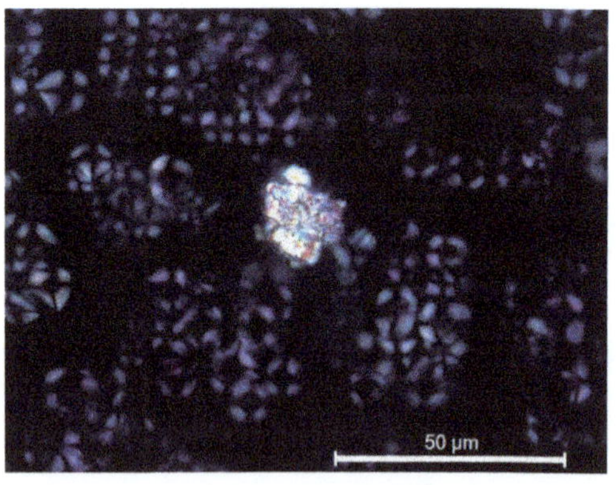

图 11-8　凤丹皮草酸钙簇晶（偏光）

【金氏点评】

　　牡丹皮主产于安徽铜陵、南陵、青阳、泾县、繁昌，其中以铜陵（凤凰山、东山）产品质量最优，南陵（西山）的产品质量亦不错，均为道地药材，其断面亮银星较多，香气浓郁。

【其他产区经验鉴别】

　　1. 亳丹皮　根皮肥厚，断面粉性足，但色较白，气味香。（图11-9）

　　2. 其他　根皮较薄，香气稍差。（图11-10～图11-17）

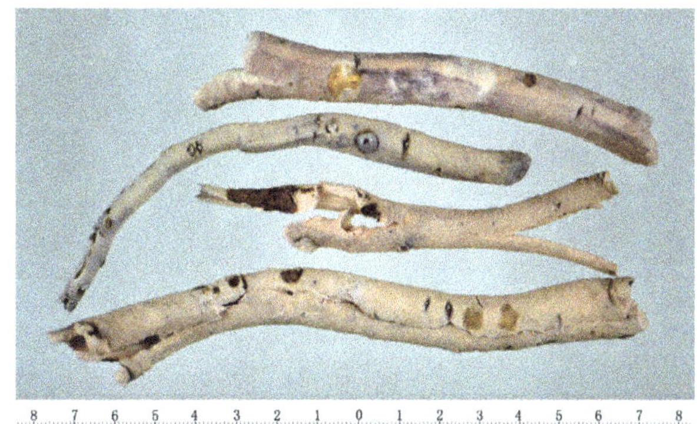

图11-9　亳丹皮（安徽亳州）

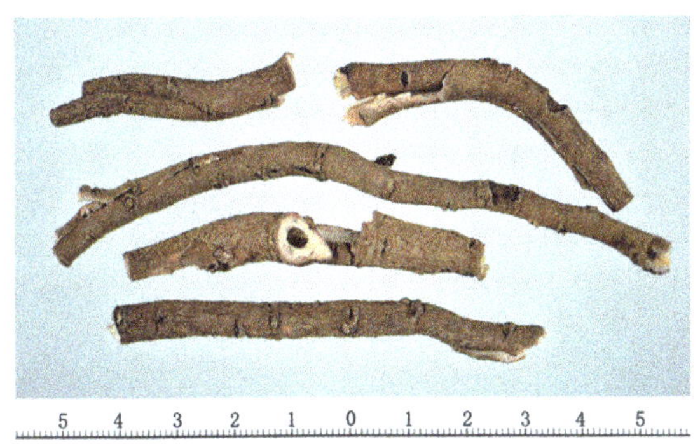

图11-10　丹皮（安徽青阳）

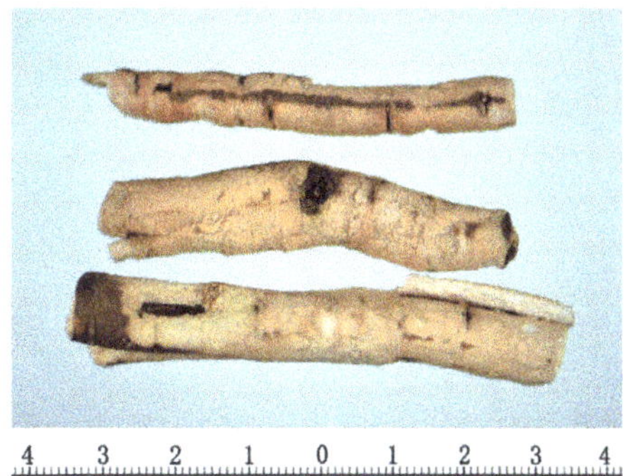

图11-11　丹皮（湖南）

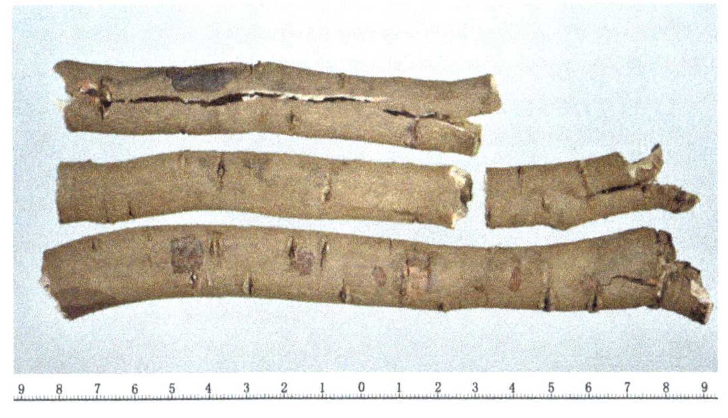

图11-12　丹皮（山西万荣）

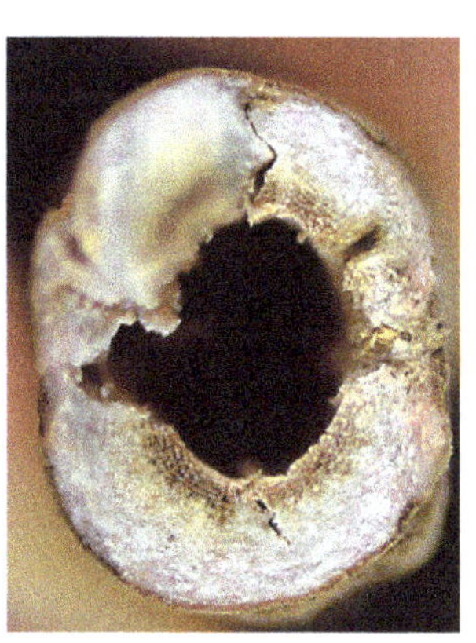

图11-13　丹皮横断面（山西万荣）

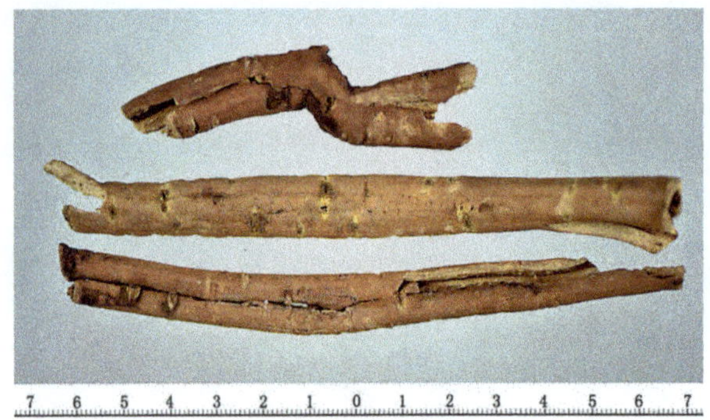

图 11-14　丹皮（山西陵川）

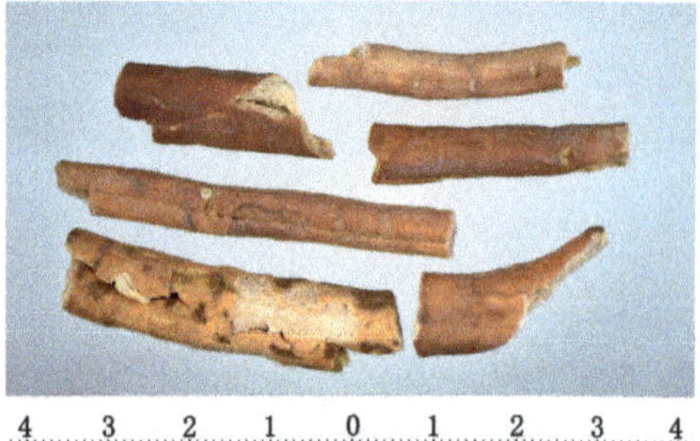

图 11-15　丹皮（重庆南川）

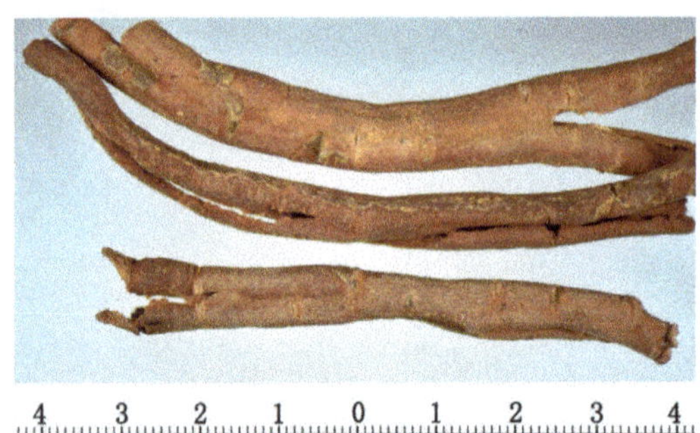

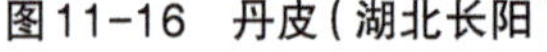

图 11-16　丹皮（湖北长阳）

图 11-17　丹皮（甘肃甘谷）

12　广陈皮

【基原】

本品为芸香科植物橘的栽培变种茶枝柑 *Citrus reticulata* Blanco 'Chachiensis' 的干燥成熟果皮。

采摘成熟果实，剥取果皮，晒干或低温干燥。

【黄氏道地沿革考】

唐代《外台秘要》云："凡狼毒、枳实、橘皮、半夏、麻黄、吴茱萸。皆欲得陈久者良。其余唯须精新也。"宋代《证类本草》云："并以陈者为良……核、皮二者须自收为佳……就中以乳柑为上……陶隐居云：以东橘为好。"明代《普济方》云："橘皮去白细红者佳。"

明代《本草品汇精要》记载以广东为道地。《本草纲目》云："今天下多以广中来者为胜，江西者次之。"清代《本草害利》云："广东新会皮为胜，陈久者良，故名陈皮。福

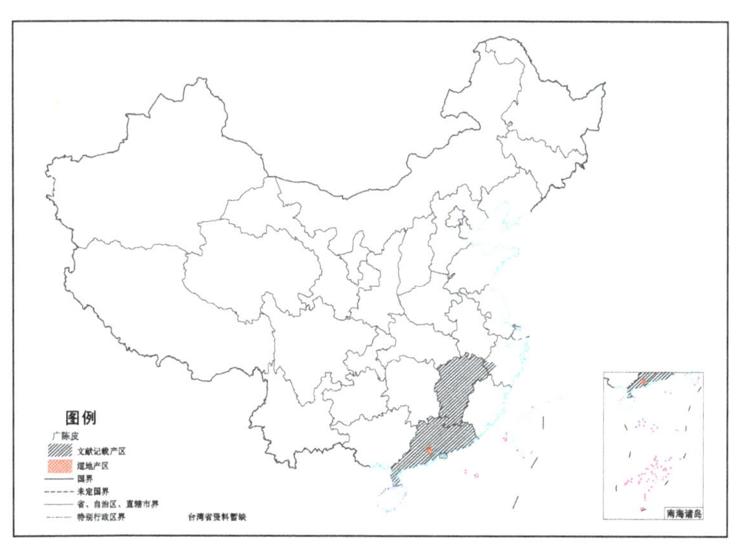

图 12-1　黄氏道地沿革考图示

建产者名建皮,力薄。浙江衢州出者名衢皮,更次矣。"民国时期《药物出产辨》记载:"产广东新会为最。"可见广东新会为广陈皮的道地产区历史悠久。(图12-1)

【第四次全国中药资源普查产地分布数据】

根据第四次全国中药资源普查最新数据统计,陈皮分布较广,但茶枝柑主要集中在广东部分地区。

【道地药材经验鉴别】

广陈皮　呈不规则片状,外表面紫红色或深红色,有皱纹,稍粗糙,有密集大而深陷的凹形油室,俗称"大棕眼";内表面白色,略呈海绵状,附有少量黄白色筋络状的维管束(橘络),质地柔软,较油润。气香浓郁,味微甘、辛而不苦。(图12-2、图12-3)

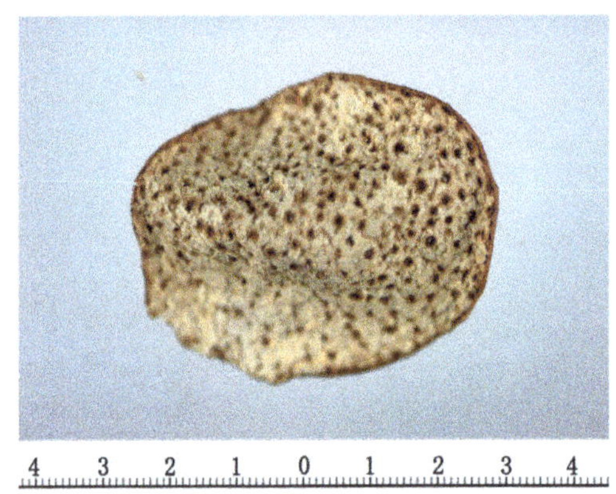

图12-2　广陈皮内表面

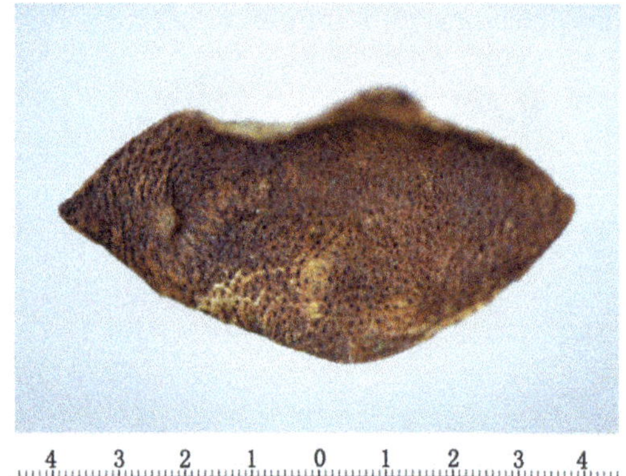

图12-3　广陈皮外表面

【道地药材显微图谱】

果皮表皮细胞外被角质层,靠外方的径向壁增厚。中果皮薄壁组织众多,细胞形状不规则,草酸钙方晶成片存在于中果皮薄壁细胞中,呈多面体形,有的一个细胞内含有由两个多面体构成的平行双晶或3～5个方晶。橙皮苷结晶大多存在于薄壁细胞中,黄色或无色,呈类圆形或无定形团块。螺纹导管、孔纹导管和网纹导管及管胞较小。(图12-4～图12-9)

【金氏点评】

广陈皮油性大,是其主要特点,手握之可摒拢一起,撒手后自然逐渐伸开。其主产广东的新会、江门及四会等地,以新会产量大,质优,堪称道地药材。

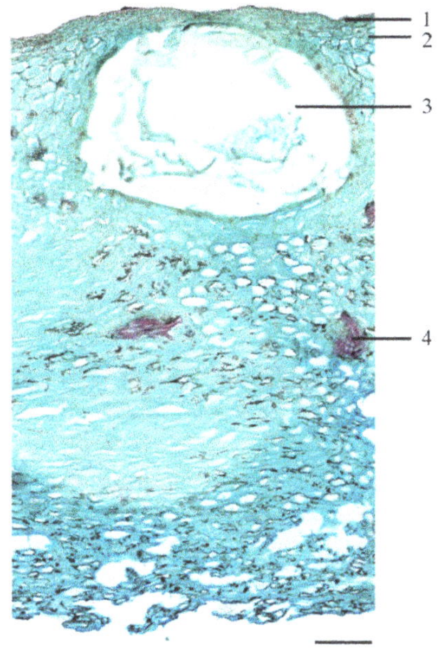

图 12-4　广陈皮横切面

1. 表皮
2. 橙皮苷结晶
3. 油室
4. 维管束

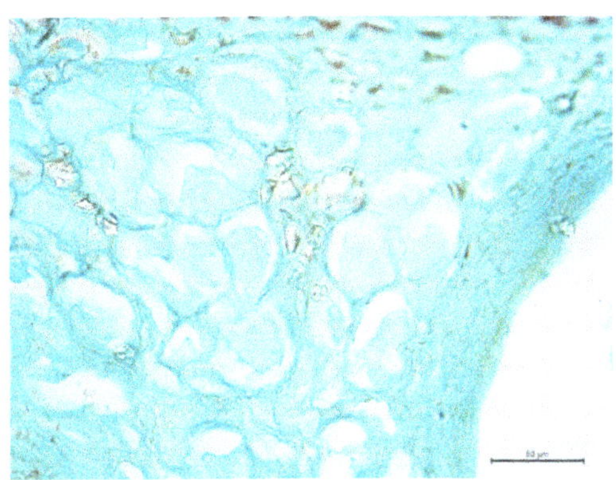

图 12-5　广陈皮草酸钙棱晶（明场）

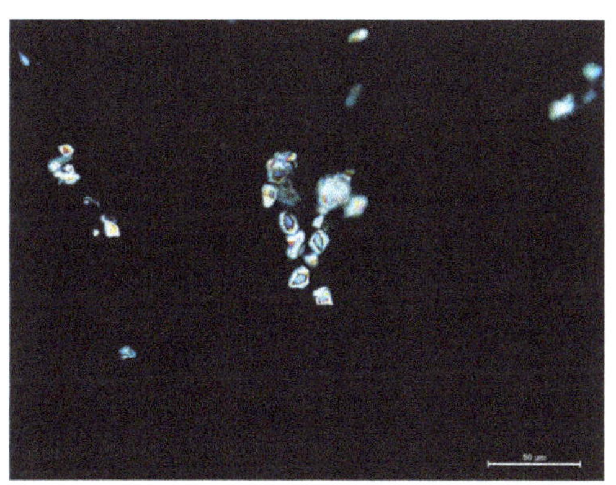

图 12-6　广陈皮草酸钙棱晶（偏光）

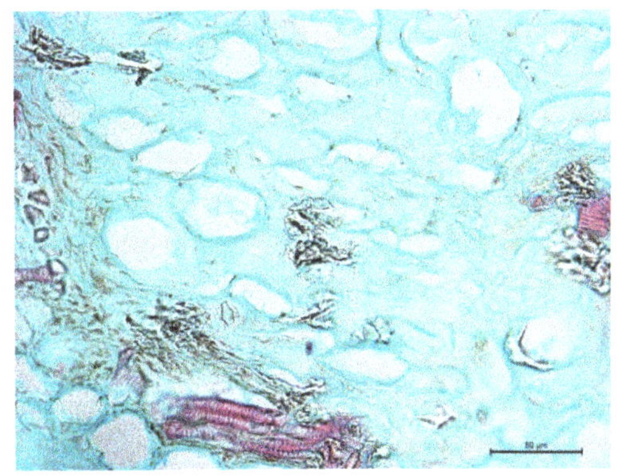

图 12-7　广陈皮橙皮苷结晶（明场）

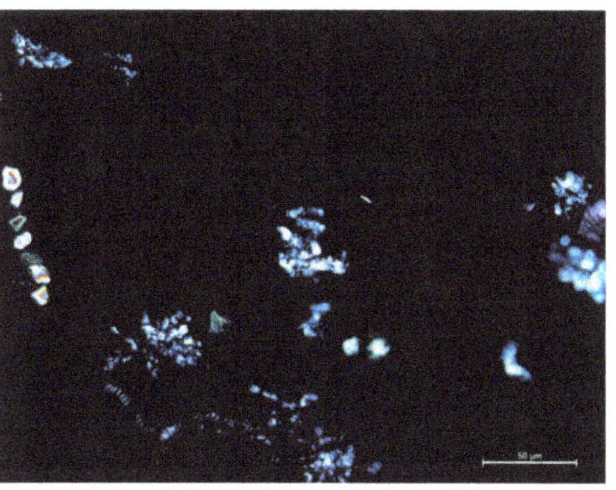

图 12-8　广陈皮橙皮苷结晶（偏光）

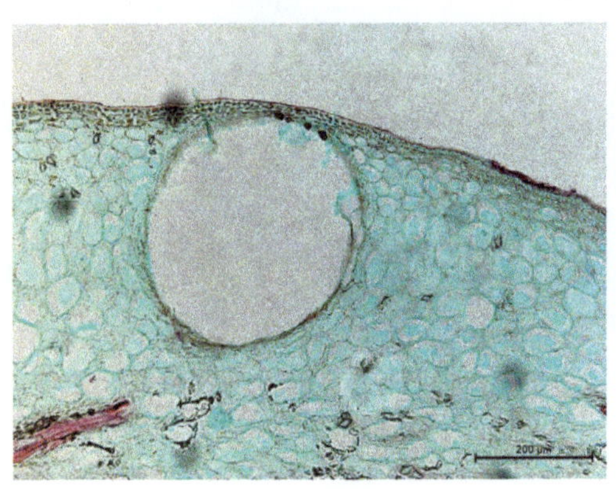

图 12-9　广陈皮油室

【其他经验鉴别】

1. 陈皮　呈不规则的 3～4 个裂片，基部相连，有的呈不规则单个片状，皮层较薄，厚约 1 mm。外表面深红色或橙红色，较鲜艳。有排列紧密的凹下的小油室；内表面淡黄白色，常带有线形易剥离的维管束（橘络）和薄膜残留，质脆易碎。气香不浊，味辛、微苦。（图 12-10）

2. 伪品　棕眼较小，果皮不够柔软，即油性较小，气味不纯正。（图 12-11）

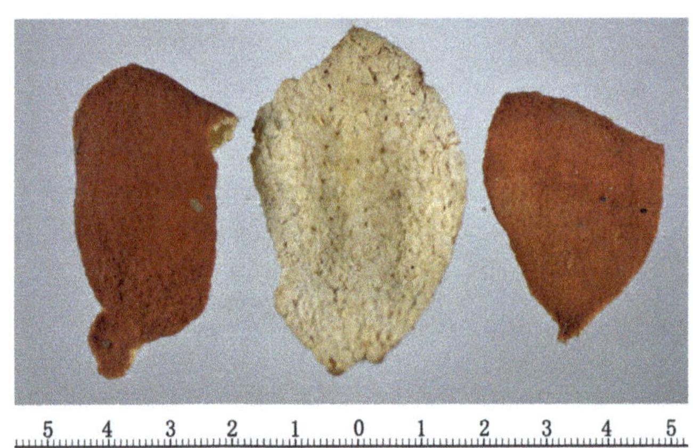

图 12-10　陈皮（市售）

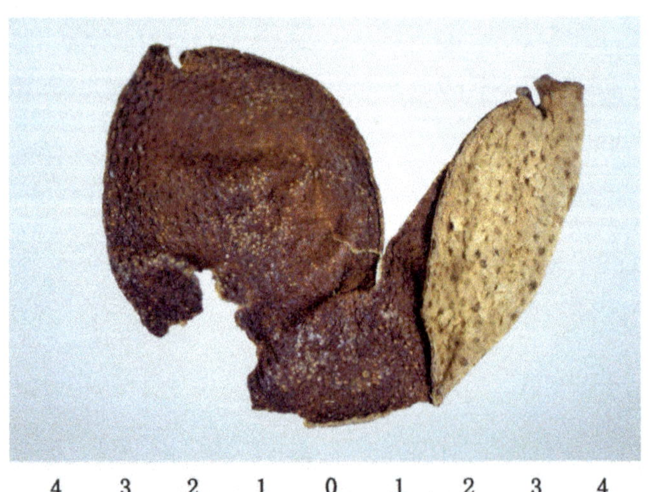

图 12-11　广陈皮（市售伪品）

13　杭白芍

【基原】

本品为毛茛科植物芍药 *Paeonia lactiflora* Pall. 的干燥根。

夏、秋二季采挖，先将芍根上的侧根与凸出部分用小刀削去，再放入特制木车床内往返推动，进行擦白，待泥土擦净，用水冲洗后，再放入黄沙继续往来推撞，使表皮全部脱落，变成白色时，再置清水中煮沸约 30 min（此时应注意时间，如时间过久，则空心；时间过短，晒干后则黑心），煮至芍根两端有气泡冒出，用竹针可以穿透即可。再将两端切齐（1949 年前两端还盖有红色印章，以示质优），并将每条芍根两端捆在竹板上再晒干，以保持芍根顺直。

【黄氏道地沿革考】

白芍最早以芍药之名载于东汉《神农本草经》。南北朝《本草经集注》首次提到赤色芍药，云："出白山（今江苏江宁）、蒋山（今江苏南京紫金山）、茅山（今江苏句容）最好，白而长大，余处亦有而多赤，赤者小利，世方以止痛，乃不减当归。"从文献中可知，其产于白山、蒋山和茅山的芍药均指白芍。五代时期《日华子诸家本草》称："海（今江苏连云港）盐（今江苏盐城）、杭（今浙江杭州）越（今浙江宁波）者亦佳。"说明淮南至江南一带盛产芍药。

宋代开始以南方产芍药为佳。宋代《本草图经》云："今处处有之，淮南（今江苏、安徽淮河以南地区）者胜。"明代《本草品汇精要》云："［道地］泽州（今山西晋城）、白山、蒋山、茅山、淮南、海、盐、杭、越。"除了泽州，其他均在今江浙皖一带。

明代《本草纲目》特别提到了扬州芍药，云："昔人言洛阳牡丹、扬州芍药甲天下。今药中所用，亦多取扬州者。"明代扬州府为今江苏苏中一带，治今扬州，亦属当时的淮南。

但是当今芍药的三大产地确是近代形成的，如民国时期《药物出产辨》记载："产四川中江（今四川中江）、渠河（今四川遂宁）为川芍，产安徽亳州为亳芍，产浙江杭州为杭芍。亳芍、杭芍色肉气味均同。川芍色略红黄，质略结，味略苦。均五六月新。西药名金芍药。"其中，杭白芍是宋代江南白芍的延续，而亳白芍则和中原及淮南的白芍有着一定的联系。但是川白芍在清代以前未见记载。

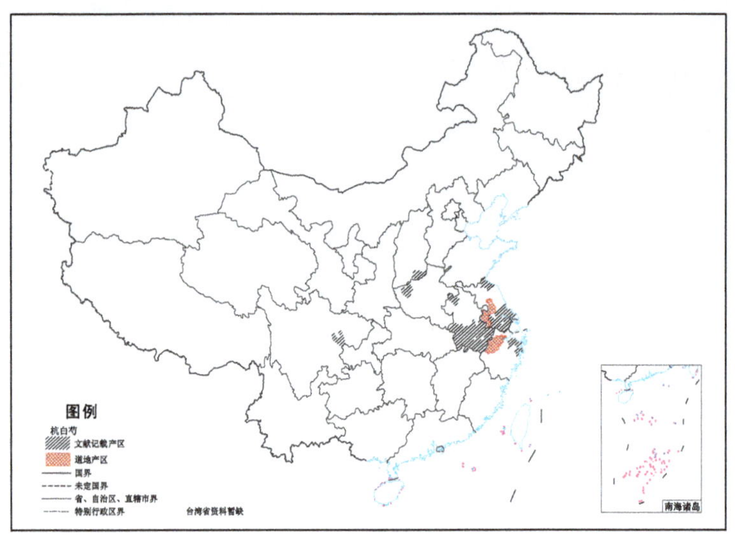

图 13-1　黄氏道地沿革考图示

综上所述，芍药历史上南北均有，宋代以后推崇淮南至江南一带的白芍，也就是今江浙皖地区。历史上作为白芍的道地产区主要有杭州、南京、扬州。亳白芍和川白芍应为近代形成。（图 13-1）

【第四次全国中药资源普查产地分布数据】

根据第四次全国中药资源普查最新数据统计，白芍在河北、山西、内蒙古有大量栽培，四川、浙江极少量。

【道地药材经验鉴别】

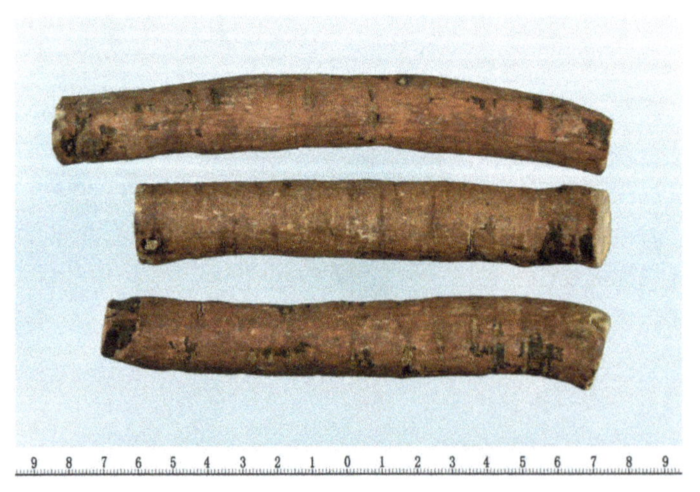

图 13-2　杭白芍（传统加工方式）

杭白芍　根直而长，呈圆柱形，两端切齐。长 9～20 cm，直径 1.5～2.5 cm。表皮淡棕色，未去净的栓皮部位棕褐色，呈花斑状，较粗糙，全体有纵皱及根痕。偶见横向皮孔。质坚体重，不易折断，断面粉白色，显菊花纹。气无，味微苦酸。（图 13-2、图 13-3）

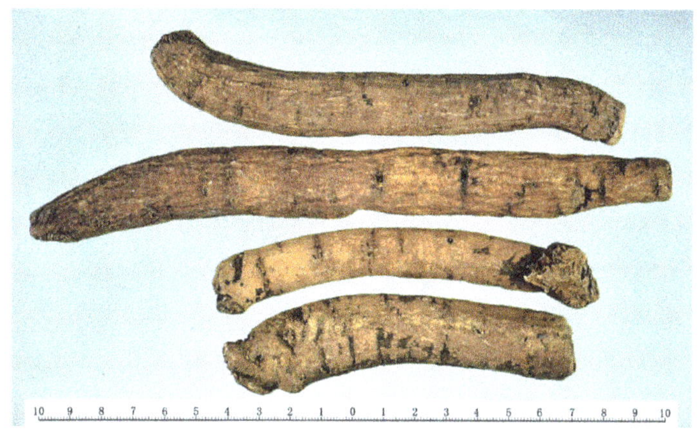

图 13-3　杭白芍（现代加工方式）

【道地药材显微图谱】

　　木栓层由数列细胞组成。韧皮部窄。形成层环明显。木质部占根的大部分，导管近形成层处较密集，成放射状排列。薄壁细胞中含草酸钙簇晶、淀粉粒较多，单粒圆形或椭圆形，脐点点状或叉状。（图 13-4～图 13-7）

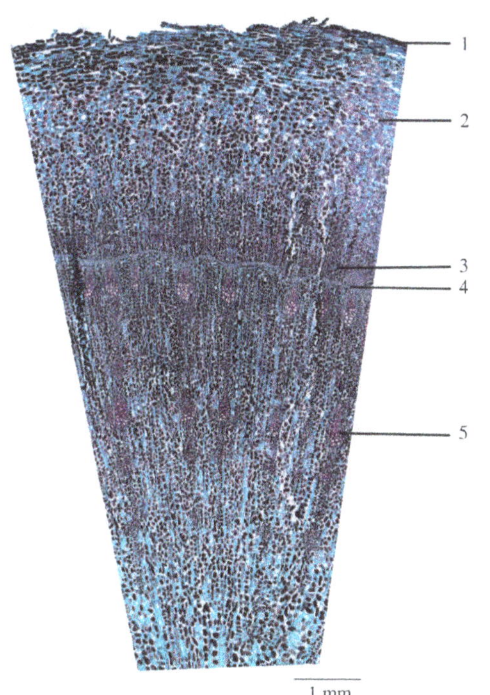

图 13-4　杭白芍横切面（明场）

1. 木栓层　2. 皮层　3. 韧皮部　4. 形成层　5. 木质部

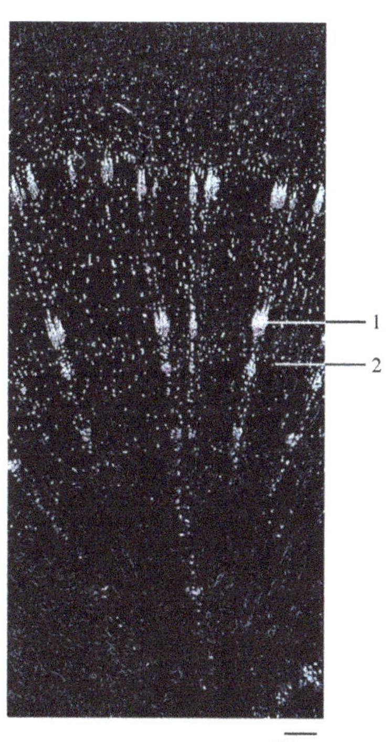

图 13-5　杭白芍横切面（偏光）

1. 木质部　2. 草酸钙簇晶

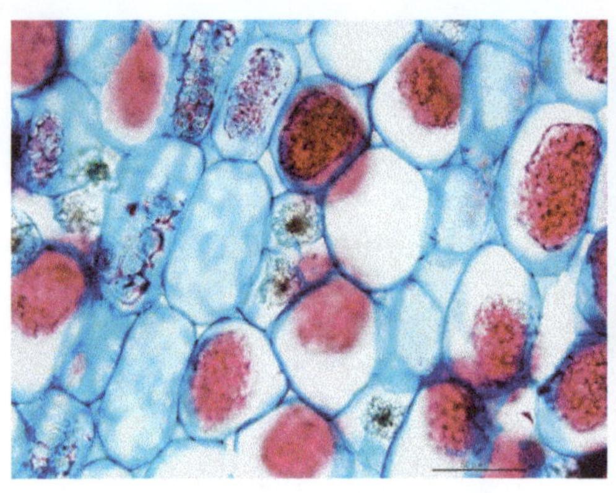
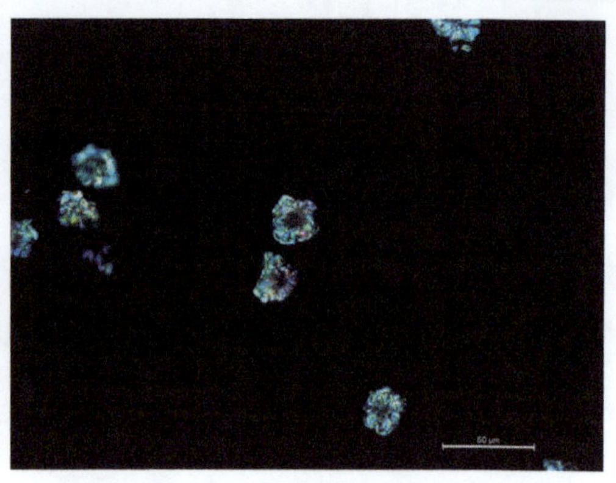

图 13-6　杭白芍草酸钙簇晶（明场）　　图 13-7　杭白芍草酸钙簇晶（偏光）

【金氏点评】

杭白芍质地坚实，根条粗壮整齐，表皮淡棕色，断面菊花纹明显。其生长年限长，加工方式独特。杭白芍先撞外部粗皮，后煮；而亳白芍是先煮，后刮去外皮；川白芍的加工方式与杭白芍相似，但其是刮去外皮。

【其他产区经验鉴别】

亳白芍　根呈圆柱形，稍有弯曲，长 8～15 cm，直径 0.5～1.5 cm。皮白色或淡粉白色，不光润，略显支、须根痕。质坚体重，断面黄白色或淡粉色，显菊花纹。气无，味微苦酸。此外，亳白芍多加工成切片，一般多为斜片且较厚。（图 13-8）

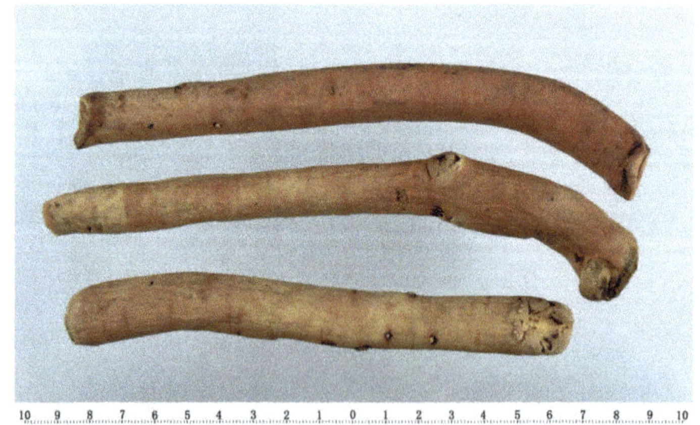

图 13-8　亳白芍

14　杭白术

【基原】

本品为菊科植物白术 *Atractylodes macrocephala* Koidz. 的干燥根茎。

冬季下部叶枯黄、上部叶变脆时采挖，挖出根茎后，除茎叶须根后，然后分三步进行炕干。

头炕：将鲜白术放入炕斗内，火力不宜太猛，1 h后白术表面发热时，将火力降低，上下翻动一下，继续炕约3 h，使须根脱掉。

二炕：将头炕白术放至3～6日，使内部水分渗出表面，放入炕斗内，再行火炕，炕至七八成干。

复炕：将二炕的白术堆放3～5日，使内部水分渗出，表面变软放入炕斗内，再次加热，至翻动时发出清脆的咯咯声时，即示白术已烘炕干燥。

【黄氏道地沿革考】

东汉时，术的运用已较为广泛，仅《伤寒杂病论》就有20多种方剂应用了白术。但需要指出的是，现行之《伤寒杂病论》中所列之"白术"一名，当为后人所改，其原本应仅作"术"，"白"字乃林亿等校书所加。

南北朝《本草经集注》分术为赤术、白术，云："今处处有，以蒋山（今江苏南京紫金山）、白山（今江苏南京江宁）、茅山（今江苏句容）者为胜……术乃有两种：白术，叶大有毛而作桠，根甜而少膏，可作丸散用；赤术，叶细无桠，根小苦而多膏，可作煎用。"

而正式将白术、苍术分为两药，开始于宋代。宋代《新校备急千金要方例》专门提到术的问题，云："又如白术一物，古书惟只言术，近代医家咸以术为苍术，今则加以白字，遮乎临用无惑矣。"这表明《备急千金要方》原书并未区分苍术、白术，当时的医家多认为古人所言术为苍术，但林亿等人却认为白术才是古人所用之术。

宋代《本草图经》云："今白术生杭、越（今浙江绍兴）、舒（今安徽庐江西南部）、宣州（今安徽宣城）高山岗上，叶叶相对，上有毛，方茎，茎端生花，淡紫碧红数色，根作桠生，二月、三月、八月、九月采根，曝干。以大块紫花者为胜，又名乞力伽。凡古方云术者，乃白术也。”宋代浙产白术受到较多的重视，其记载也较为丰富，如《乾道临安志》《会稽志》《海盐澉水志》《咸淳临安志》均有白术出产的记载，《妇人大全良方》云：“白术拣白而肥者，方是浙术；瘦而皮黄色者，出幕阜山，力弱不堪用。”

明代《本草品汇精要》明确提出白术“杭州于潜（今浙江临安境内）佳”。万历年间《杭州府志》云：“白术以产于潜者佳。”《本草纲目》云：“白术，枵蓟也，吴越有之……陈自良言：白而肥者，是浙术；瘦而黄者，是幕阜山所出，其力劣。”明代白术的品种也统一为 *Atractylodes. macrocephala* Koidz.，并稳定下来，不再有所混乱。

明代《本草蒙筌》云：“浙术，俗呼为云头术，种平壤，颇肥大，由粪力滋溉。歙术，俗呼狗头术，产深谷，虽瘦小，得土气充盈。”于术首见于清代《本草纲目拾遗》，此药原产浙江於潜县，故称“於术”。

2008年版《中药品种理论与应用》（谢宗万主编）记载：“商品又有所谓於术者，是以产于浙江於潜而得名。於术亦有野生与栽培之别，过去野生品多产于天目山，称天生术、野术或野於术……但这种商品早已没有了。目前市售之於术，系将新昌或东阳的白术种子播种于於潜山区的栽培品，故实际上是‘於潜白术’，由于地理环境不同，其药材气清香，甜味强而辣味少。他地产者则辣味稍重为异。经验鉴别认为於术质量最佳。”

综上所述，杭白术为道地药材，无论野生与栽培，於潜是被公认的道地产区。（图14-1）

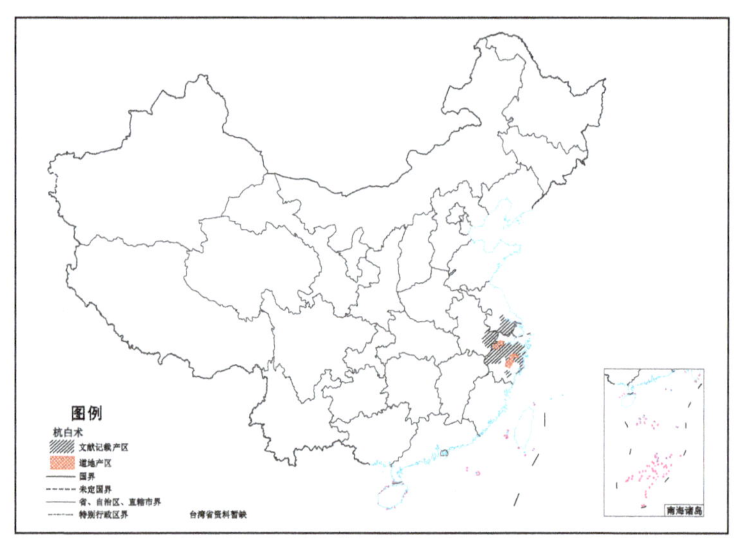

图14-1　黄氏道地沿革考图示

【第四次全国中药资源普查产地分布数据】

根据第四次全国中药资源普查最新数据统计，白术分布在安徽谯城、铜陵、黄山、东至、太和等地，山西分布较分散，如阳城、应县、定襄、交城等地，河南郸城、新野、社旗、禹州、新密等地，湖北利川、五峰、巴东、蕲春、麻城等地，以及河北、江苏、江西、浙江、湖南等地有少量分布。

【道地药材经验鉴别】

杭白术　根茎呈不规则拳块状，表面灰棕色或棕黄色，下面两侧瘤状突起似如意头，向上则渐窄；有的留有一段地上茎，俗称"白术腿"；整体形状似青蛙，所以又称"蛙术"。质坚硬，不易折断，断面不平坦，有裂隙，外圈黄白色、中间颜色较深，"菊花纹"及棕色点状油室明显。气清香，味甘，微辛，嚼之带黏性。（图14-2、图14-3）

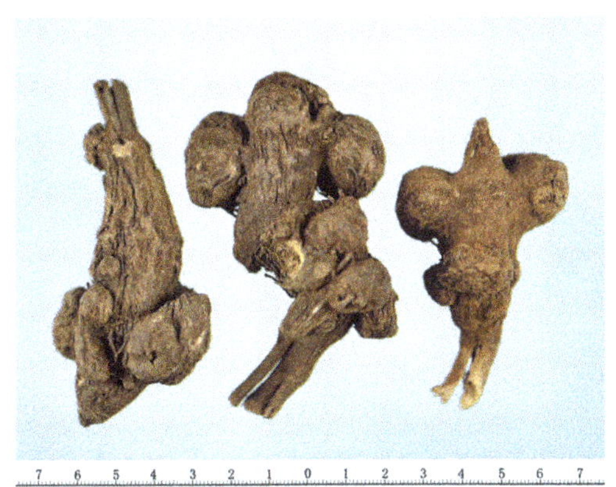

图14-2　杭白术

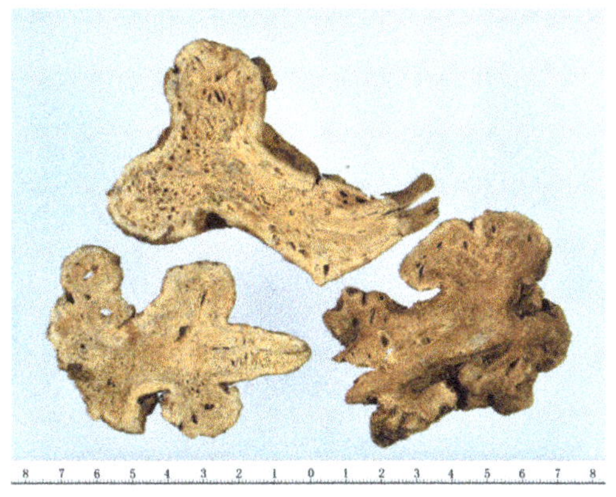

图14-3　杭白术片

【道地药材显微图谱】

木栓层为数层扁平细胞组成，其内常有断续的石细胞环。皮层、韧皮部、木射线中有油室散在，形成层环明显。导管群放射状排列，中部有纤维束围绕导管，略作菱形。中央为髓部，亦散布有油室。（图14-4～图14-9）

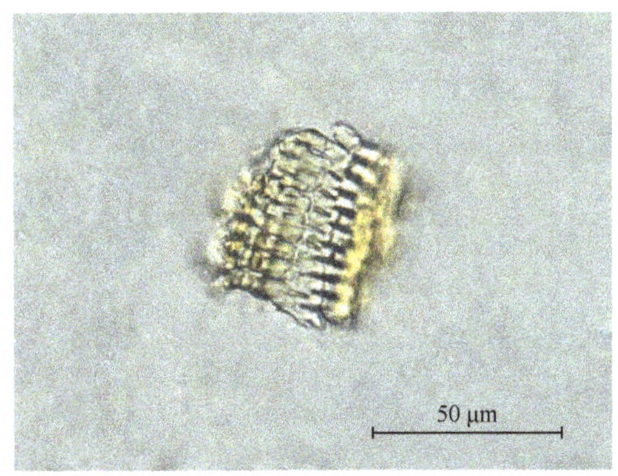

图14-4　杭白术导管Ⅰ

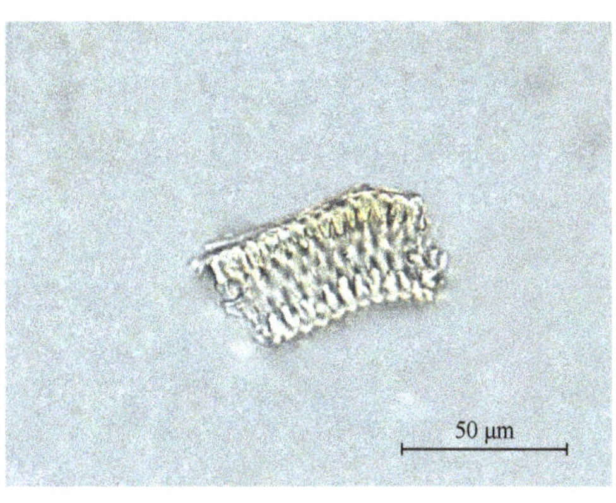

图14-5　杭白术导管Ⅱ

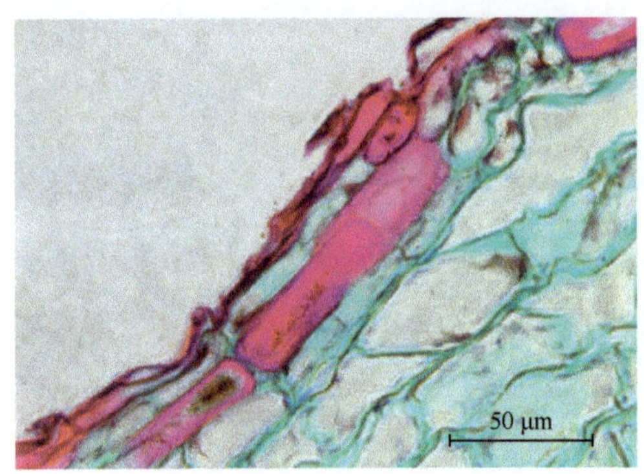

图 14-6　杭白术木栓层散在的石细胞

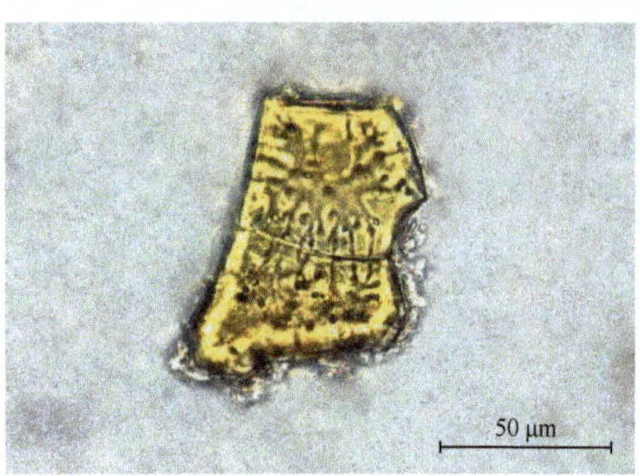

图 14-7　杭白术石细胞

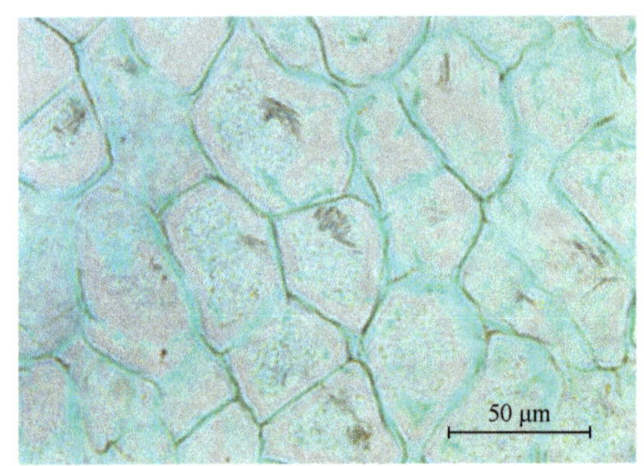

图 14-8　杭白术针晶Ⅰ

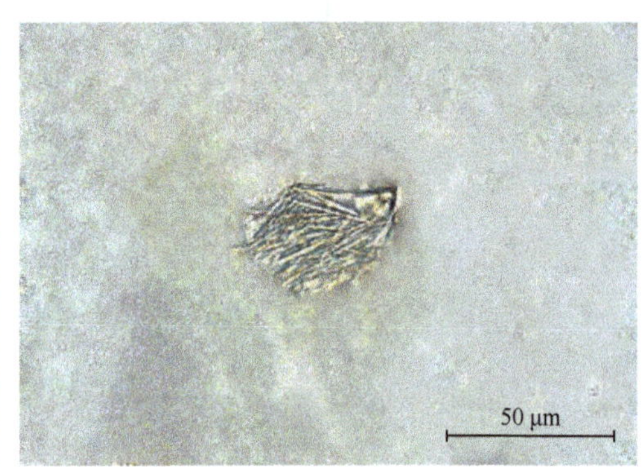

图 14-9　杭白术针晶Ⅱ

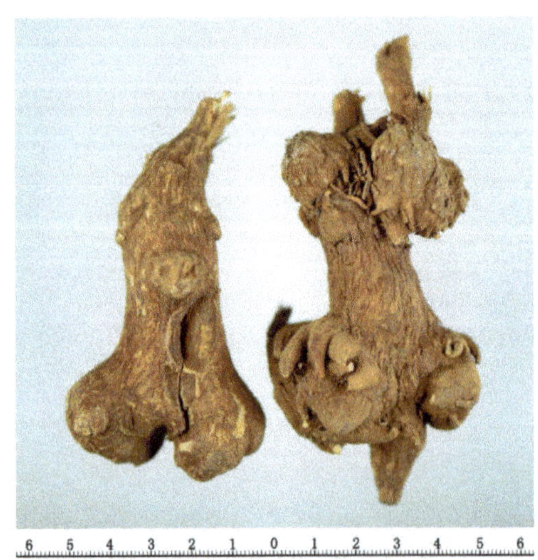

图 14-10　亳白术

【金氏点评】

以个大、质坚实、断面黄白色、菊花纹及棕色点状油室明显、香气浓者为佳。注意个大体轻、表面光滑无皱纹者，多为火大炕空，质次。

【其他产区经验鉴别】

1. 亳白术　根茎肥壮，断面颜色较浅，发白，油点较少，"菊花纹"不明显。（图 14-10～图 14-11）

2. 祁白术　根茎多为形长，底部两侧稍膨大，不呈云头状，似鸡腿，表面无瘤状突起，皮细光滑，断面白色，实心，有时显黄色条纹。（图 14-12）

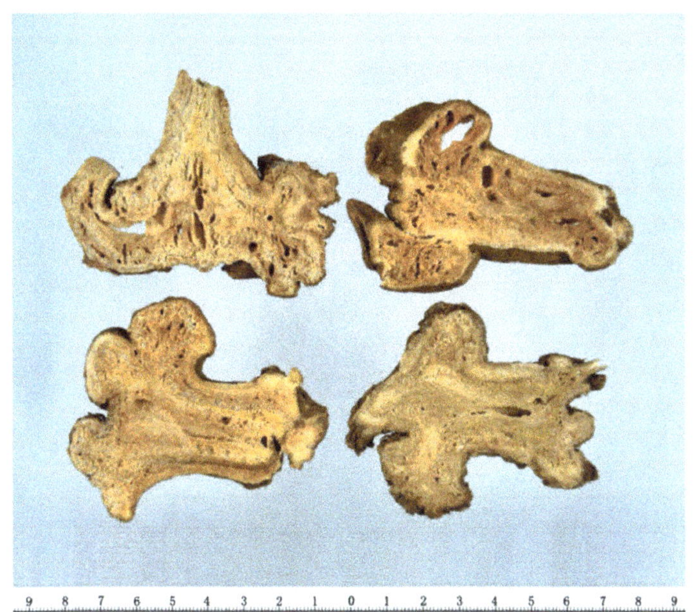

图 14-11　亳白术片

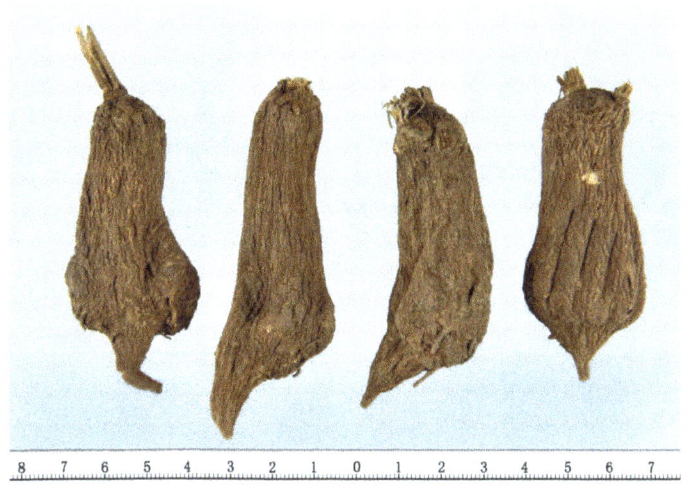

图 14-12　祁白术（河北蠡县）

【历史品种经验鉴别】

过去於术品种很多，1949年前，北京地区仅用鹤形於术、金线於术和种术3种。

1. 鹤形於术　其性状似白术，但较瘦长，底部"云头"较白术为小，顶端留有一段地上茎，俗称"凤头鹤颈"，又称"鹤形术"。表面红润光泽，有纵皱沟纹，断面黄白色，布有红黄色点状油室，气极清香，此为术类珍品。（图14-13～图14-22）

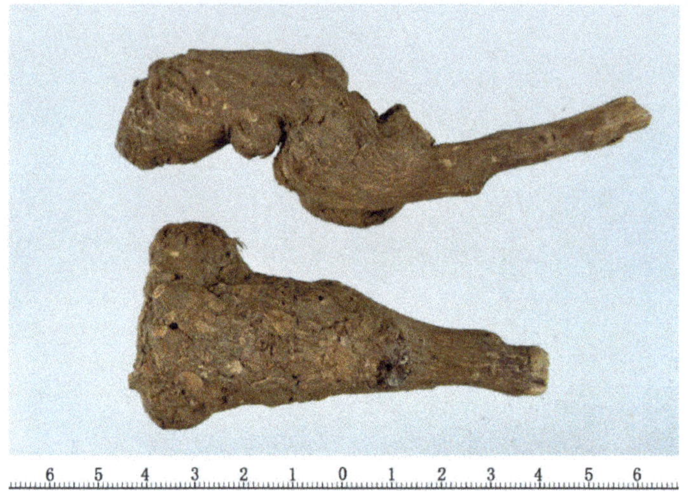

图 14-13　鹤形於术

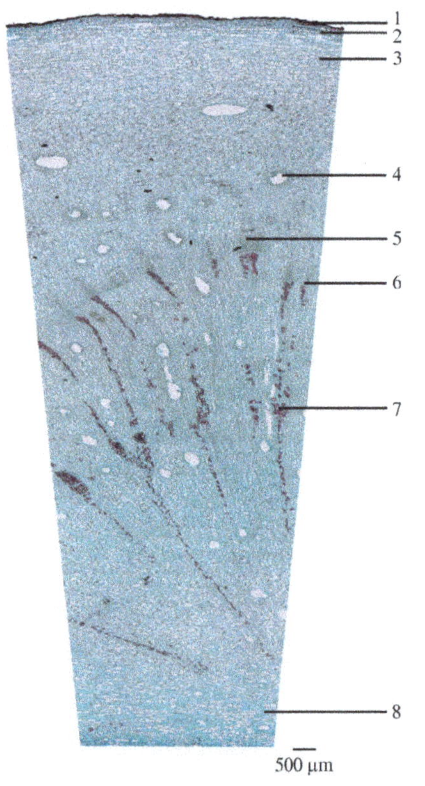

图 14-14　鹤形於术（云头）

1. 石细胞　2. 木栓层　3. 皮层　4. 油室
5. 韧皮部　6. 形成层　7. 木质部　8. 髓部

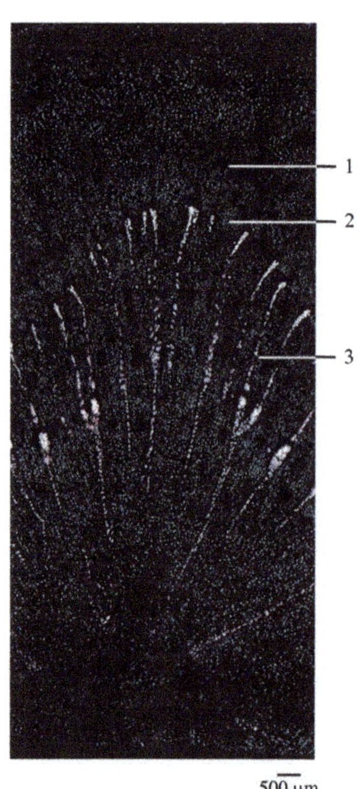

图 14-15　鹤形於术（云头）（偏光）

1. 韧皮部　2. 形成层　3. 木质部

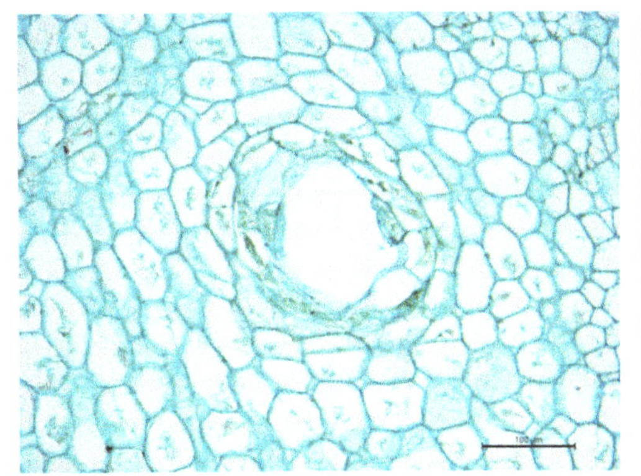

图 14-16　鹤形於术（云头）油细胞（明场）

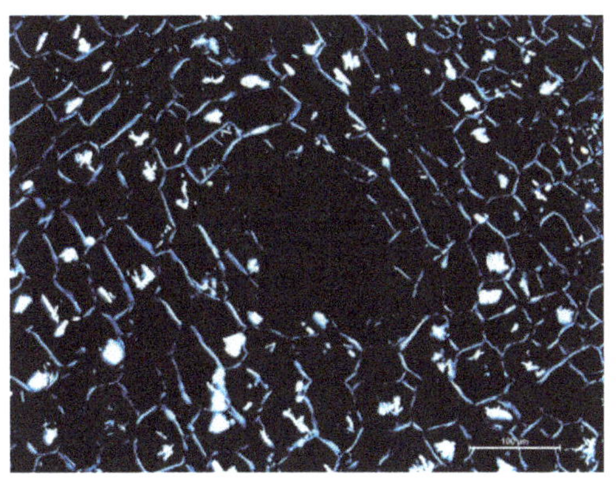

图 14-17　鹤形於术（云头）油细胞（偏光）

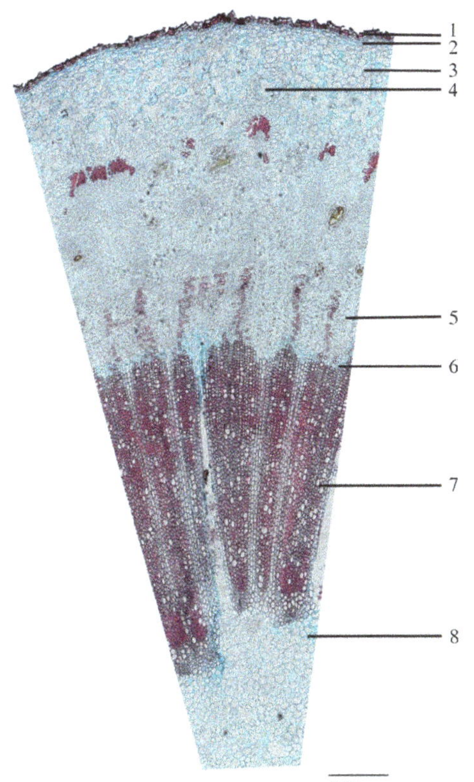

500 μm

图 14-18　鹤形於术（鹤颈）

1. 石细胞　2. 木栓层　3. 皮层　4. 油室
5. 韧皮部　6. 形成层　7. 木质部　8. 髓部

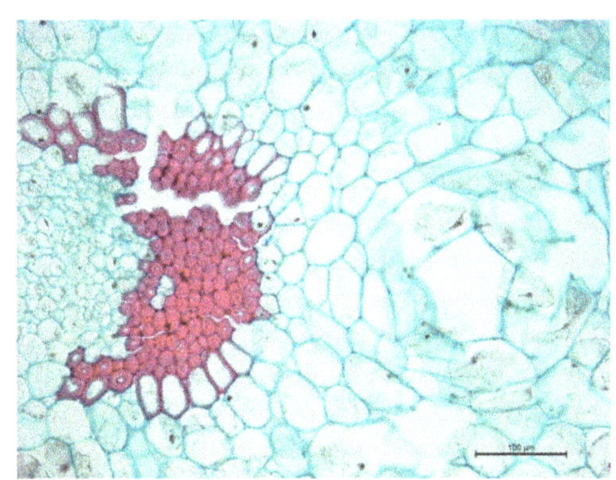

图 14-19　鹤形於术（鹤颈）韧皮纤维束（明场）

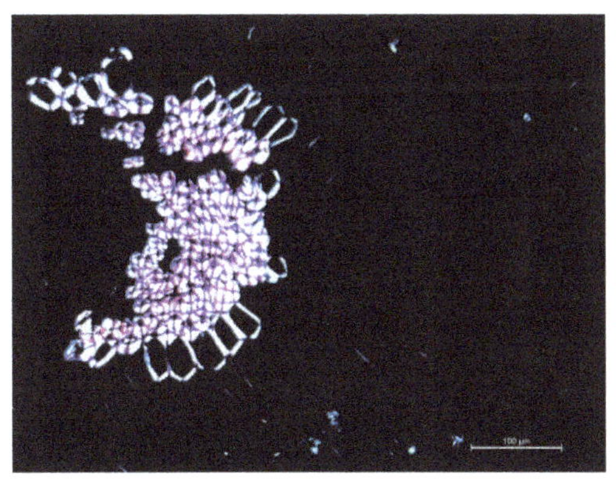

图 14-20　鹤形於术（鹤颈）韧皮纤维束（偏光）

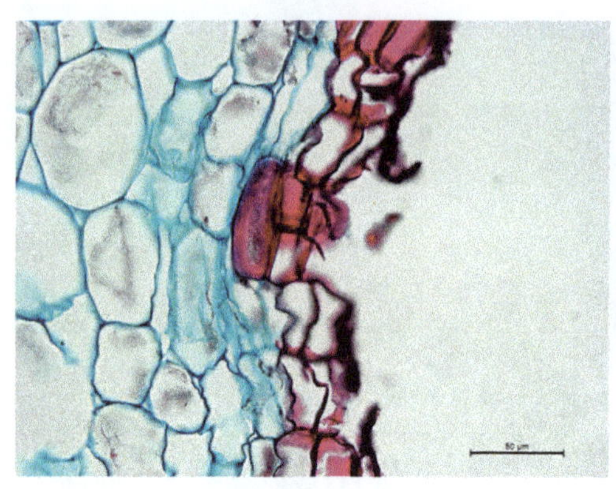

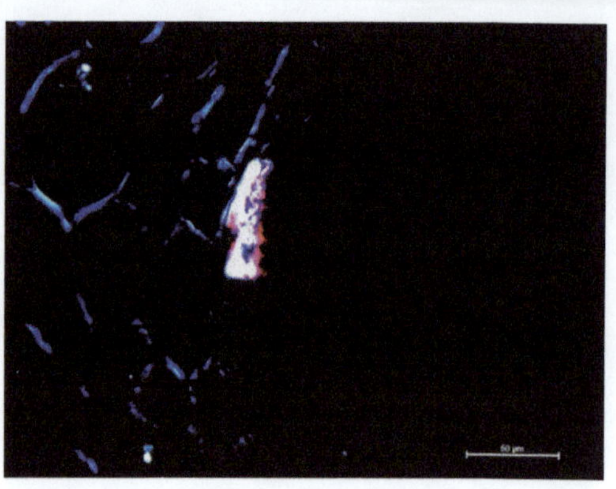

图14-21　鹤形於术（鹤颈）石细胞（明场）　　　图14-22　鹤形於术（鹤颈）石细胞（偏光）

2. 金线於术　本品系由安徽"种术"的移植品种,故俗称"金线吊葫芦",或称"金线於术"（当地称"湖广子"）。其表面呈黄棕色,断面黄白色,显油润,布满红色油室,称"朱砂点",气味辛香,略有苍术气味。（图14-23）

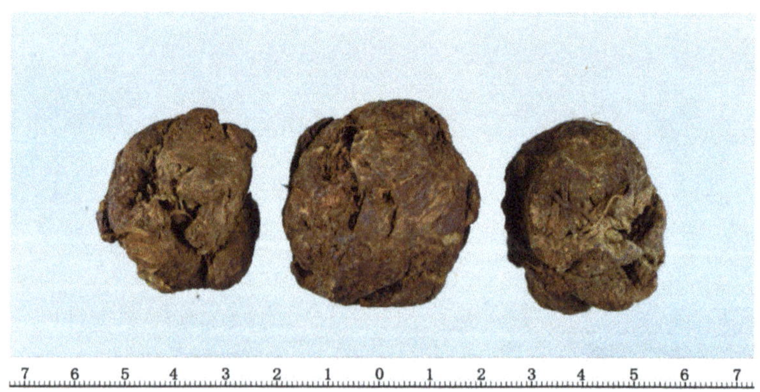

图14-23　金线於术

15 杭白芷、川白芷

【基原】

本品为伞形科植物杭白芷 *Angelica dahurica*（Fisch.ex Hoffm.）Benth. et Hook. f. var. *formosana*（Boiss.）Shan et Yuan 的干燥根。

夏、秋间叶黄时采挖，除去须根和泥沙，晒干或低温干燥。

【黄氏道地沿革考】

白芷在本草中首载于东汉《神农本草经》，早在宋代时浙江就有栽培。南宋《嘉定赤诚志》土产项有白芷条记载，云："近城及天台仙居多种之。"赤诚即今之浙江台州一带。清代《本草乘雅半偈》则更为详细，云："所在有之，吴地尤多，近钱唐笕桥亦种莳矣。春生苗，叶叶对生，花白微黄。入伏后结子，立秋后苗枯。根长尺余，粗细不等，黄泽者为佳。"《余杭县志》云："药材种植，宋时已出名，香白芷等 13 味药材列为贡品。"据 2009 年实地调查，杭州笕桥已有 30 多年未栽种白芷了。目前，杭白芷的产地已由杭州

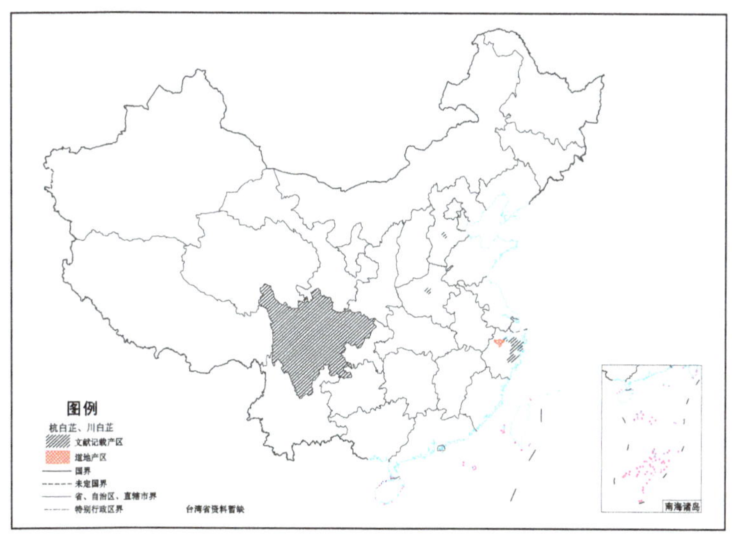

图 15-1　黄氏道地沿革考图示

迁移至磐安、东阳一带。

四川成为白芷的主要栽培产地是在近代。民国时期《药物出产辨》记载："产四川为正，又名芳香。"并且描述："有产浙江宁波、杭州等名杭芷，又名宁波芷，又名老头芷……有名会芷产河南。"可见白芷三大产区，浙江、四川和河南。2006年版《本草药品之实地观察》（赵燏黄主编）记载："北平及祁州药市有二，一为杭州，称杭白芷，另一自河南禹州来，称禹州白芷。"禹州白芷即为"会芷"，1959年版《药材资料汇编》中称其"会白芷"，主产地为河南禹县等地，并将产于河北安国的祁白芷列为这一类型。

综上所述，白芷三大产地为浙江（杭白芷）、四川（川白芷）和河南禹县（禹白芷）。自宋代开始得到推崇的浙江白芷，及近代杭州笕桥的杭白芷，统称为杭白芷，堪称道地药材，历史悠久。（图15-1）

【第四次全国中药资源普查产地分布数据】

根据第四次全国中药资源普查最新数据统计，白芷主要集中在四川遂宁，安县、射洪、通江也有分布，在山西、江苏、安徽、福建、湖北、湖南、重庆、陕西等地的少部分地区也有分布。

【道地药材经验鉴别】

杭白芷、川白芷　根呈圆锥形，头粗尾细，状如胡萝卜。表面灰棕色或黄棕色。根头部钝四棱形，具纵皱纹。杭白芷的支根痕及皮孔横向突起，俗称"疙瘩丁"，均排列成明显四纵列。质坚实，断面白色或灰白色，粉性大。形成层环棕色，近方形，皮部散有多数棕色油点，气芳香浓郁，味辛微苦。川白芷，根粗壮如胡萝卜，无细尾，疙瘩丁较少，外皮细洁，气芳香浓郁。由于南方红壤土较多，川白芷表面多为红棕色，故又称"红皮白芷"。（图15-2～图15-5）

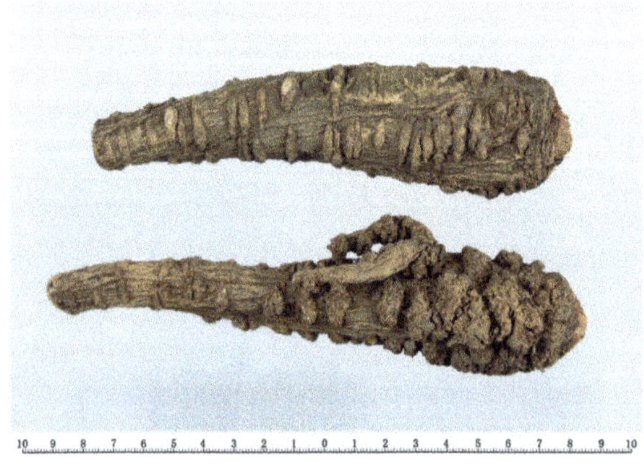

图15-2　杭白芷Ⅰ

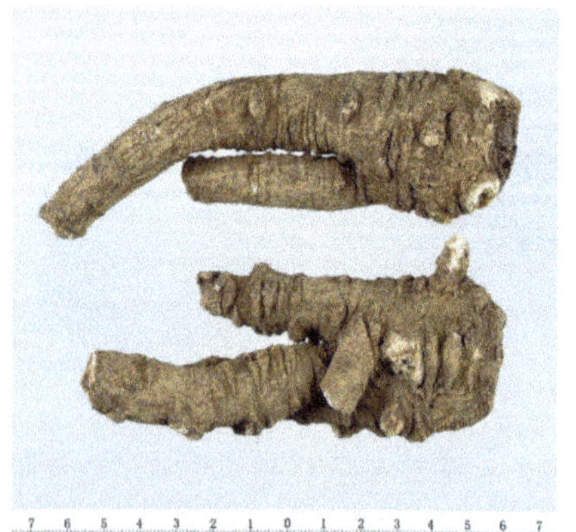

图15-3　杭白芷Ⅱ

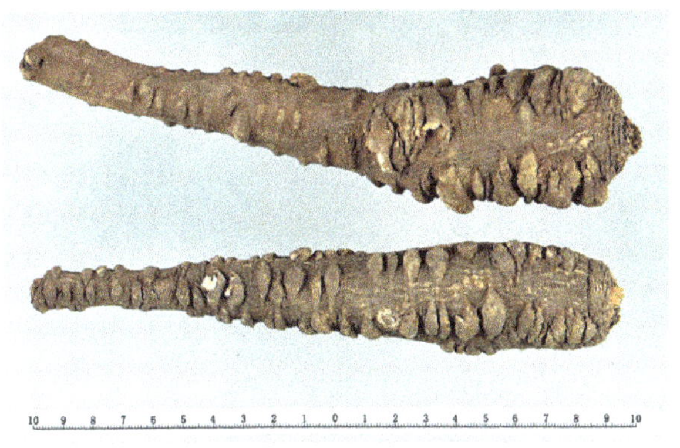

图15-4　川白芷（四川遂宁）

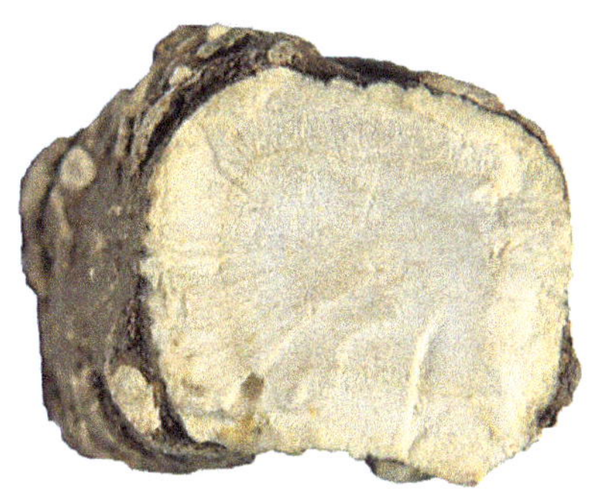

图15-5　川白芷横断面（四川遂宁）

【道地药材显微图谱】

木栓层由多层木栓细胞组成，薄壁细胞中存在一些裂隙和油管，形成层明显，韧皮部较窄，射线较长延伸至薄壁细胞中。（图15-6～图15-11）

【金氏点评】

两者"疙瘩丁"排成4列，较易分辨，且根条肥大，体重坚实，粉性足，香气浓郁。图15-2所示为杭白芷中根条小者，支根多分叉，质量较次。因川白芷无细尾，出片率更高，质量更好。杭白芷主产浙江杭州、临海、余杭、永康、缙云、象山、乐清等地；川白芷主产四川遂宁、达州、安岳、仪陇、渠县、崇庆、射洪等地，两者均称为道地药材。

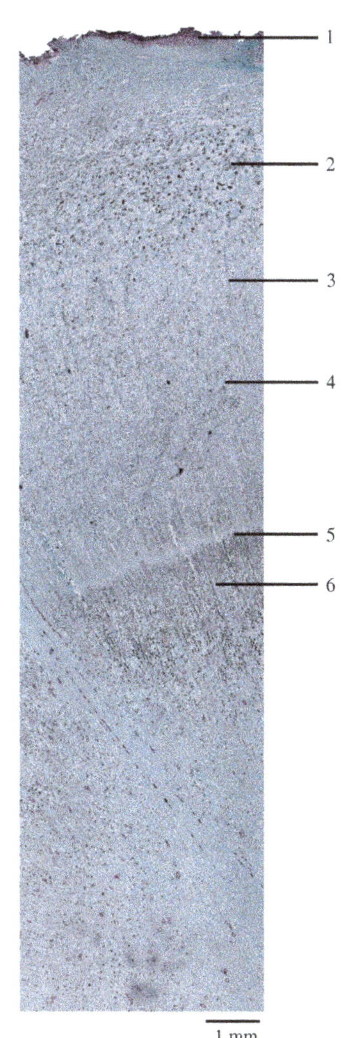

图15-6　川白芷（上部）横切面
（四川遂宁）

1. 木栓层
2. 油管
3. 射线
4. 韧皮部
5. 形成层
6. 木质部

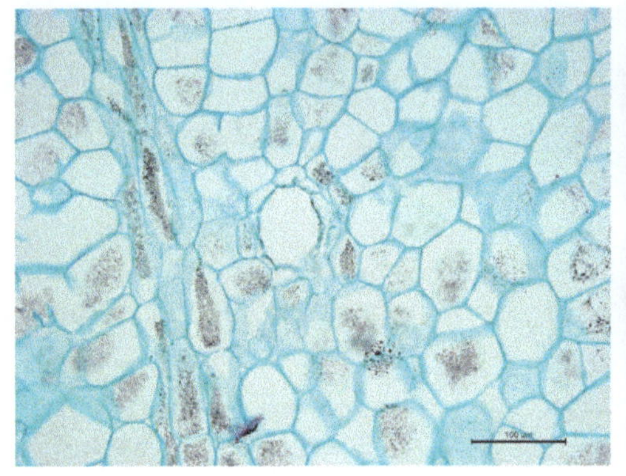

图 15-7　川白芷（上部）（四川遂宁）油管（明场）

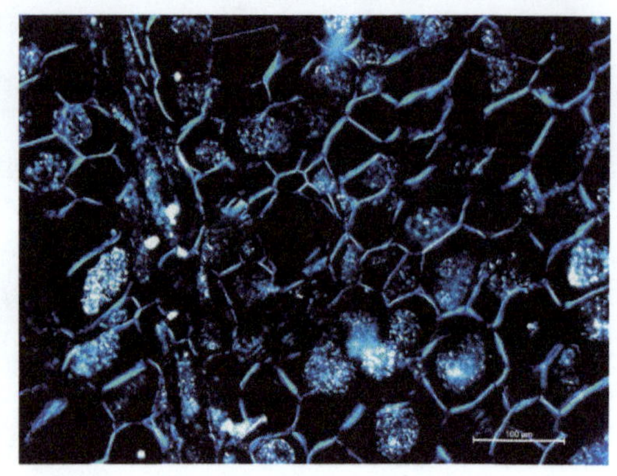

图 15-8　川白芷（上部）（四川遂宁）油管（偏光）

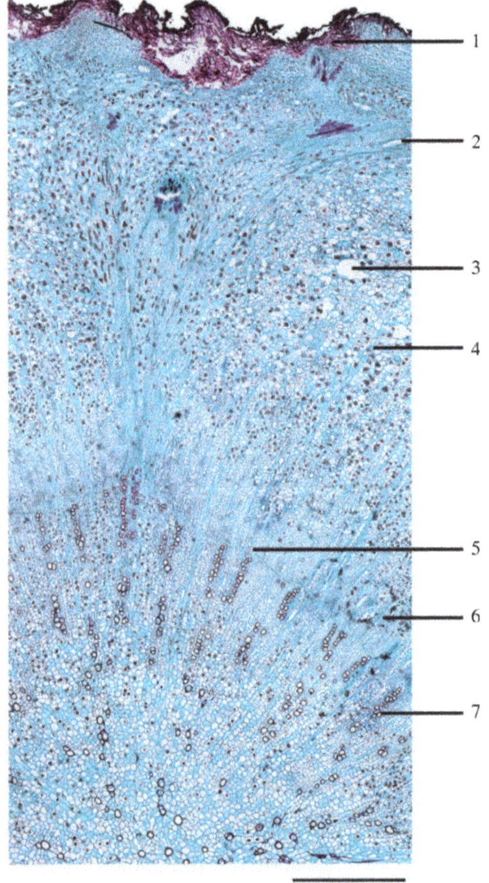

图 15-9　川白芷（下部）横切面（四川遂宁）

1. 木栓层　2. 裂隙　3. 油管
4. 射线　5. 形成层
6. 韧皮部　7. 木质部

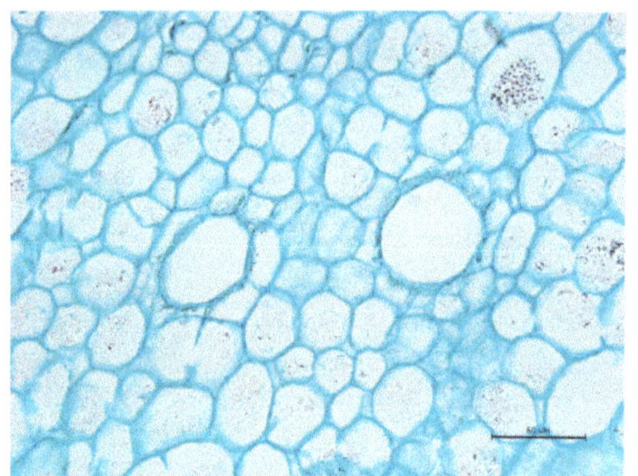

图 15-10　川白芷（下部）（四川遂宁）油管（明场）

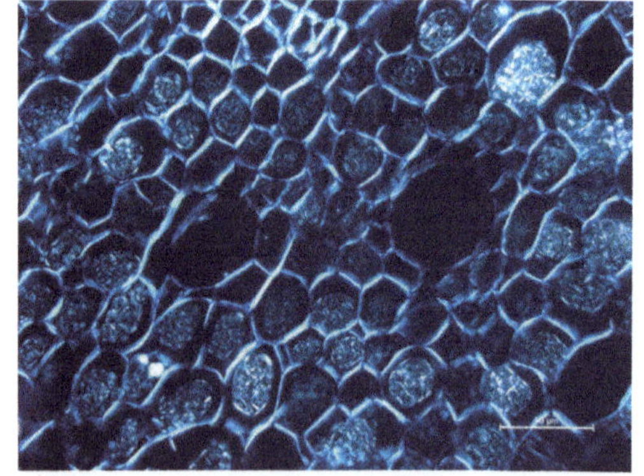

图 15-11　川白芷（下部）（四川遂宁）油管（偏光）

【其他产区经验鉴别】

1. **亳白芷** 根呈圆锥形，较杭、川白芷为细，皮孔不明显，或散在，不排成4列。（图15-12、图15-13）

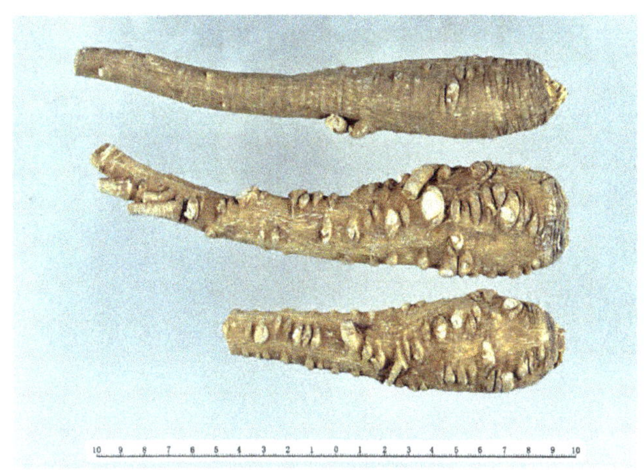

图15-12 亳白芷   图15-13 亳白芷横切面

2. **禹白芷** 根呈圆锥形，较杭白芷、川白芷为细，皮孔细小且散在不成4列。较光洁（俗称"小棒槌"），断面形成层呈圆形，气味稍淡。（图15-14）

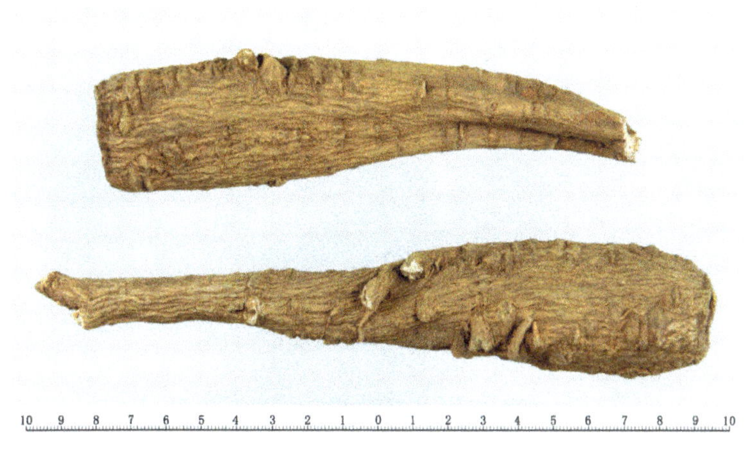

图15-14 禹白芷

3. **祁白芷** 根条细长，有支根，表面黄棕色较瘦，断面粉性小，似糖心，形成层环棕色，香气淡，为白芷中的次品。（图15-15）

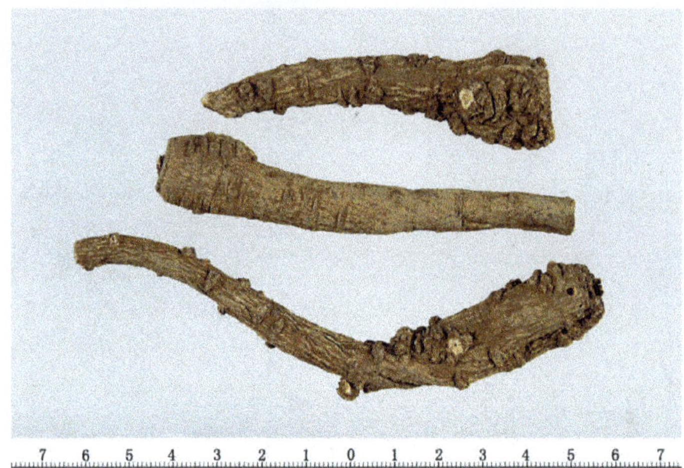

图15-15　祁白芷

16 杭麦冬

【基原】

本品为百合科植物麦冬 *Ophiopogon japonicus*（L.f）Ker-Gawl.的干燥块根。

夏季采挖，洗净，反复暴晒、堆置，至七八成干，除去须根，干燥。

【黄氏道地沿革考】

魏晋时期《名医别录》收载了汉代及以前关于麦冬地址的信息，云："生函谷川谷及堤坂肥土石间久废处。"函谷是麦冬产地最早的记载，函谷即今河南灵宝函谷关。从别名"秦名羊韭，齐名爱韭，楚名马韭，越名羊蓍"上看，当时陕西、山东、湖北、浙江、江苏等区域都有麦冬出产。麦冬证明应为"麦门冬"，这一名称一直占据历代本草著作，直至明代才有一些著作开始使用"麦冬"的名称。唐宋时期江南应是麦门冬的主要产区，唐代《本草拾遗》提到江宁（今江苏南京）、新安（今安徽歙县）产麦门冬。

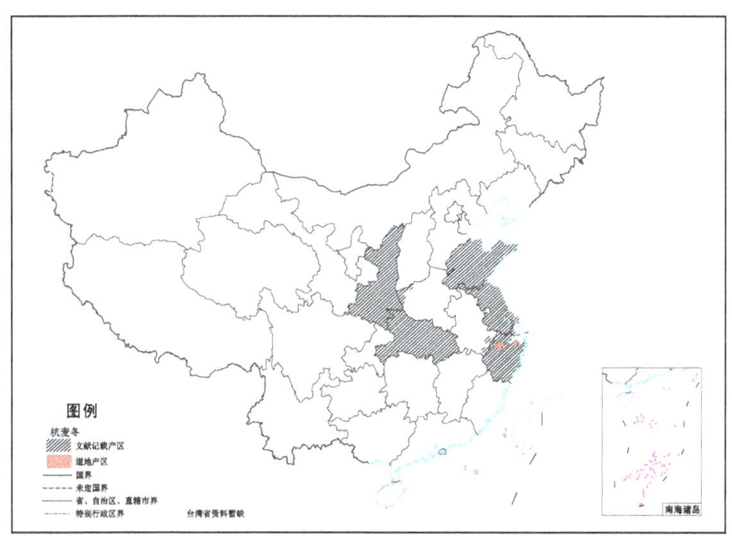

图 16-1　黄氏道地沿革考图示

宋代《本草图经》云："江南出者……或云吴地者尤胜。"成书南宋嘉定十三年（1220年）的杭州地方本草《履巉岩本草》载有麦冬。明代《本草纲目》云："浙中来者甚良，其叶似韭而多纵文，且坚韧为异。"

清代《本草害利》云："[修治]浙产甚良。"明代《本草品汇精要》云："[道地]江宁、新安者佳，吴地尤胜。"民国时期《增订伪药条辨》记载："麦门冬，出杭州苋桥者，色白有神，体软性糯，细长，皮光洁，心细味甜，为最佳。安徽宁国、七宝，浙江余姚出者，名花园子，肥短体重，心粗，色白带黄，略次。"《药物出产辨》记载："产浙江杭州者名苏冬。"1995年版《中国中药区划》记载："杭麦冬主产于浙江杭州、慈溪一带，三年生，具有体型短，饱满，色泽黄亮，滋黏糯性，味甘，气清香的特点，是著名的'浙八味'之一。"由此可见，自宋代起，浙江为麦冬的道地产区非常明确。（图16-1）

【第四次全国中药资源普查产地分布数据】

根据第四次全国中药资源普查最新数据统计，目前普查到的麦冬主要分布在山西、江苏等地的大部分地区，及河北等地的少部分地区。

【道地药材经验鉴别】

杭麦冬　块根呈纺锤形，略扁稍弯曲。长1～3 cm，直径3～6 mm。表面黄白色或淡黄色，半透明状，有不规则的纵皱纹及须根痕。未干透时，质较柔韧，干后质坚硬。断面黄白色，角质状。中柱细已木质化，湿润后可以抽出。气微香，味甜，嚼之发黏。（图16-2）

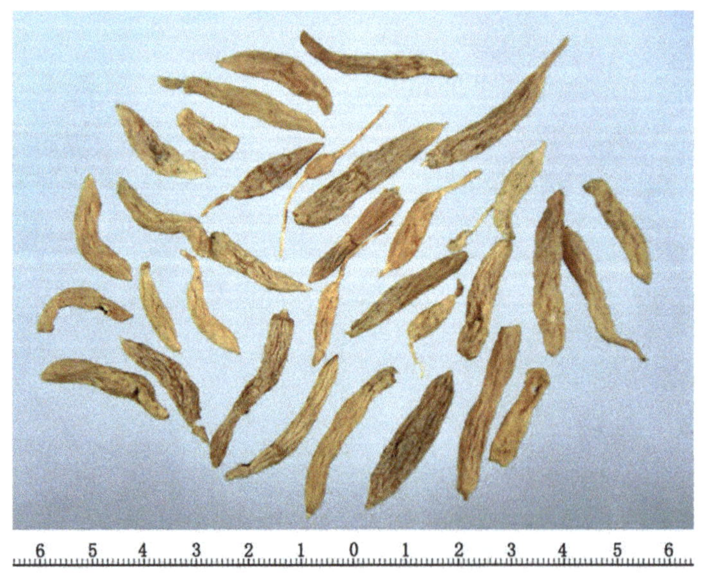

图16-2　杭麦冬（一年生）

【道地药材显微图谱】

根被为3～5列木化细胞。皮层宽广，散有草酸钙针晶束的黏液细胞；内皮层细胞壁均匀增厚，木化，有通道细胞，外侧为1列石细胞，其内壁及侧壁增厚，纹孔细密。中柱较小，韧皮部束16～22个，木质部由导管、木纤维以及内侧的木化细胞连接成环。髓小。(图16-3～图16-5)

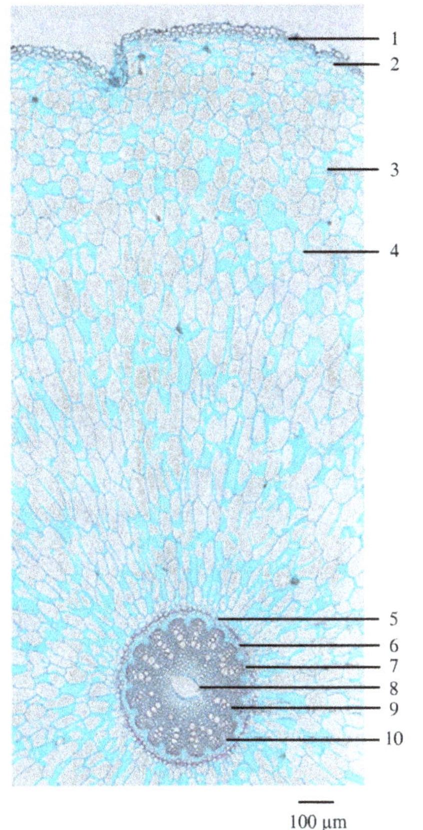

100 μm

图16-3　杭麦冬（一年生）横切面

1. 根被
2. 外皮层
3. 皮层
4. 草酸钙针晶
5. 石细胞
6. 内皮层
7. 中柱鞘
8. 髓
9. 初生木质部
10. 初生韧皮部

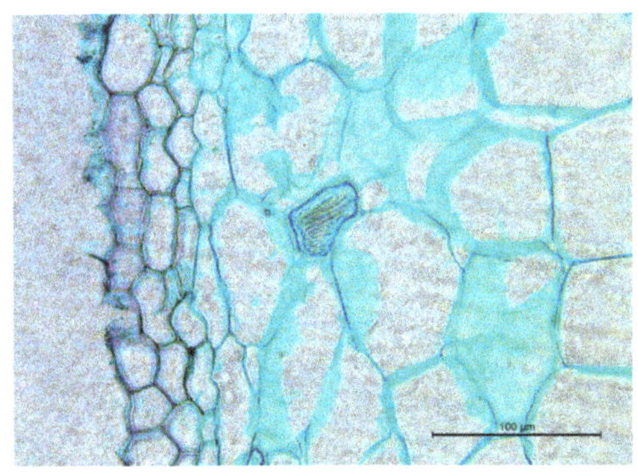

图16-4　杭麦冬草酸钙针晶

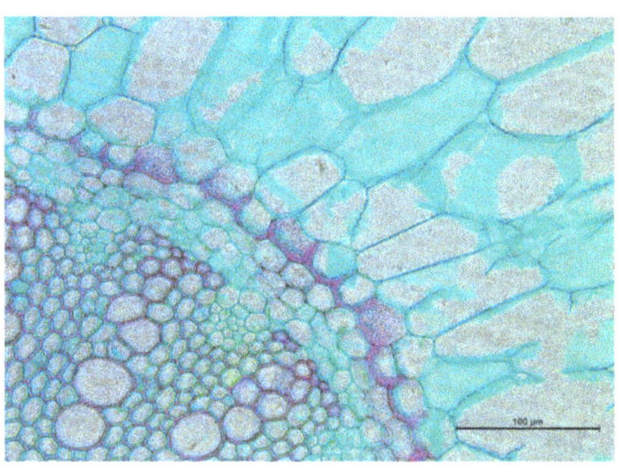

图16-5　杭麦冬内皮层、中柱鞘

【金氏点评】

杭麦冬产地系浙江慈溪黎阳镇，位于胜山北面，距杭州湾2 km，夜间返潮，土质阴湿，略带碱性，适宜麦冬生长。川麦冬，主产四川绵阳、三台；由于两地亦处于涪江两岸，冲积平坝，土壤为油砂土，土质肥沃、湿润，排水良好的平坝上，其土质利于麦冬生长。但杭麦冬栽培时间长，要3年以上才能采收，如果生长年限不够（如图16-1所示），则瘦瘪、抽皱；川麦冬只需要2年多就可以采收。杭麦冬由于成本高，近些年产量极少。杭麦冬较其他地区产者，固有气味浓，个体肥壮，嚼之发黏，为历史悠久的道地药材。

麦冬在1949年前使用非常讲究，去心麦冬和连心麦冬分别入药，如清代《温病条辨》中清宫汤用连心麦冬。去心的加工方法为：先将麦冬泡软，切开稍晾，北京用嘴将心抽出，南方是用机器去心；北京方法不卫生，应该摒弃。

【其他产区经验鉴别】

川麦冬　块根较瘦，中部不很肥满。表面多呈灰白色。新产者质柔韧，干后不甚坚。香气小，味甜较淡，嚼之不发黏，油性较杭麦冬小。（图16-6）

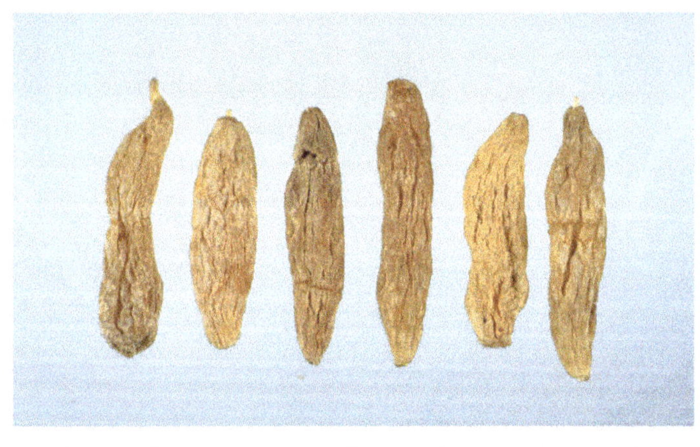

图16-6　川麦冬

【市场其他麦冬的经验鉴别】

1. 湖北山麦冬　中华人民共和国成立前，湖北地区就有使用。从20世纪90年代，北京开始使用。主产于湖北襄阳、老河口、谷城、天门、枣阳、随州等汉江沿岸冲击平原。呈纺锤形，肥壮，几乎呈圆柱形，两端略尖。表面淡黄色至棕黄色，具不规则纵皱纹，质柔韧，干后质硬脆，易折断，断面淡黄色或棕黄色，角质样，中柱细小，未木化。

水湿后不能抽出（杭麦冬、川麦冬木心水湿后均可抽出），气味较杭麦冬为淡，嚼之有黏性。（图16-7）

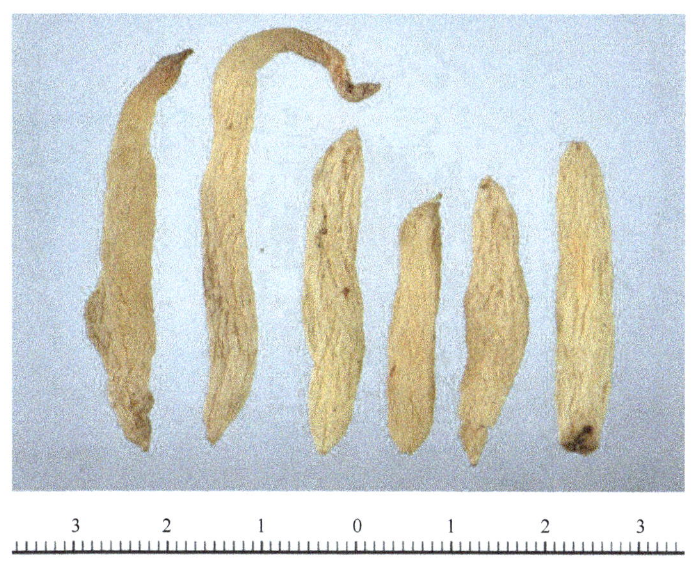

图16-7 山麦冬（湖北）

2. 山东山麦冬　山东山麦冬是近一二年兴起的，形状与湖北麦冬类似，但色略呈褐色，不肥壮。（图16-8）

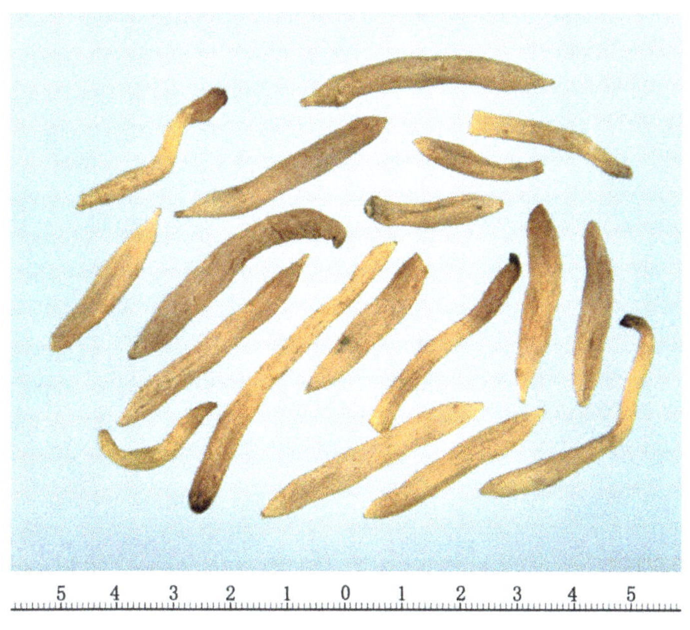

图16-8 山麦冬（山东）

3. 福建山麦冬　此种应为短葶麦冬，主产于福建鲤城、惠安，以及仙游等地，质量很好。形状似川麦冬，其中柱更明显，粗而硬，气味较浓。(图16-9)

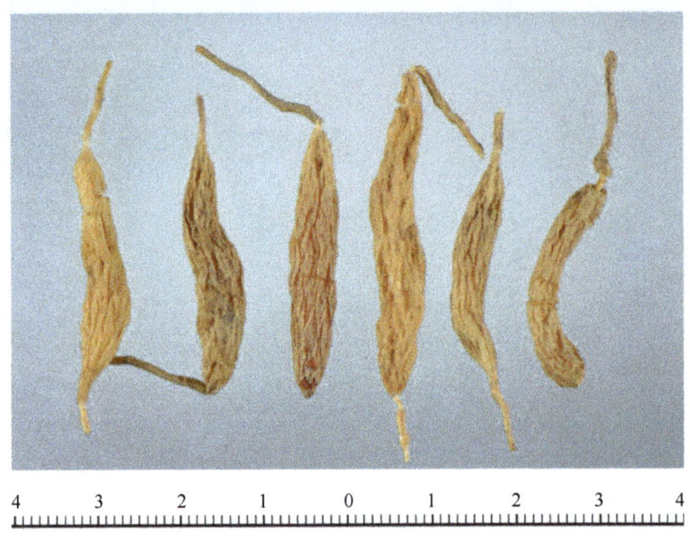

图16-9　山麦冬（福建）

17 化橘红

【基原】

本品为芸香科植物化州柚 *Citrus grandis* 'Tomentosa' 的未成熟或近成熟的干燥外层果皮。习称"毛橘红"。

夏季果实未成熟时采收，置沸水中略烫后，将果皮割成5或7瓣，除去果瓤和部分中果皮，压制成形，干燥。

【黄氏道地沿革考】

明代万历年间《高州府志》云："化州橘红为化州独有。"清代光绪十四年（1888年）《化州志》云："化州橘红，治痰证如神，每片真者值一金。"化橘红之名始见于《识药辨微》。《本草纲目拾遗》引《识药辨微》云："化橘红近日广中来者，皆单片成束，作象眼块，或三十五十片，两头以红绳扎之，成一把，外皮淡红色，内腹皮白色，周身亦有猪鬃皮，此种皆柚皮，亦能消痰。又一种为世所重，每个五片

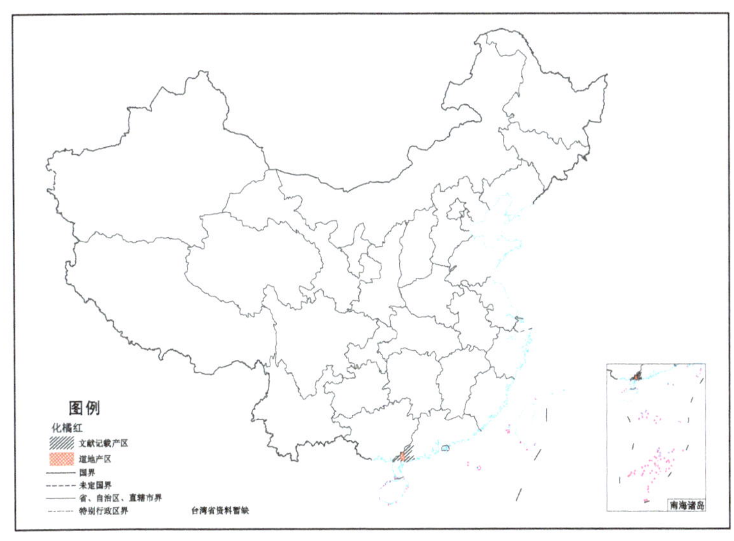

图 17-1　黄氏道地沿革考图示

如爪，中用化州印，名五爪橘红，亦柚皮所制，较掌片为佳。"又引《岭南杂记》云："化州仙橘，相传仙人罗辨种橘于石龙之腹，至今犹存，惟此一株，在苏泽堂者为最，清风楼次之，红树又次之。其实非橘，皮厚肉酸，不中食。其皮厘为五片七片，不可成双，每片真者可值一金。每年所结，循例具文报明上台，届期督抚差亲随跟同采摘批制，官斯土者，亦不多得。"又引《百草镜》云："广东高州府化州（今广东化州）出陈皮，去白者名橘红，今亦罕得。土人以柚皮代之，出售外方，价亦不贵。辨别之法，须先看皮色筋味，如皮皱粗色黄而浓，内多白膜，味反甜带辛者，乃乳柑皮也，只堪点茶，不堪入药；皮极浓而泡松，纹极细而色黄，内多膜无筋，味甜多辛少者，乃柚子皮也，性忌冷服；纹细，色红润而皮薄，多有筋脉，味苦辛，入口芳香者，乃真化州橘红也。入药以此种为贵，然其性酸削，能伐生气，消痰虽捷，破气损人，不宜轻用。"由此可见化橘红自古贵重，为化州独有，并以此得名，为地域性非常强的道地药材。

【第四次全国中药资源普查产地分布数据】

化橘红生长受地域限制比较明显，根据第四次全国中药资源普查最新数据统计，仅广东化州、湖南澧县和四川沐川等地区有分布。

【道地药材经验鉴别】

化州柚　"青毛七爪"和"黄毛七爪"呈曲牙状扇面形。外表皮青绿色或黄色，被有细密茸毛，内表面黄白色。"毛六爪"果实切成6裂，基部相连，内果皮较厚，尖头折进。气香，味苦。化州柚的干燥幼果称为"橘红胎"，呈圆球形，表面黄绿色，密被茸毛。香气浓郁。（图17-2～图17-5）

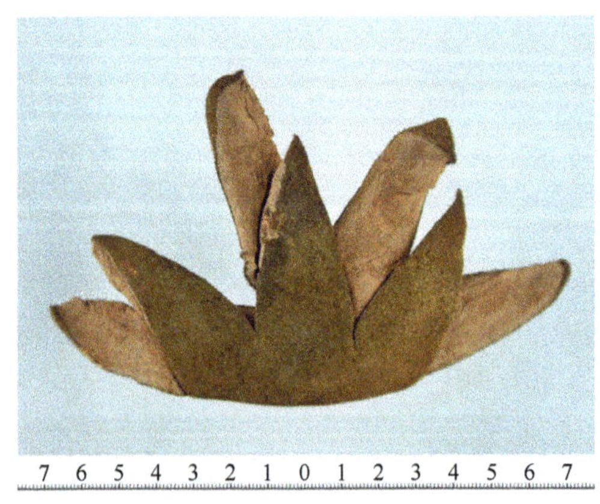

图17-2　化橘红（青毛七爪，广东化州）

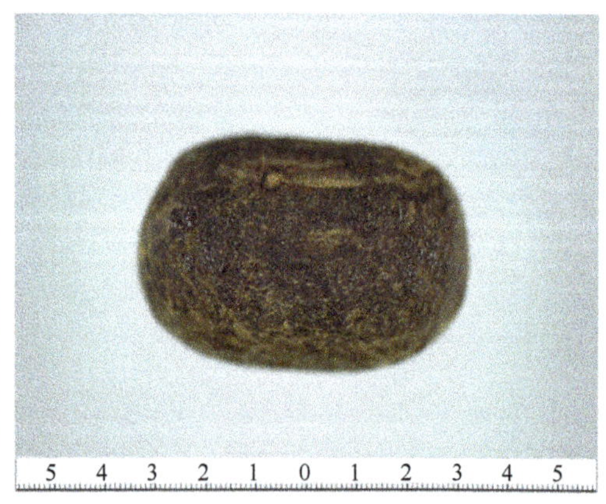

图17-3　化橘红（橘红胎，广东化州）

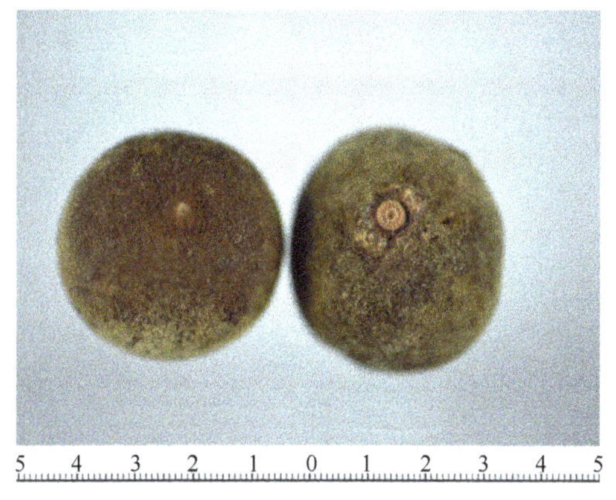

图17-4　化橘红（橘红胎，广东化州）

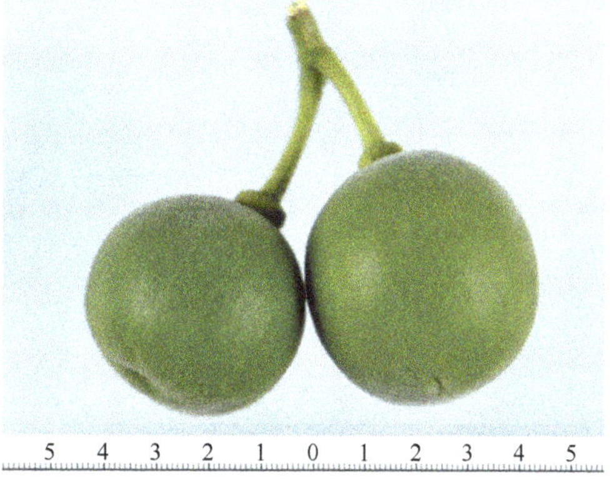

图17-5　化橘红幼果鲜果（广东化州）

【道地药材显微图谱】

粉末暗绿色至棕色。果皮表皮细胞表面观多角形、类方形或长方形，垂周壁增厚，气孔类圆形，直径18～31 μm，副卫细胞5～7个。偶见碎断的非腺毛，碎断细胞多至十余个，具壁疣或外壁光滑、内壁粗糙，胞腔内含淡黄色或棕色颗粒状物。中果皮薄壁细胞形状不规则，壁不均匀增厚，有的作连珠状或在角隅处特厚。草酸钙方晶成片或成行存在于中果皮薄壁细胞中，呈多面体形、菱形、棱柱形、长方形或形状不规则。导管为螺纹导管和网纹导管。偶见石细胞及纤维。（图17-6～图17-8）

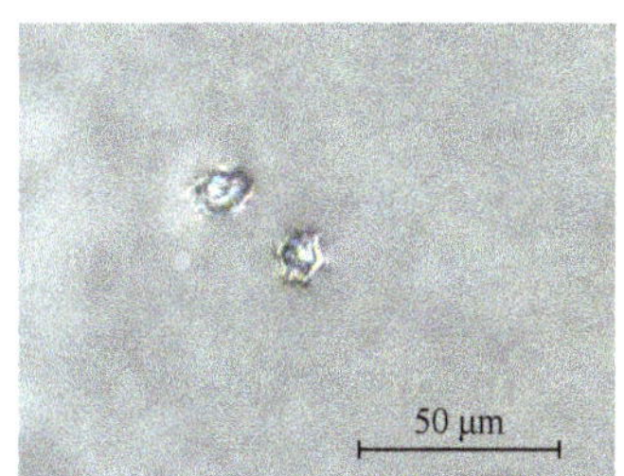

图17-6　化橘红方晶

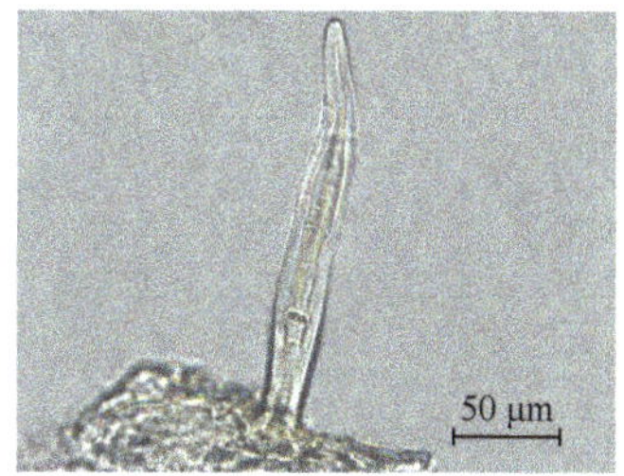

图17-7　化橘红非腺毛

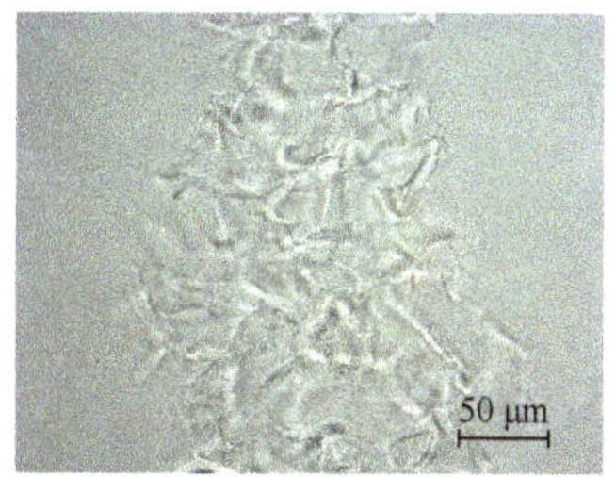

图17-8　化橘红果皮表皮细胞

【金氏点评】

化橘红的地域选择性非常强，其只生长在广东化州，向西比邻的广西陆川、博白栽培的化州柚就退化很明显，果实外表面没有毛，所以正宗化橘红必须为"青毛"或"黄毛"。

【其他产区经验鉴别】

"光青七爪"和"光黄七爪"性状与化州柚近似，但其表面光滑无毛。"大五爪"呈

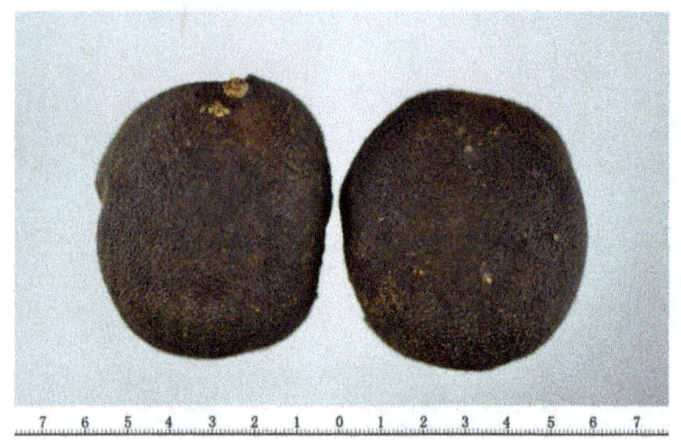

图 17-9　化橘红（光橘红胎）

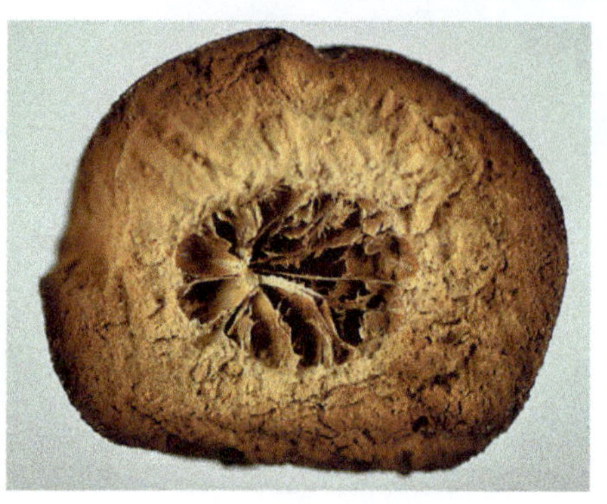

图 17-10　化橘红（光橘红胎）横断面

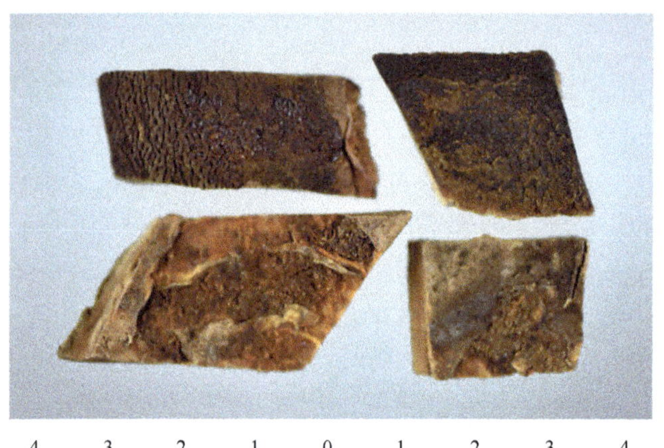

图 17-11　化橘红（市售）

五角星状，外表面呈黄色或黄棕色，有密集凹下小油点，表皮无毛，新品对折时，可见油点溅出，并且纸上显油迹，质量以新品为优，香气浓郁。（图 17-9、图 17-10）

【其他经验鉴别】

1. 市售化橘红　不规则的方块状，厚 0.3～0.5 cm。外表面黑绿色，有极少的黄色短茸毛，未削去部分中果皮，内表面残存少量果肉。（图 17-11）

2. 市售伪品　通常为圆片状，中果皮质地较正品化橘红稍松软，果瓤部分所占比例小。（图 17-12）

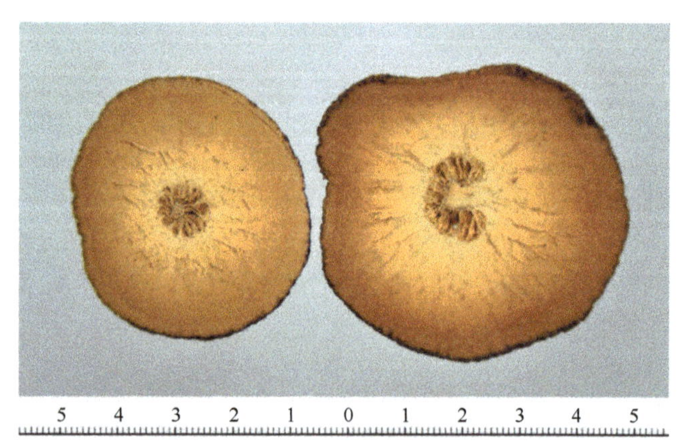

图 17-12　化橘红（市售伪品）

18 江栀子

【基原】

本品为茜草科植物栀子 *Gardenia jasminoides* Ellis 的干燥成熟果实。

9—11月果实成熟呈红黄色时采收,除去果梗和杂质,蒸至上气或置沸水中略烫,取出,干燥。

【黄氏道地沿革考】

栀子始载于东汉《神农本草经》。宋代《本草图经》云:"今南方(今秦岭、淮河以南)及西蜀(今四川西部)州郡皆有之……南方人竞种以售利。货殖传云:卮、茜千石,亦比千乘之家,言获利之博也。"并有3幅栀子图,分别为"临江军(今江西新余、新干、樟树)栀子,江陵府(今湖北荆州、枝江、潜江、荆门、当阳部分地区)栀子,建州(今福建建瓯)栀子"。虽未明确道地产区,但说明此时南方已经广泛种植,作染料或药用。明代《本草品汇精要》明确栀子的道地产区为"临江军,江陵府,建

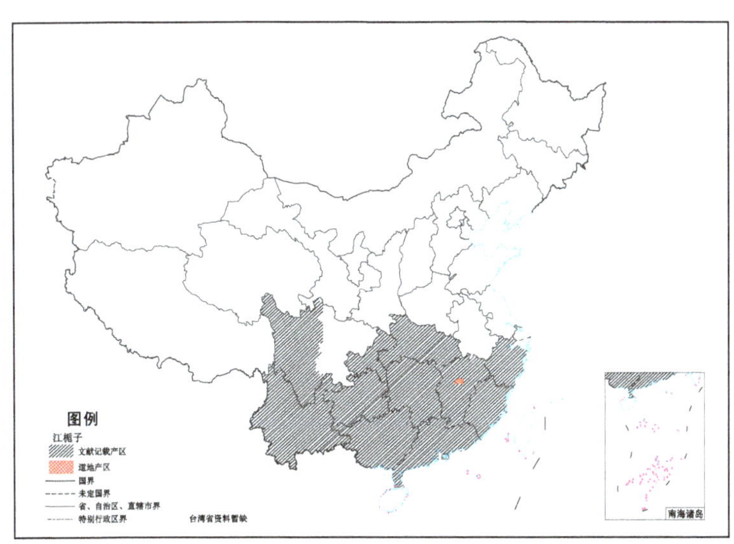

图18-1 黄氏道地沿革考图示

州",与宋代一致。(图18-1)

【第四次全国中药资源普查产地分布数据】

栀子分布较为广泛,根据第四次全国中药资源普查最新数据统计,主要分布在浙江、江苏、湖南等华南、华中、西南的大部分地区,及山西等地的少部分地区。

【道地药材经验鉴别】

江栀子　果实呈长卵圆形或椭圆形。表面橙红色,略有光泽,具6条翅状纵棱,棱间有1条明显的分枝状纵脉纹。顶端残存宿萼片(如布袋之抽口),基部稍尖,有残留果柄。果皮薄而脆,革质;剖开后内表面色稍浅,具2～3条隆起的假隔膜。种子多数集结成团,种子扁卵圆形,红黄色或深红色,密具细小疣状突起。气微,味微酸而苦。滚入水中,可使水染成黄色。(图18-2)

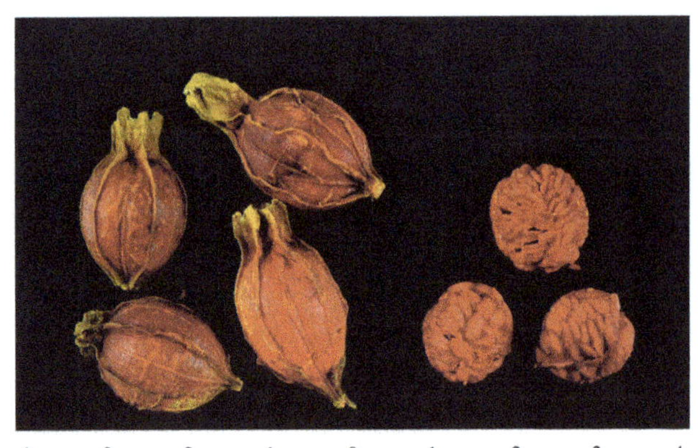

图18-2　江栀子

【道地药材显微图谱】

外果皮为1列长方形细胞,外壁增厚并被角质层。中果皮外侧有3～4列厚角细胞,向内为薄壁细胞,多个维管束排列成环,较大的维管束四周具木化的纤维束,并有石细胞夹杂其间;内侧薄壁细胞中散有草酸钙簇晶。内果皮由2～6列石细胞组成。(图18-3、图18-4)

【金氏点评】

栀子主要分布长江以南,各省均有野生,现家种野生均有,以家种产量大。江栀子个小、圆形、皮薄、饱满、色红,质量为优,主产江西丰城、宜春、临川、乐安等地,称为道地药材。

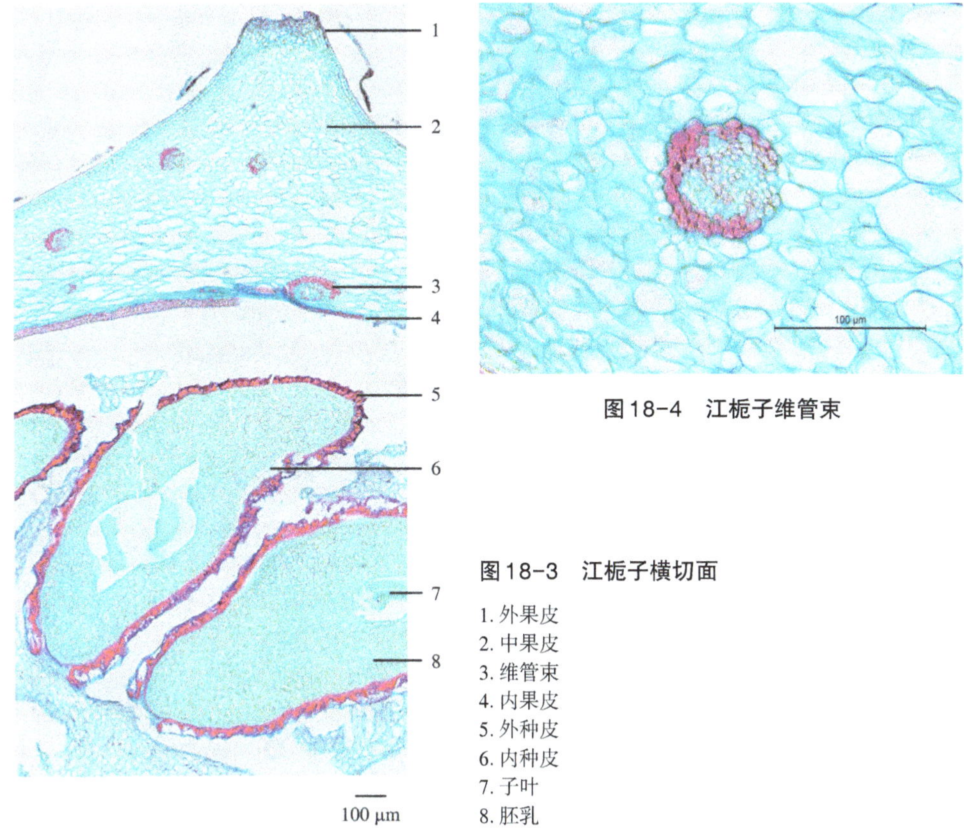

图18-4　江栀子维管束

图18-3　江栀子横切面

1. 外果皮
2. 中果皮
3. 维管束
4. 内果皮
5. 外种皮
6. 内种皮
7. 子叶
8. 胚乳

【其他产区经验鉴别】

1. 温栀子　果实较大，呈长圆形，壳坚硬，色暗红，质量较差。（图18-5）

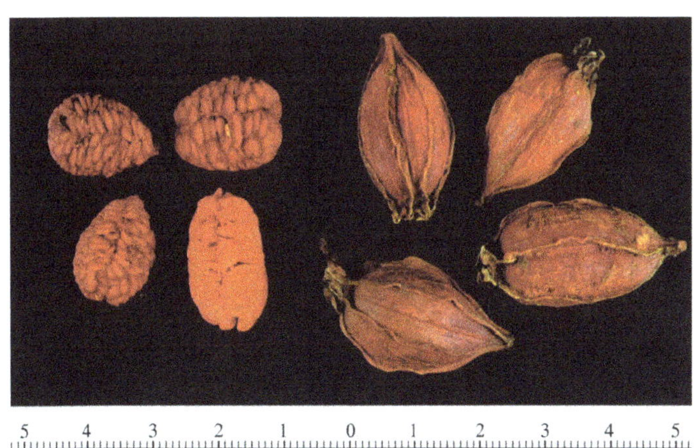

图18-5　温栀子（福建）

2. 安徽歙县栀子　个小，形圆，色红，饱满，经金世元教授鉴定，质量亦很好。（图18-6）

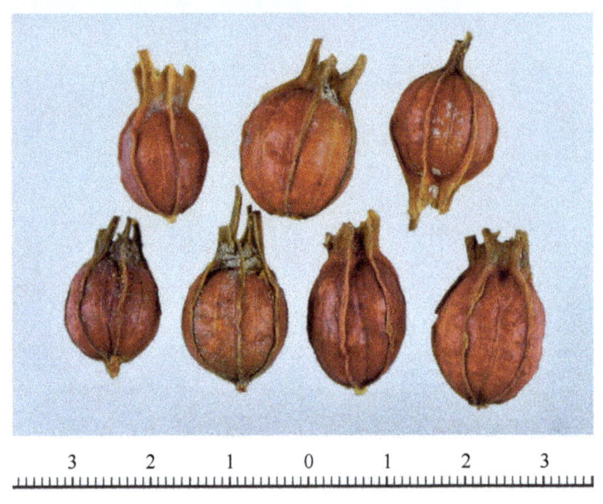

图18-6　栀子（安徽歙县）

【混淆品经验鉴别】

水栀子　果实又长又大，纵棱较高，味不甚苦。（图18-7）

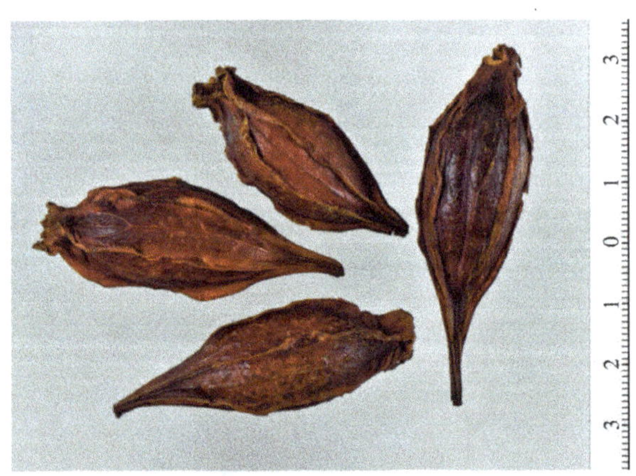

图18-7　水栀子

19 江枳壳

【基原】

本品为芸香科植物酸橙 *Citrus aurantium* L. 及其栽培变种的干燥未成熟果实。7月果皮尚绿时采收，自中部横切为两半，晒干或低温干燥。

【黄氏道地沿革考】

本品史载于唐代《药性论》。宋代《本草图经》云："今医家以皮厚而小者为枳实，完大者为壳，皆以翻肚如盆口状。"《本草衍义》云："枳实、枳壳一物也，小则其性酷而速，大则其性平而缓。"《证类本草》云："要尘久年深者为上。"明代《本草纲目》将枳实、枳壳合并于"枳"条下，云："枳实、枳壳气味、功用俱同，上世亦无分别。魏晋以来，始分实、壳之用。"《本草品汇精要》云："以商州（今陕西商洛商州）者为佳。"《仁术便览》云："枳壳、枳实内白外黑圆紧者佳。"《濒湖炮炙法》云："若使枳壳，取辛、苦、腥并有隙油者，要尘久年深者为佳。"

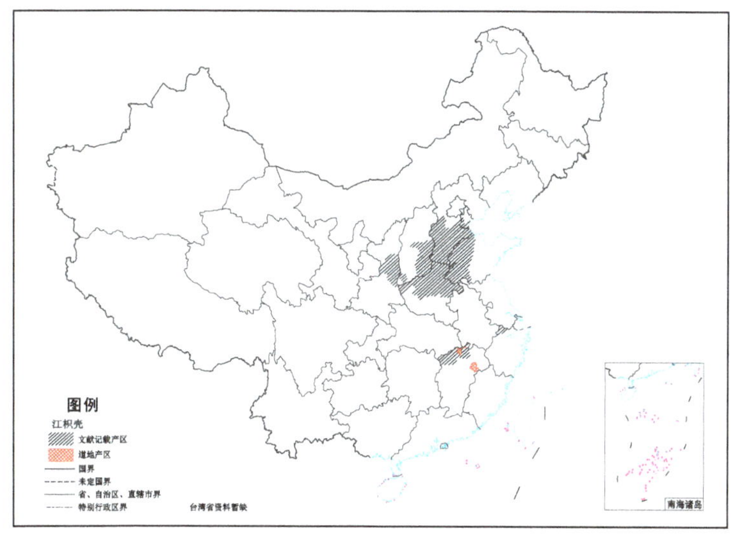

图 19-1　黄氏道地沿革考图示

清代《本草述》记载江西为枳壳的道地产区："用产江右（今江西）者良，取翻肚如盆口唇者。"《本草崇原》云："枳实，出河内（今河南北部、河北南部和山东西部）、洛西（今河南洛阳）及江（今江西九江）、湖州（今江西湖州）郡皆有。近时出于江西者为多。"民国时期《增订伪药条辨》记载："江西沙河出者，细皮肉厚而结，色白气清香而佳，龙虎山（今江西鹰潭）出者亦佳。"由此可见，江西为道地产区是近代明确的。（图19-1）

【第四次全国中药资源普查产地分布数据】

根据第四次全国中药资源普查最新数据统计，枳壳主要分布在江西新干、樟树，湖南、湖北等地的大部分地区，以及江苏、浙江、福建等地的少部分地区。

【道地药材经验鉴别】

江枳壳　呈半球形，表皮黑绿色，有无数颗粒状突起，突起的顶端又有凹陷的小油点；果顶有明显的花柱基痕，基部有花盘残留或果梗脱落的痕迹。切面光润而稍隆起，黄白色，肉厚。瓤囊7～12瓣，囊内干缩呈褐色。质坚硬，不易折断。气清香，味苦微酸。（图19-2）

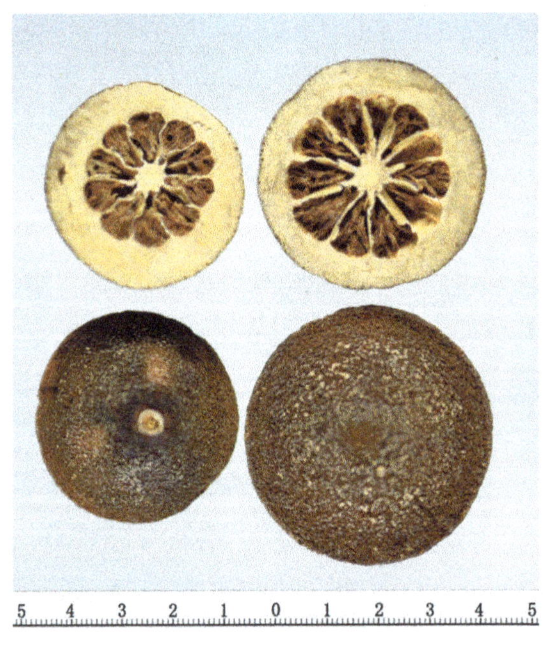

图19-2　江枳壳（江西新干）

【道地药材显微图谱】

果皮表皮细胞外被角质层。中果皮细胞类圆形或形状不规则，壁大多呈不均匀增厚。汁囊组织淡黄色或无色,细胞多皱缩,并与下层细胞交错排列。草酸钙方晶存在于果皮和汁囊细胞中,呈斜方形、多面体形或双锥形。螺纹、网纹导管和管胞细小。(图19-3～图19-5)

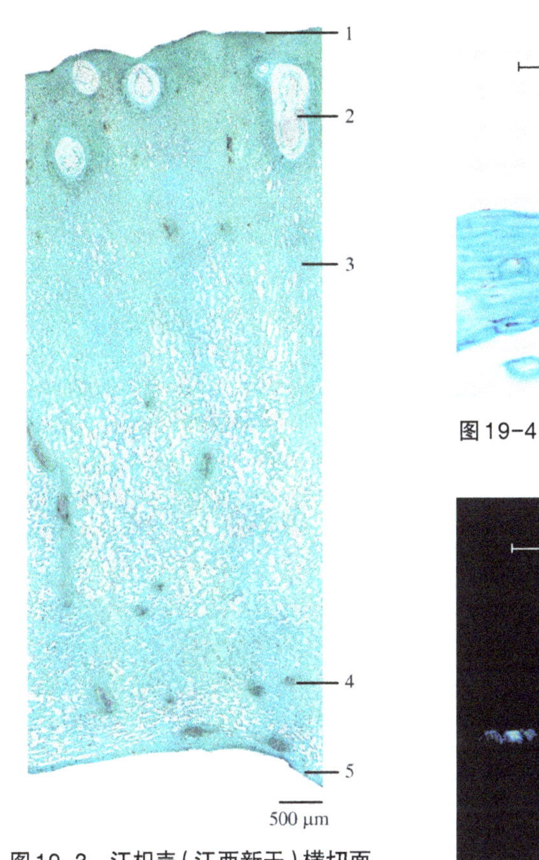

图19-3　江枳壳(江西新干)横切面

1. 外果皮　2. 油室　3. 中果皮　4. 维管束　5. 内果皮

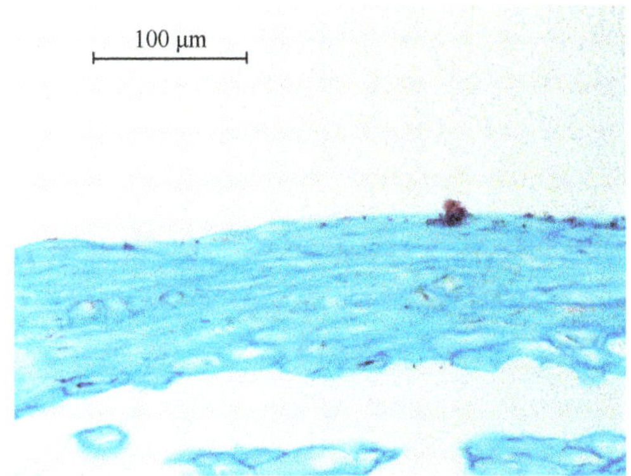

图19-4　江枳壳(江西新干)草酸钙方晶(明场)

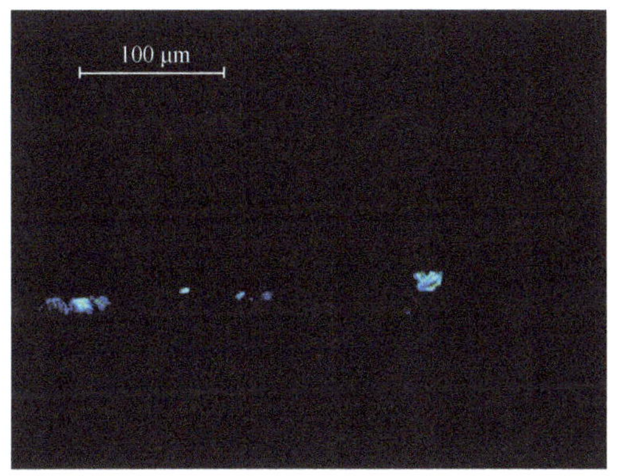

图19-5　江枳壳(江西新干)草酸钙方晶(偏光)

【金氏点评】

川枳壳主产重庆江津、綦江、万州、云阳、酉阳和四川蓬溪、遂宁。江枳壳主产江西樟树、新干、新余。湘枳壳主产湖南沅江、益阳、辰溪、麻阳、龙山、汉寿、常宁等地。其中以湖南产量最大,以重庆江津、綦江,江西樟树黄土岗镇和新干三湖镇的产品质量最优,称为道地药材。

这里需要提出的是同科植物枳 *Poncirus trifoliata*(L.)Raf.的成熟果实作枳壳用,名"绿衣枳壳",主产福建,本品果实较小,直径2.5～3.5 cm,外果皮淡黄色或黄绿色,被有白色茸毛,切面果肉薄,黄白色。瓢囊6～8瓣,棕褐色。香气非常浓,味淡微酸苦。从"种"的角度看,这是枳壳的正品,且质量非常好,应提倡使用,现多出口。

【其他产区经验鉴别】

1.川枳壳 皮细,青绿色,个大,肉厚,质坚而细腻,气清香。(图19-6、图19-7)

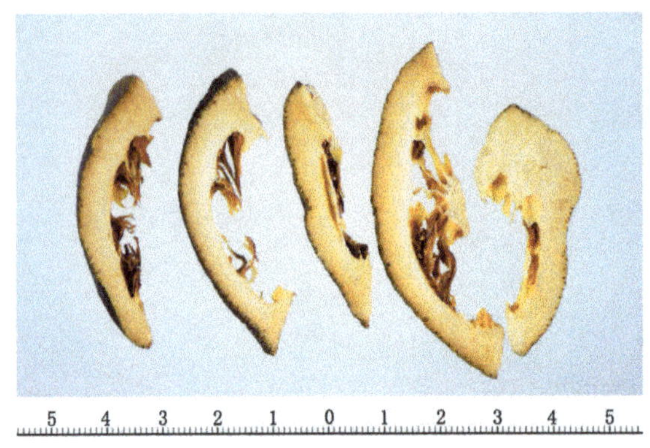

图19-6 川枳壳片

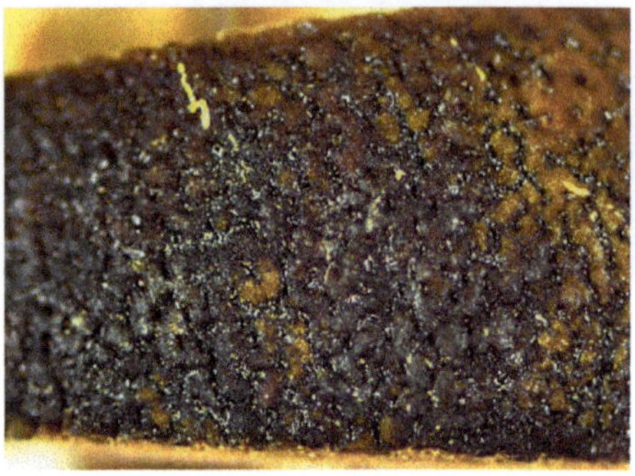

图19-7 川枳壳外表面

2.湘枳壳 皮粗,棕褐色,肉较薄,清香气较淡。(图19-8)

【混淆品经验鉴别】

香橼枳壳 个大,多已切片,常断裂。外皮绿褐色,很粗,中果皮质地较软。(图19-9)

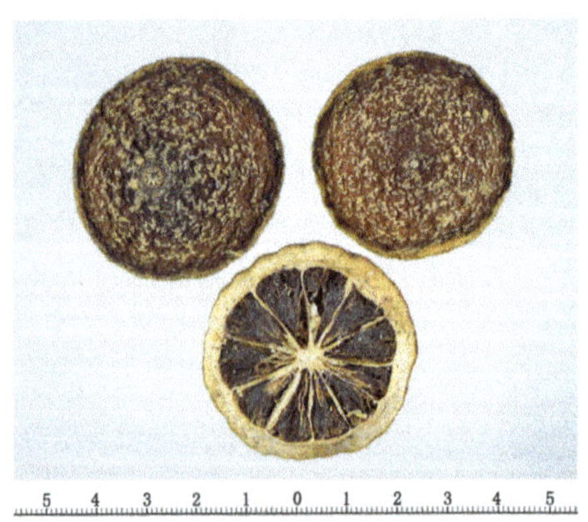

图19-8 湘枳壳(湖南邵东)

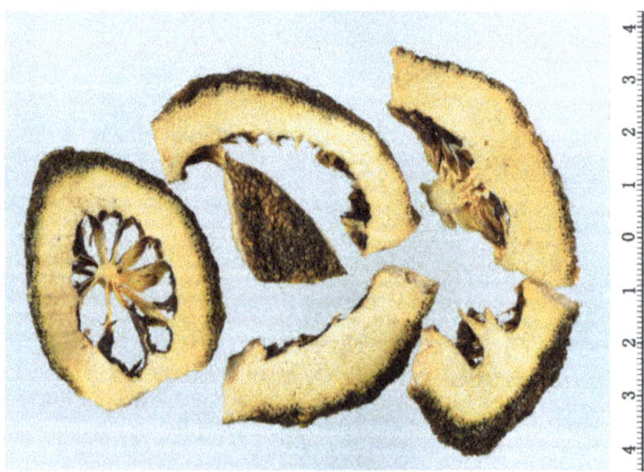

图19-9 香橼枳壳

20　姜黄

【基原】

本品为姜科植物姜黄 *Curcuma longa* L. 的干燥根茎。

冬季茎叶枯萎时采挖，洗净，煮或蒸至透心，晒干，除去须根。

【黄氏道地沿革考】

清代《植物实名图考》云："郁金，其生蜀地（今四川）者为川郁金，以根如螳螂肚者为真。其用以染黄者则姜黄也。"（图20-1）

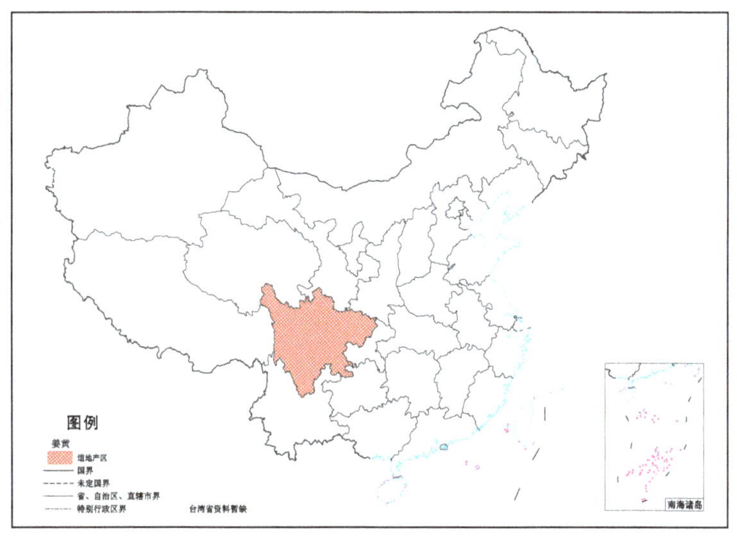

图20-1　黄氏道地沿革考图示

【第四次全国中药资源普查产地分布数据】

根据第四次全国中药资源普查最新数据统计，姜黄主要分布在海南、云南南部、四川西南、广西等地的大部分地区，以及湖南、重庆、福建、贵州及广东南部等地的少部分地区。

【道地药材经验鉴别】

分为母姜和子姜,前者称"肚姜黄",后者称"指姜黄"。

1. 肚姜黄　系主根茎。较粗短,呈长卵形,长3～4 cm,直径2～3 cm。表面鲜黄色,粗糙皱缩,环节明显,节上多残存叶柄碎片,并有较多的须根痕。因其状如蝉肚,俗称"蝉肚姜黄"。质坚硬,断面橙红色,有蜡样光泽。内皮层环纹明显,维管束呈点状散在。气辛香,味辛微苦。(图20-2)

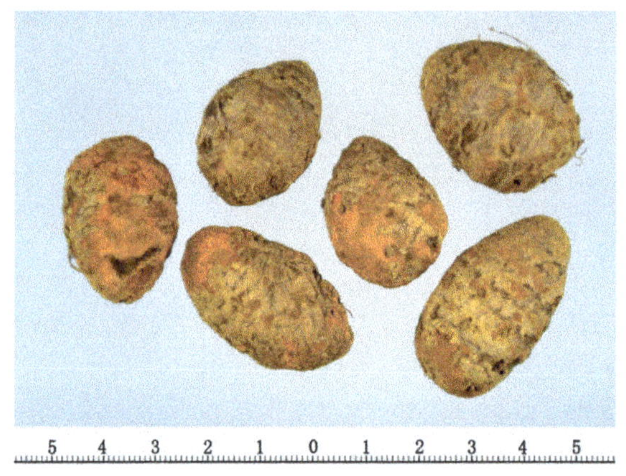

图20-2　蝉肚姜黄

2. 指姜黄　系侧生根茎。略呈圆柱形或稍扁,带有指状分枝或圆形分枝断痕,长2.5～5.5 cm。表面棕黄色或鲜黄色,有不规则纵皱纹,并有环节及少数根痕。(图20-3)

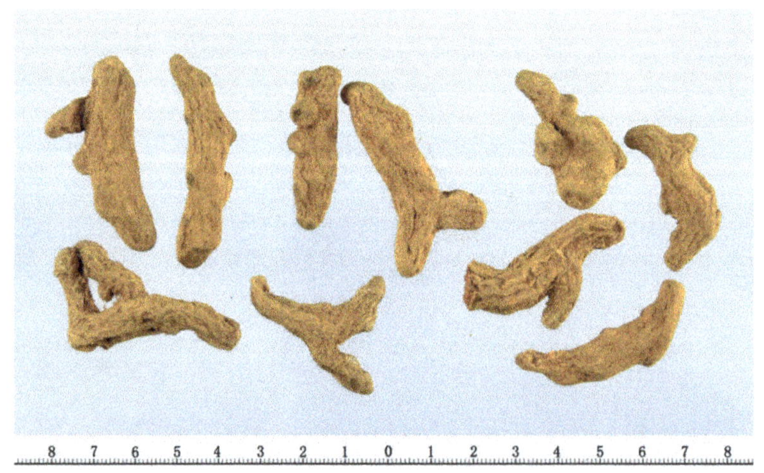

图20-3　指姜黄

【道地药材显微图谱】

　　木栓层外侧有时可见表皮及皮层薄壁细胞。木栓层为4～10余列细胞。皮层散布少数叶迹维管束。内皮层细胞多皱缩。中柱有外韧型维管束散在，少数维管束伴有微木化的纤维。薄壁细胞充满糊化淀粉粒团块，内有油细胞散在，含深黄色油状物。（图20-4～图20-9）

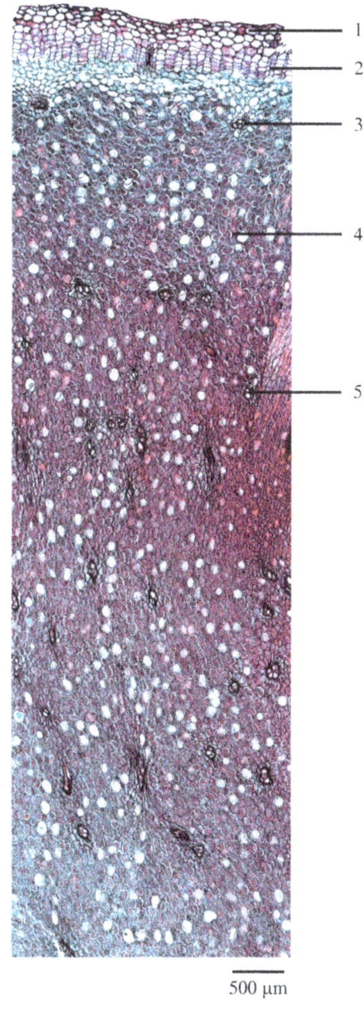

图20-4　蝉肚姜黄横切面

1. 表皮
2. 木栓层
3. 叶迹维管束
4. 皮层
5. 维管束

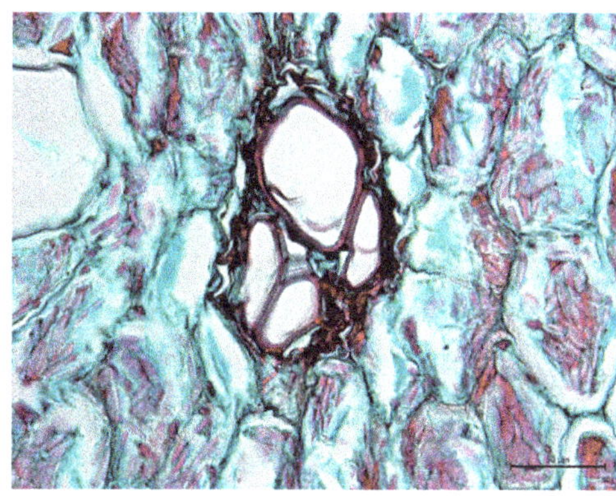

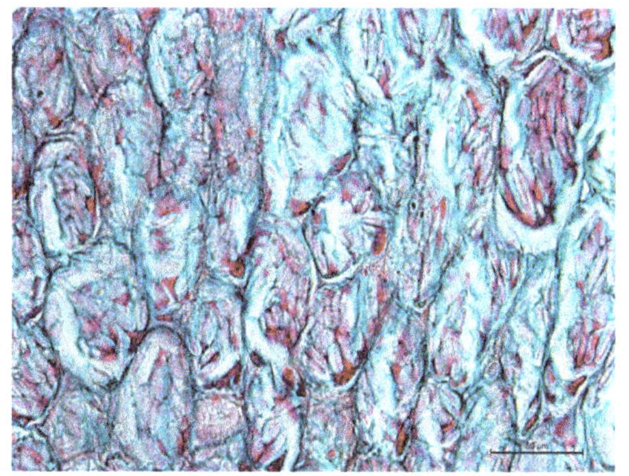

图20-5　蝉肚姜黄导管

图20-6　蝉肚姜黄淀粉粒（明场）

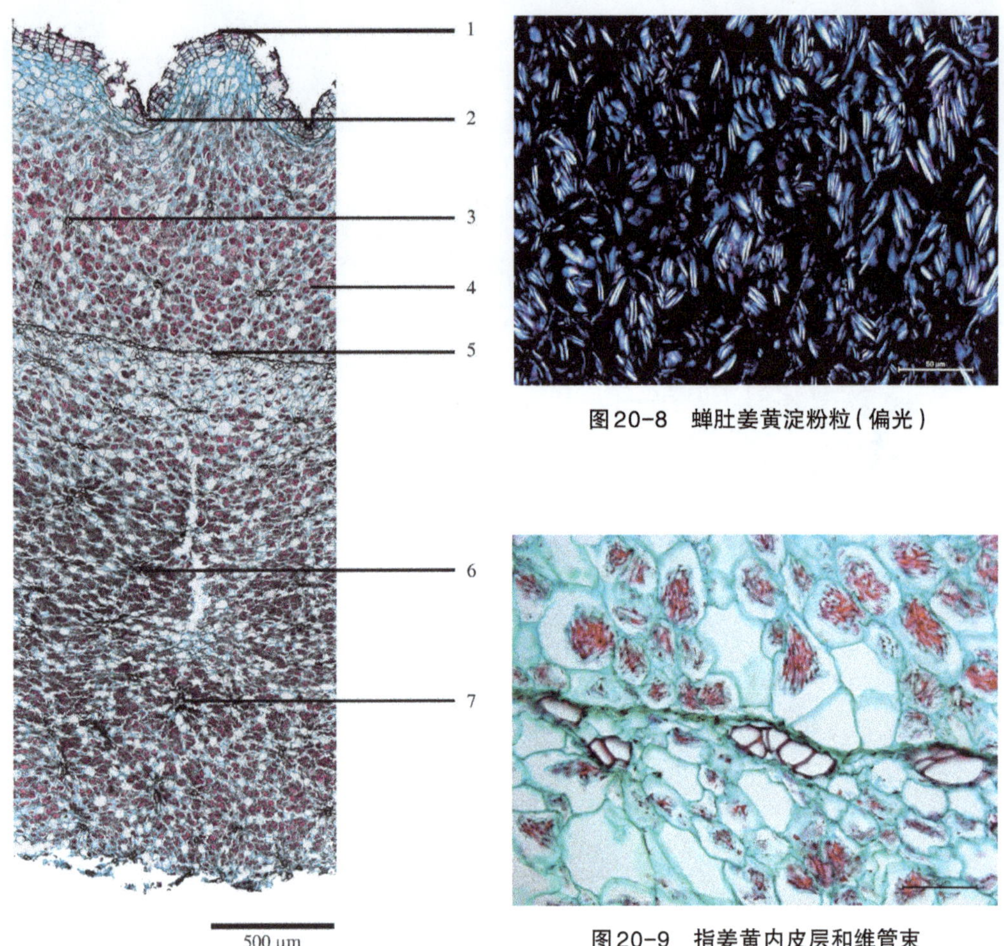

图20-8　蝉肚姜黄淀粉粒（偏光）

500 μm

图20-7　指姜黄横切面

1. 表皮细胞　2. 木栓层
3. 叶迹维管束　4. 皮层
5. 内皮层　6. 木质部
7. 韧皮部

图20-9　指姜黄内皮层和维管束

【金氏点评】

姜黄主产四川犍为、沐川、双流、新津、崇庆，重庆秀山，及广东、广西、福建等地，但以四川产品为优，称为道地药材。以卵圆形或圆柱形，枝条粗壮，外色鲜黄，断面橙红或橙黄色，质坚实，气辛辣，味浓厚者为佳。

【其他产区经验鉴别】

外皮黄色，断面黄色，质地坚实，气味较道地产区者淡。（图20-10、图20-11）

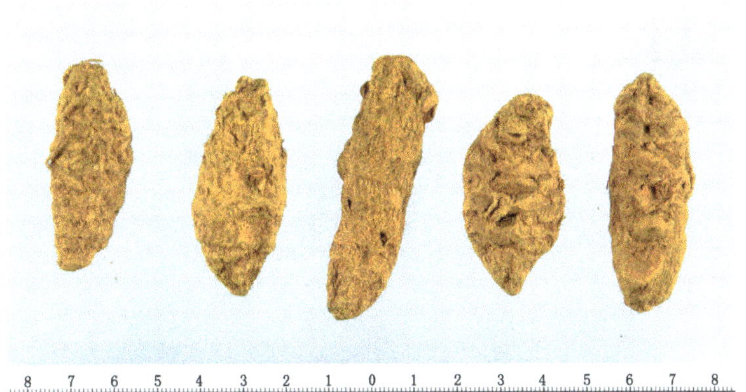

图20-10　蝉肚姜黄（非道地产区）

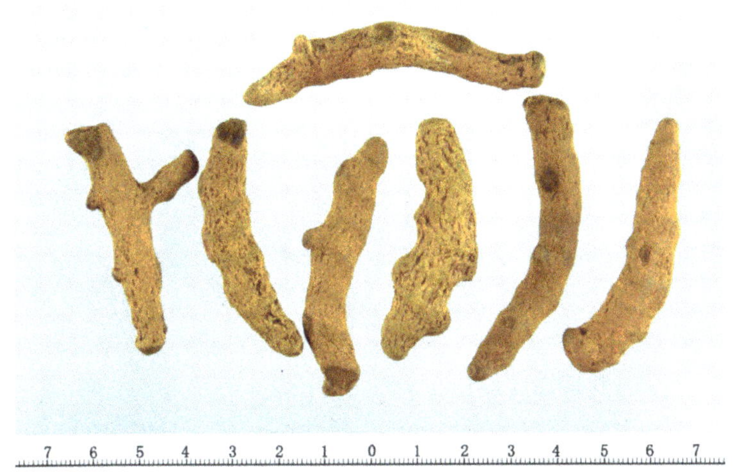

图20-11　指姜黄（非道地产区）

21 茅苍术

【基原】

本品为菊科植物茅苍术 *Atractylodes lancea*（Thunb.）DC. 的干燥根茎。

春、秋二季采挖，除去泥沙，晒干，撞去须根。

【黄氏道地沿革考】

最早苍术、白术不分，统称"术"，但是从南北朝《本草经集注》开始便有赤术（苍术）和白术之分，但是所述产地主要为这两种的统称。其云："今处处有。以蒋山（今江苏紫金山）、白山（今江苏南京）、茅山（今江苏句容）者为胜。"魏晋时期《名医别录》描述的产地有郑山、汉中和南郑，均在今陕西汉中一带。宋代《本草图经》云："术今处处有之，以嵩山（今河南登封）、茅山者为佳。"并特别描述了白术的产地和形态，云："今白术生杭（今浙江杭州）、越（今浙江浦阳江流域且义乌除外、曹娥江流域及余姚）、舒（今安徽安庆）、宣州（今安徽宣城宣州）高山岗上，叶叶相对，上有毛，方茎，茎端生花，

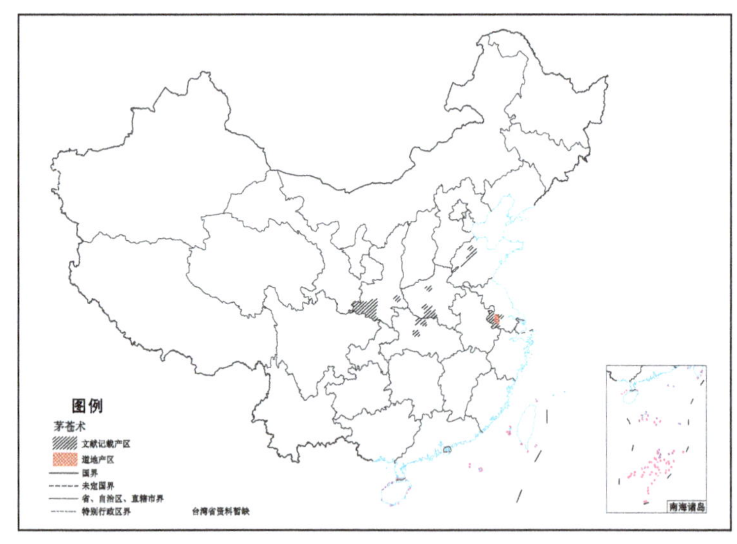

图 21-1　黄氏道地沿革考图示

淡紫碧红数色，根作桠生。"并附有歙州（今安徽黄山、绩溪和江西婺源以及浙江淳安）术、商州（今陕西商洛商州）术、舒州术、越州术、荆门军（今湖北当阳）术、石州（今山西中部西侧，吕梁中部）术、齐州（今山东济南）术，其中石州术、荆门军术似乎并非菊科植物，舒州术、越州术从形态和产地来看应为白术，而商州术、齐州术可能为苍术。

苍术、白术首次在本草中分开论述始于明代《本草品汇精要》，其称苍术道地茅山，其中苍术的附图有歙州苍术、商州苍术、荆门军苍术、石州苍术和齐州苍术，而白术则附图有舒州白术和越州白术。从附图上看，虽然区分了白术和苍术，并附有彩色图，但是外形上和《本草图经》中附图较为相似。该书没有刊刻，但是其后的《本草原始》延续了苍术和白术的区分，并称苍术以茅山为良。清代《本草求真》《本草从新》《本草述》等均沿用了以茅山为道地产区的说法。

茅山作为苍术的明确道地产区始于《本草品汇精要》，但是早在南北朝，《本草经集注》所云的"茅山术"从生长环境来看即为苍术。可见这一道地产区，从南北朝一直延续下来。

茅苍术主产江苏句容（茅山地区）、镇江、溧水，湖北襄阳、南樟，河南桐柏、唐河等地。以河南桐柏、安徽太平、江苏句容所产质量最佳，但产量少。湖北产量大，但较江苏产品个大质松，多集散在汉口，故称"汉苍术"。（图21-1）

【第四次全国中药资源普查产地分布数据】

苍术包括茅苍术 *Atractylodes lancea* (Thunb.) DC.或北苍术 *Atractylodes chinensis* (DC.) Koidz.，根据第四次全国中药资源普查最新数据统计，苍术分布最北端到内蒙古呼伦贝尔新巴尔虎左旗和黑龙江桦南，最南端到云南泸西，其主要分布在河北、山西、安徽、河南、湖北、陕西等地的大部分地区，及内蒙古、黑龙江、江苏、浙江、湖南、重庆、云南等地的少部分地区。

【道地药材经验鉴别】

茅苍术　根茎呈不规则链珠状或结节状圆柱形，略弯曲，偶有分枝。质坚实，断面黄白色，或灰白色，散有多数橙黄色或棕红色油点，习称"朱砂点"。遇水湿折断面暴露稍久，可析出白色毛状结晶，习称"起霜"（即析出苍术醇，此为本品特征）。香气特殊、浓郁，味微甘、辛、苦。（图21-2、图21-3）

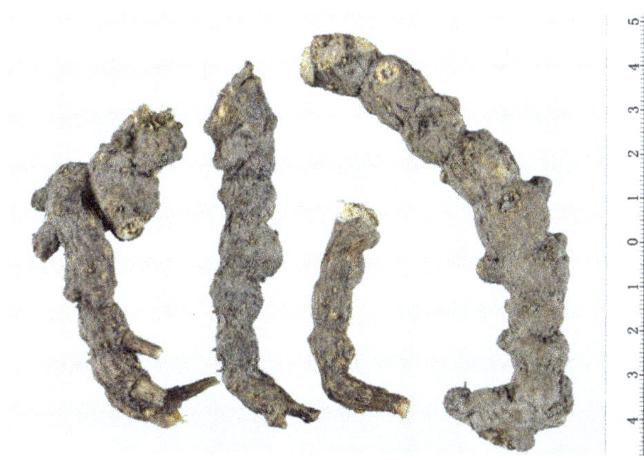

图21-2　茅苍术（野生）

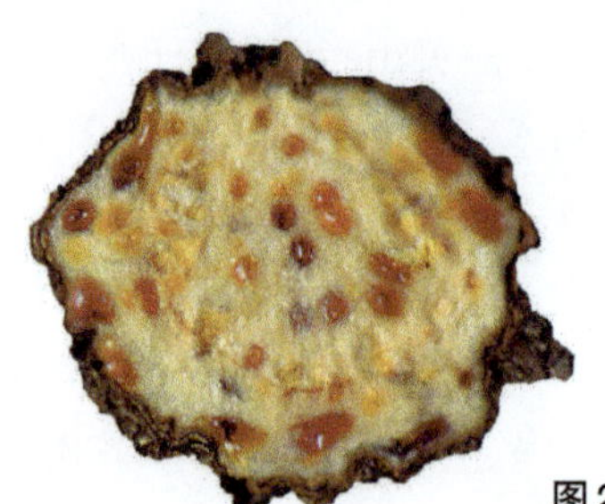

图21-3　茅苍术（野生）横断面

【道地药材显微鉴别】

　　木栓层为数十层细胞，其间夹有石细胞带。皮层宽广。韧皮部狭小。形成层成环。木质部内侧有纤维束，与导管群相间排列，射线宽广。有髓部。皮层、射线、髓部均有油室。薄壁细胞含有菊糖和细小的草酸钙针晶。（图21-4～图21-6）

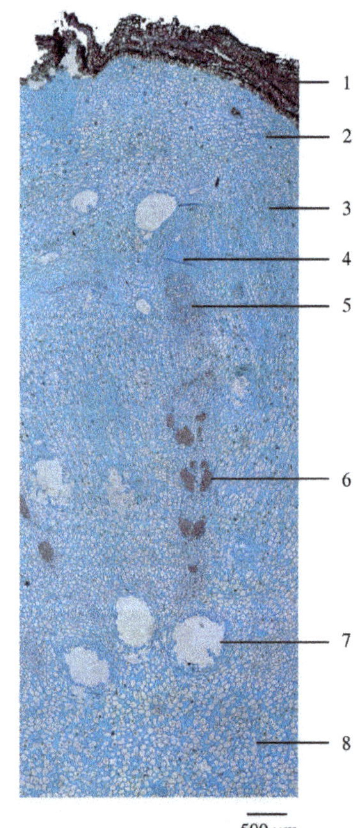

500 μm

图21-4　茅苍术横切面

1. 木栓层　2. 皮层　3. 形成层　4. 韧皮部
5. 木质部　6. 木纤维束　7. 油室　8. 髓

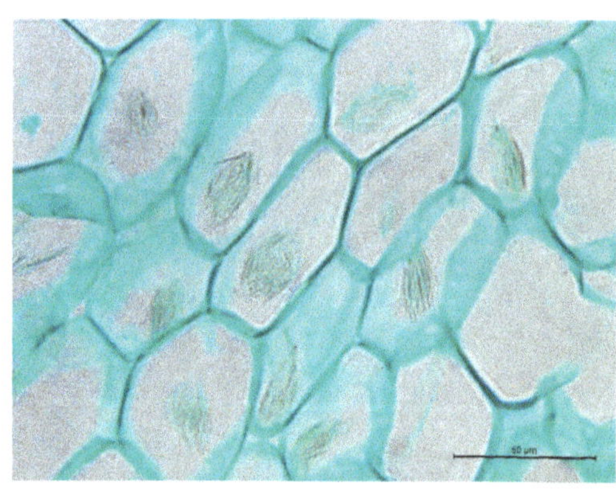

图21-5　茅苍术草酸钙针晶

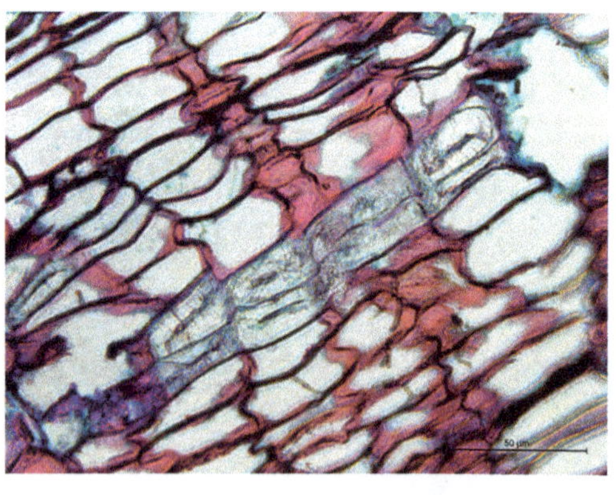

图21-6　茅苍术石细胞环带

【其他产区经验鉴别】

　　1. 北苍术　来源于同属植物 *Atractylodes chinensis*（DC.）Koidz.，根茎呈疙瘩状或结节状圆柱形。表面黑棕色，除去外皮者为黄棕色。质较疏松，断面浅黄白色，散有黄棕色油点，较少，遇水湿后断面不起白霜，香气较浊，味辛微苦。北苍术主产河北、山西、陕西等地，此外，内蒙古、辽宁、吉林、黑龙江、山东、甘肃等地亦产。（图21-7～图21-10）

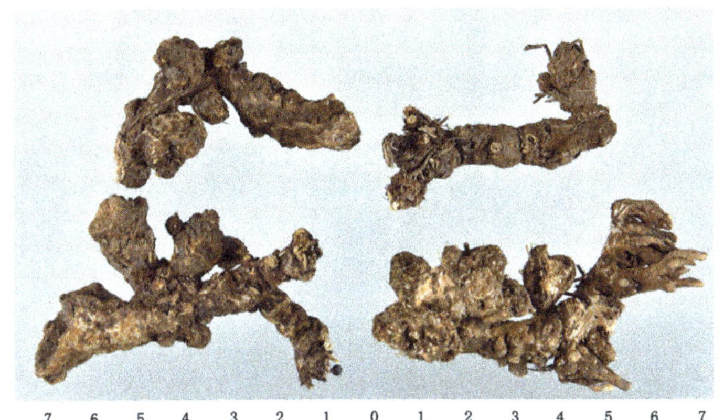

图21-7　北苍术（河北昌黎）

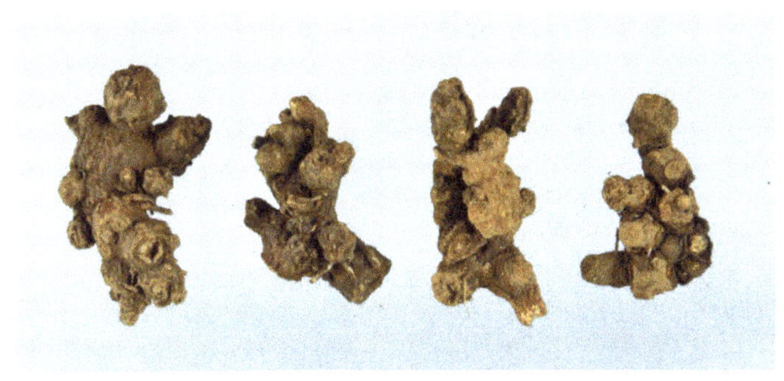

图21-8　北苍术（河北赤城）

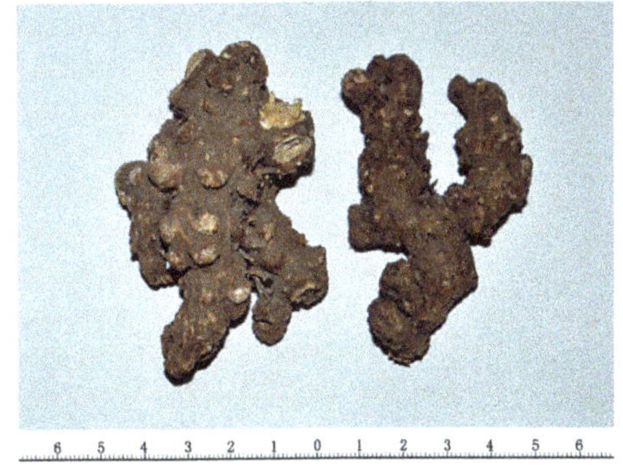

图21-9　北苍术（黑龙江）

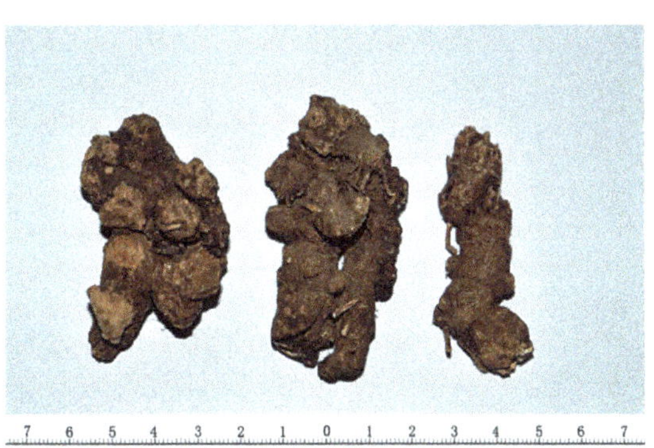

图21-10　北苍术（内蒙古）

2. 湖北罗田苍术　呈结节状，多分支，且分枝较长，略呈"念珠状"。断面"朱砂点"众多，香气浓郁。（图21-11～图21-12）

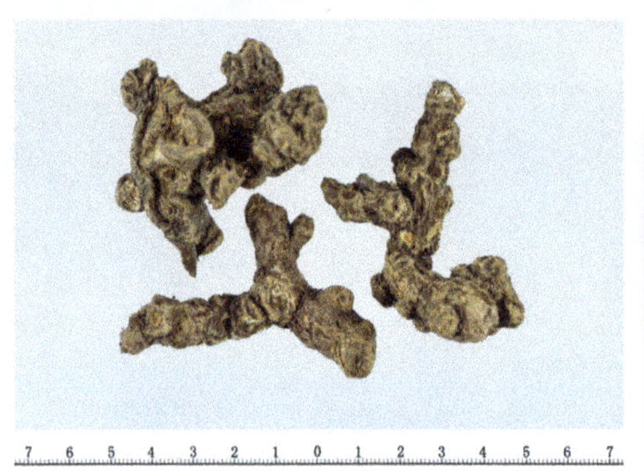

图21-11　苍术（湖北罗田）

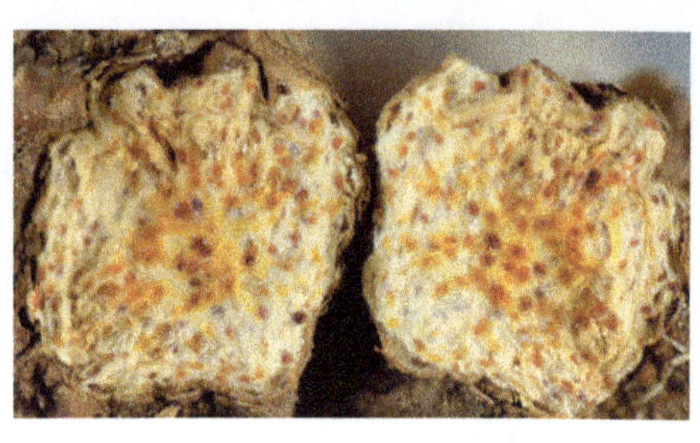

图21-12　苍术（湖北罗田）横断面

【混淆品经验鉴别】

关苍术　不作为《中国药典》（2015版）收录品种。来源于同属植物关苍术 *Atractylodes japonica* Koidz. ex Kitam. 的干燥根茎。性状类似北苍术，但质较轻、纤维性强，气特异，味辛微苦。（图21-13、图21-14）

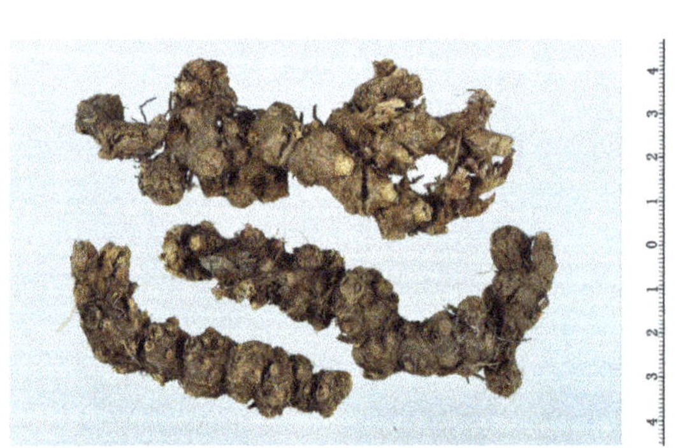

图21-13　关苍术

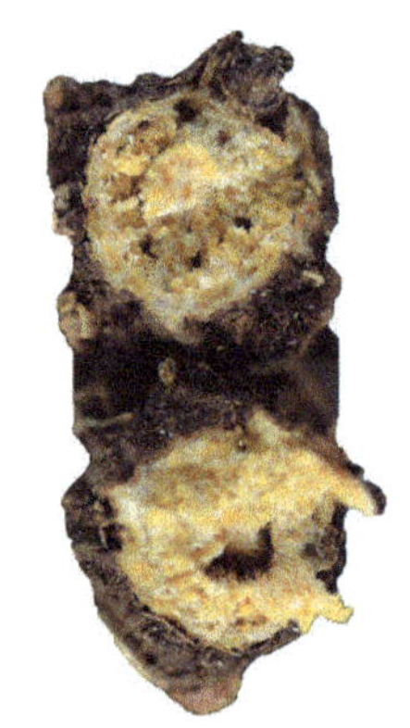

图21-14　关苍术横断面

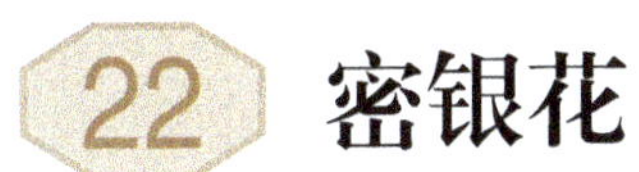

22　密银花

【基原】

本品为忍冬科植物忍冬 *Lonicera japonica* Thunb. 的干燥花蕾或初开的花。

夏初花开放前采收，干燥。

【黄氏道地沿革考】

南宋《曲洧旧闻》最早记载了金银花的产地，云："（金银花）郑许田野间二三月有。一种花蔓生，其香清远，马上闻之，颇似木樨，花色白，土人呼为鹭鸶花，取其形似也。亦谓五里香。"郑许指南宋时期的郑州和许州，在南宋时期属于金的辖地，属于南京路，与现今河南郑州、许昌位置大致相当。

明代《救荒本草》云："金银花，本草，名忍冬，一名鹭鸶藤，一名左缠藤，一名金钗股，又名老翁须，亦名忍冬藤。旧不载所出州土，今辉县山野中亦有之。"这里指出金银花生于"辉县山野中"。明代辉县属于河南布政司，与今之河南辉县位置大致相当。

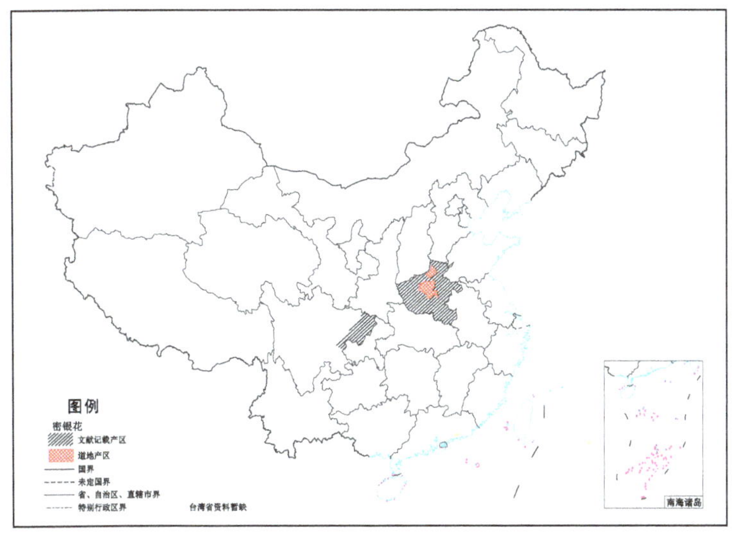

图 22-1　黄氏道地沿革考图示

清代《植物名实图考》云："忍冬，吴中暑月，以花入茶饮之，茶肆以新贩到金银花为贵，皆中州（今河南）产也。"中州意义重要，这里的中州指河南，因其地在古九州之中得名。

清代以前金银花产地变化不大。南宋、明、清三代均有文献明确地记载了河南产金银花，文献中虽未明确记录河南所产金银花质量较优，但从清代《植物名实图考》中所说可以明确判定出当时已经认为河南的金银花是质优效佳之品。金银花的产地从南宋到清代延续近700年，仅固定在河南，而且质量优良，因此，可以认为金银花是河南的道地药材，道地性比较明确的产地有河南的郑州、许昌和辉县，位于东经115°、北纬355°左右的一片区域之间。（图22-1）

【第四次全国中药资源普查产地分布数据】

根据第四次全国中药资源普查最新数据统计，金银花主要分布在河北、山西等地的大部分地区，及天津、内蒙古、辽宁、吉林、黑龙江等地的少部分地区。

【道地药材经验鉴别】

密银花　花蕾呈棒状，无开朵，表面绿白色，密被短柔毛（俗称带"绿影"），质稍硬，用手均匀撒下，花与花可搭成架。气清香，味淡，微苦。（图22-2）

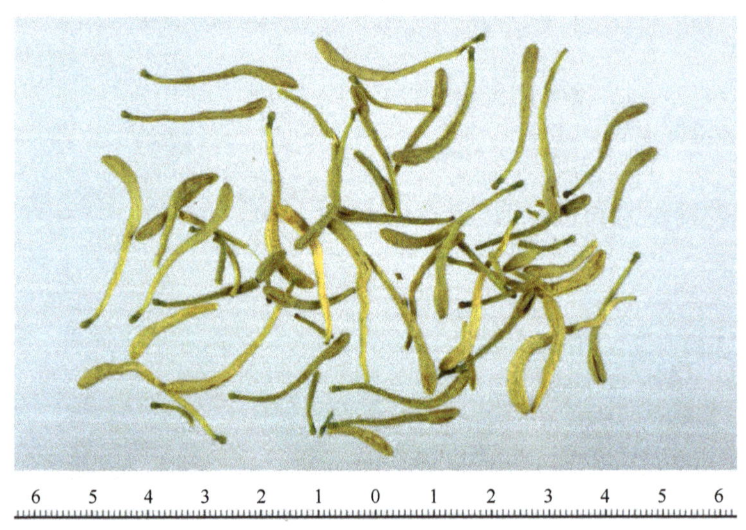

图22-2　密银花（河南新密）

【道地药材显微图谱】

花瓣细胞内有花瓣维管束散在，每一个雄蕊内均含有很多花药，且中部有一个较大的维管束。（图22-3、图22-4）

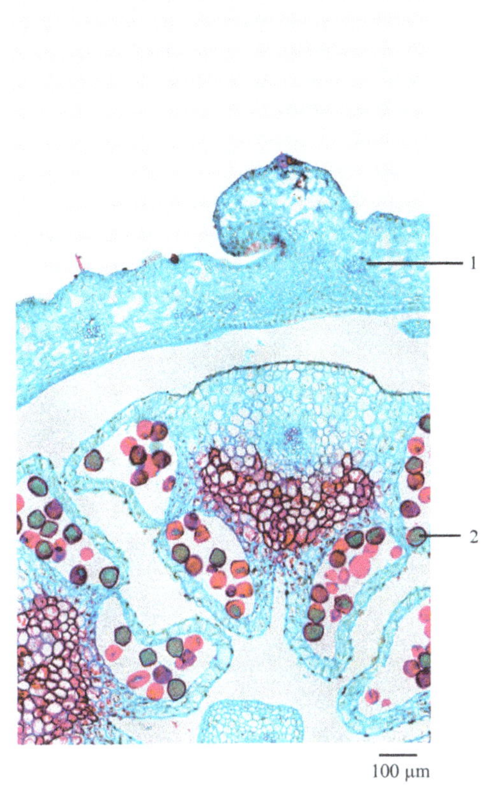

図22-3　密银花横切面（明场）

1. 花瓣维管束
2. 花粉粒

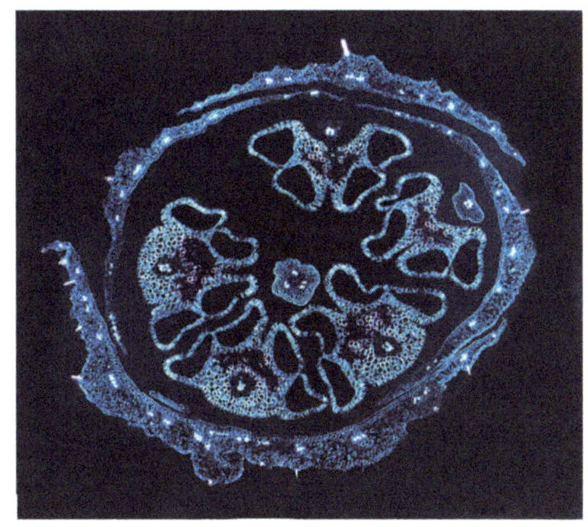

图22-4　密银花横切面（偏光）

【金氏点评】

　　密银花主产河南嵩山五指岭周围的密县（今新密）、荥阳、巩县（今巩义）、登封等地，质量最优，又称"南银花"。其花蕾饱满，但不如济银花个体大。其特点为骨感，抓之刺手，色绿，鲜艳，气清香，为著名的道地药材。

【其他产区经验鉴别】

　　1. 济银花　花蕾较密银花大，色绿，偶有发黄，质地较软，品质略逊。（图22-5）

　　2. 河北巨鹿银花　色白，质地软，品质较差。（图22-6）

　　3. 其他产地金银花　如图22-7所示。

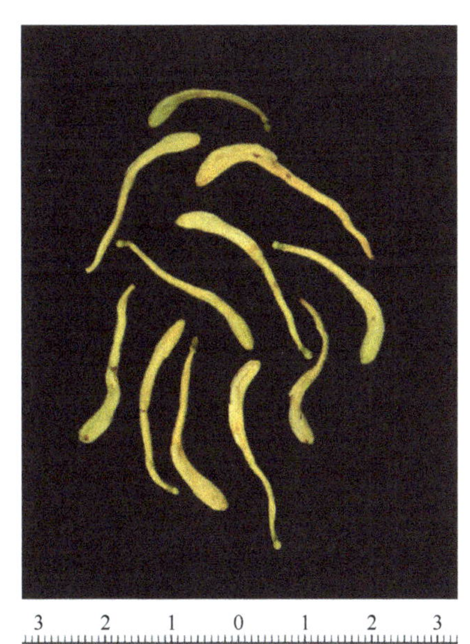

图22-5　金银花（山东平邑）

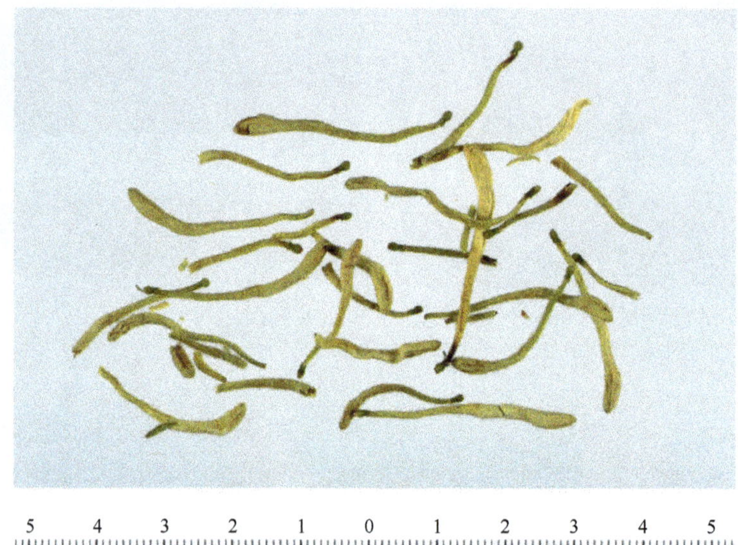

图22-6　金银花（河北巨鹿）

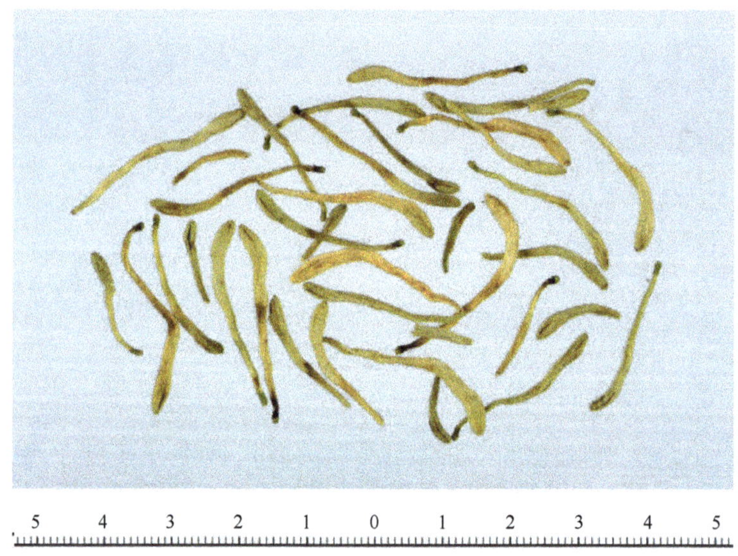

图22-7　金银花（陕西杨凌）

【基原】

本品为伞形科植物当归*Angelica sinensis*（Oliv.）Diels.的干燥根。

秋末采挖后，放置通风处，待水分蒸发，根条柔软时扎成小把，置于特制熏棚内，进行熏制。亦可装入筐内摆在棚架上，用蚕豆湿枝条、鲜青草作燃料，生火燃发烟雾，给当归上色；忌用明火。约10日后，待表皮呈金黄色或淡褐色时，再用煤火或柴火慢慢烘干。当归加工不能阴干或晒干，阴干质轻，皮肉发青；日晒、土坑焙干或火烤，易枯硬如柴，皮色发红，失去油分，降低质量。

【黄氏道地沿革考】

南北朝《本草经集注》云："今陇西四阳黑水当归，多肉少枝气香，名马尾当归，稍难得。"四阳即首阳，属陇西郡。陇西，约为今甘肃定西及其周边。唐代《范子计然》云："当归，出陇西，无枯者，善。"《梁书·诸夷传》云："天监四年，（宕昌国）王梁弥博

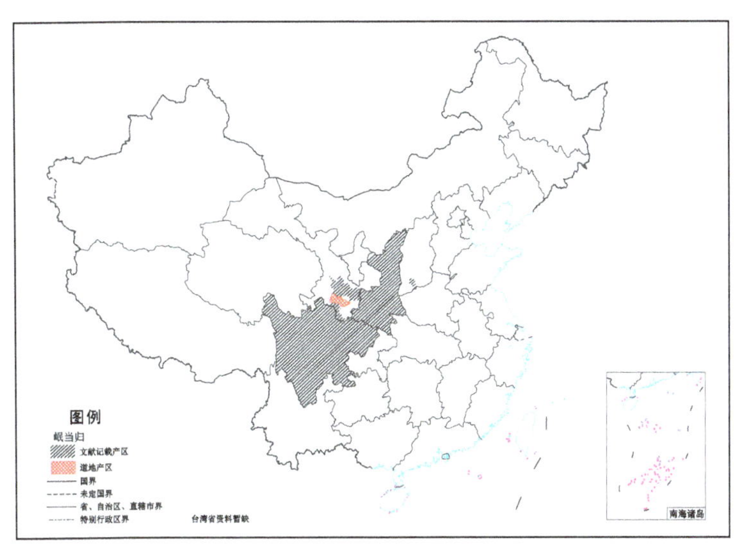

图23-1　黄氏道地沿革考图示

来献甘草、当归。"宕昌即为今甘肃定西市岷县。《新修本草》进一步称："今出当州（今四川黑水）、宕州（今甘肃宕昌一带）、翼州（今山西垣曲、绛县、翼城等地）、松州（今松潘），宕州最胜。"当州、翼州、松州属西川北部，宕州属陇西，所产应为马尾当归，仍认为是最佳品。宋代《本草图经》云："当归，生陇西川谷，今川蜀（今四川）、陕西（今陕西）诸郡及江宁府（今江苏南京）、滁州皆有之，以蜀中者为胜。"其附有文州当归和滁州当归图。其中文州为今之甘肃文县，属陇西，文州当归其图虽粗糙，但是其叶形三出羽状，根具3条支根，和今之当归类似，应为"马尾当归"。滁州和江宁府与梁代的历阳相邻，据考证，滁州当归应该为伞形科紫花前胡。明代《本草纲目》云："今陕、蜀、秦州（今甘肃天水）、汶州诸处人多栽莳为货。以秦归头圆尾多色紫气香肥润者，名马尾归，最胜他处；头大尾粗色白坚枯者，为镵头归，止宜入发散药尔。"其所称最胜的"马尾归"产于秦州。

综上所述，当归主产甘肃及四川北部，但以甘肃为历史悠久的道地产区，尤其是甘肃岷县。（图23-1）

【第四次全国中药资源普查产地分布数据】

根据第四次全国中药资源普查最新数据统计，当归主要分布在甘肃、四川、云南、贵州等地的大部分地区，及河北、山西、浙江、江西、河南、湖北、湖南、重庆、陕西等地的少部分地区。

【道地药材经验鉴别】

岷当归　呈圆柱形，主根长，下部支根3～5条，表面黄棕色或棕褐色，皮细，具横长皮孔。根头（归头）具环纹，上端钝圆，有紫色或黄绿色的茎及叶鞘残基；主根（归身）表面凹凸不平，支根（归尾），上粗下细，多扭曲，有少数须根痕，质地坚实，油润。断面黄白色或淡黄棕色，皮部厚，有裂隙及棕色点状分泌腔，木质部较淡，形成层环黄棕色，有浓郁的香气，味甘、辛、微苦。（图23-2、图23-3）

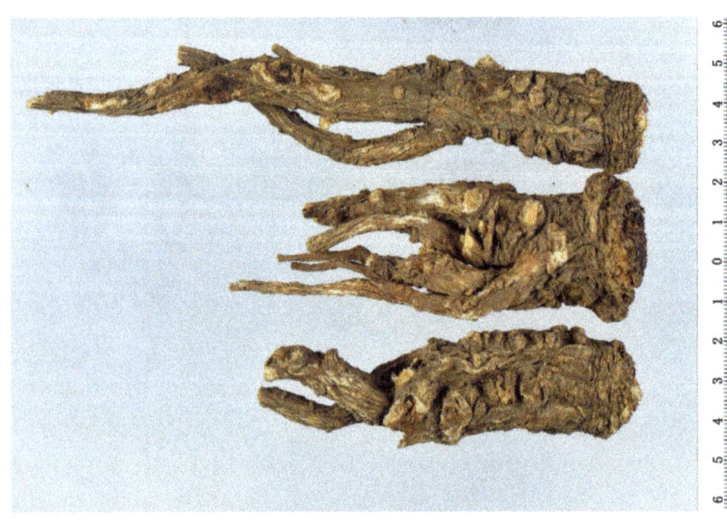

图23-2　岷当归

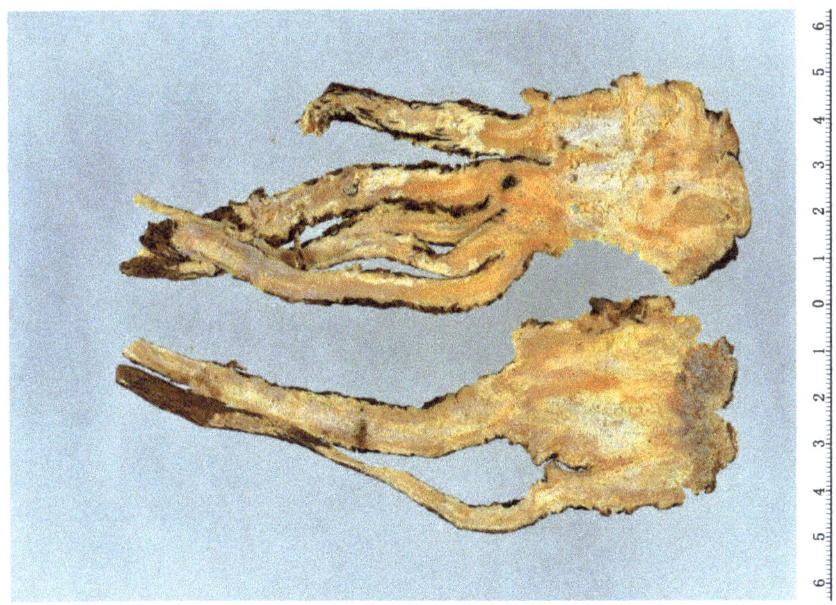

图23-3　岷当归片

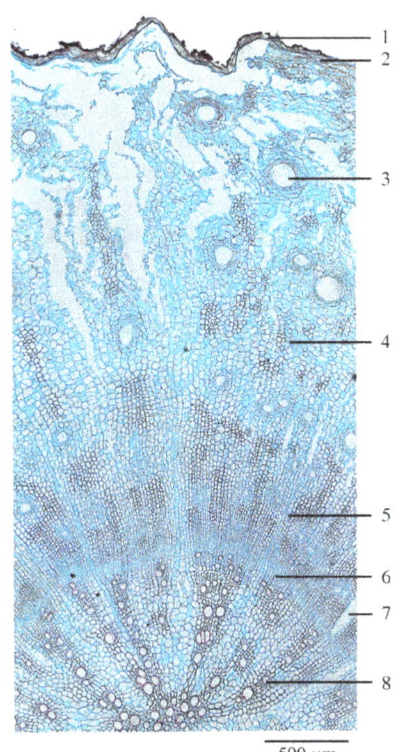

图23-4　当归横切面

1. 木栓层
2. 栓内层
3. 油室
4. 韧皮部
5. 射线
6. 形成层
7. 裂隙
8. 木质部

500 μm

【道地药材显微图谱】

　　木栓层为数列细胞。栓内层窄，有少数油室。韧皮部宽广，多见裂隙，油室及油管类圆形，外侧较大内侧较小。韧皮射线由数列细胞组成。形成层成环。木射线宽3～5列细胞；导管单个散在或2～3个相聚，成放射状排列。薄壁细胞含淀粉粒。（图23-4～图23-8）

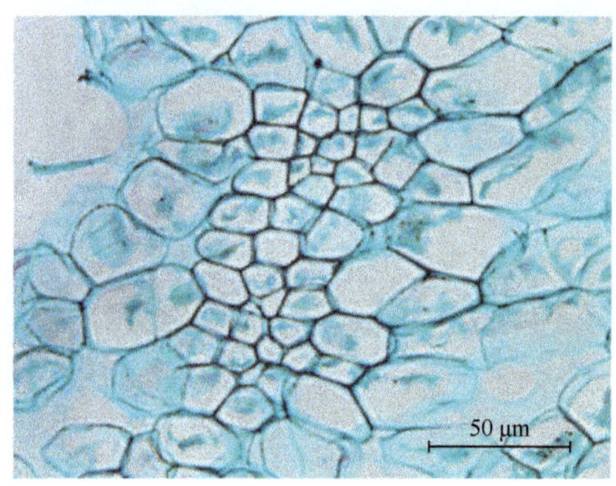

图 23-5　岷当归韧皮部筛管群

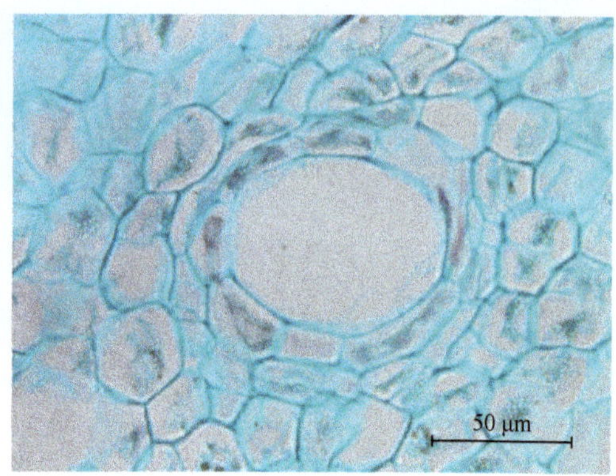

图 23-6　岷当归油室

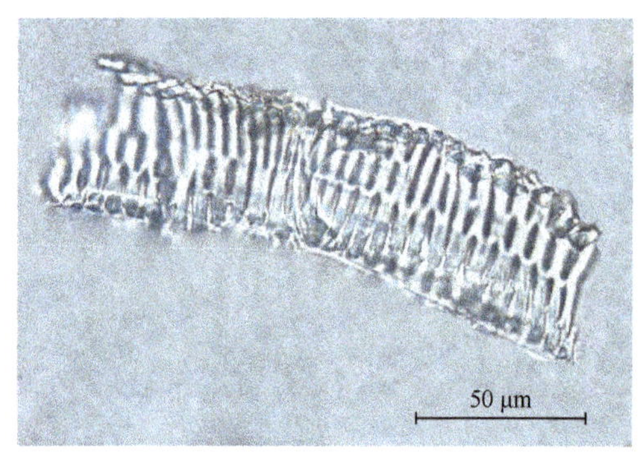

图 23-7　岷当归导管

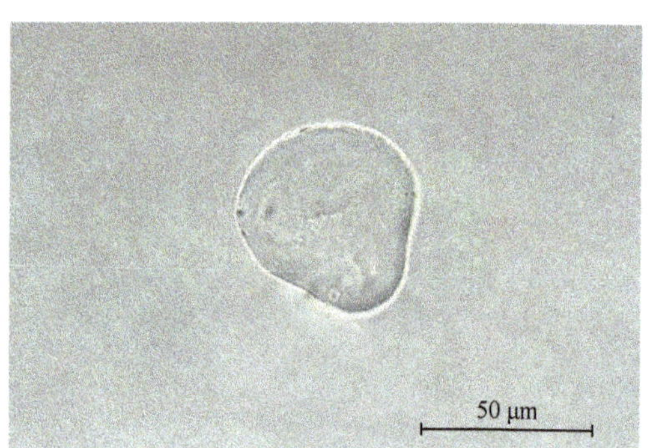

图 23-8　岷当归淀粉粒

【金氏点评】

　　岷当归主根长，支根少而粗，皮细，色黄棕，质坚实，油润，断面黄白色，气味浓厚，质量很好，被称为道地药材。

　　岷县当归质量好，其中一个重要因素为生长环境。当归主产于甘肃南部的定西地区和陇南地区，这两个地区均属岷山山脉东支，但自然条件不同，因此性状不同，质量不同。现以岷县（当地农民俗称后山）为例，平均海拔 2 240～2 300 m（最高居民点为 2 700 m）。气温最高 23℃，最低为 -27℃，平均气温为 8～10℃。地处洮河流域，两岸均为冲积土层，大部分为黑钙土，土质均较肥沃，适宜当归生长，故产品主根肥长，支根少较粗，质油润。陇南地区，系沿白龙江流域，俗称前山，由于海拔低、气温高，其产品主根短，支根多如马尾状，欠油润，其质量有显著差异，故俗称"前山腿子，后山王"。

【其他产区经验鉴别】

　　1. 陇南地区当归　主根短瘦，须根长、细，形如马尾，欠油润，气味不如岷当归。（图 23-9）

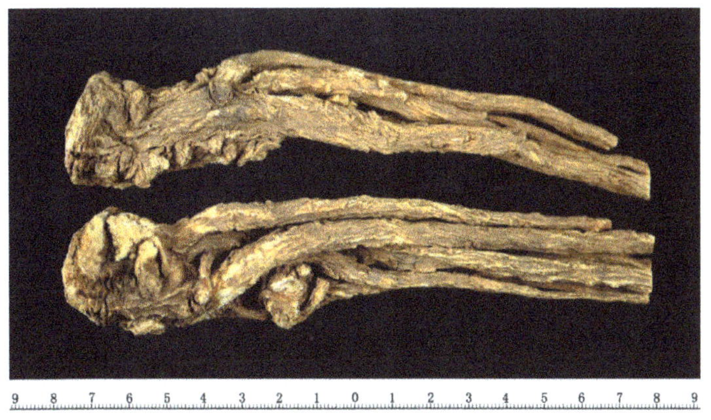

图23-9　当归（甘肃）

2. 云南当归　主根粗短如拳状，皮较粗，质较虚泡，略带辣味，质较差。（图23-10）

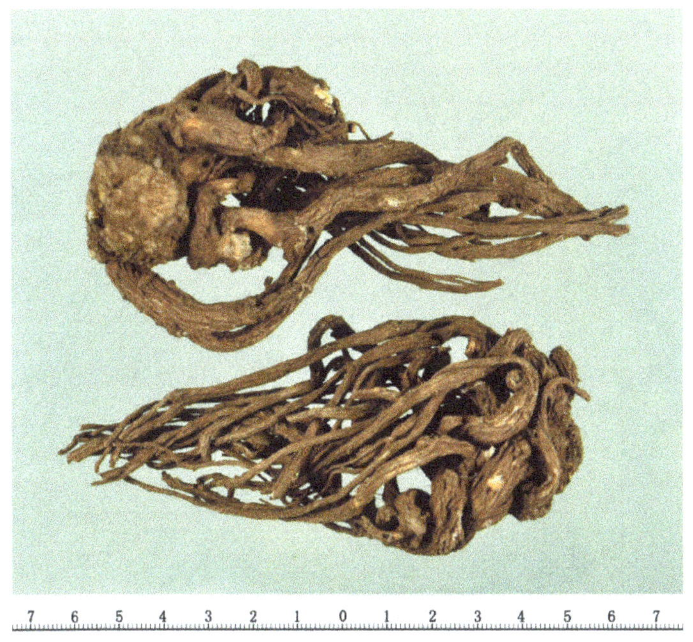

图23-10　云南当归

24　热河黄芩

【基原】

本品为唇形科植物黄芩 *Scutellaria baicalensis* Georgi 的干燥根。

春、秋二季采挖，将根挖出后，除须根及泥沙，晒至半干，待外面粗皮暴起时，置特制荆条筐内，加入石块，撞去外皮，再晒，再撞，反复操作。应注意须在晴天进行，如若当天未彻底干燥，应堆放起来，苫好盖布，特别注意避免雨淋，以免发绿变质。待撞至表面黄色时，晒至全干。

【黄芩道地沿革考】

民国时期《药物出产辨》记载："山西、直隶（今河北）、热河一带均有出。"热河指河北承德燕山一带。1959年版《药材资料汇编》记载："产河北长城外的（旧热河地区）承德周围……该路货数量大而质优，根条坚实，空心少，色黄，向为上品。"又记载："热河所产质结、鲜嫩、皮光色黄，很少枯芩，故称'枝条芩'或'热河黄芩'。"（图24-1）

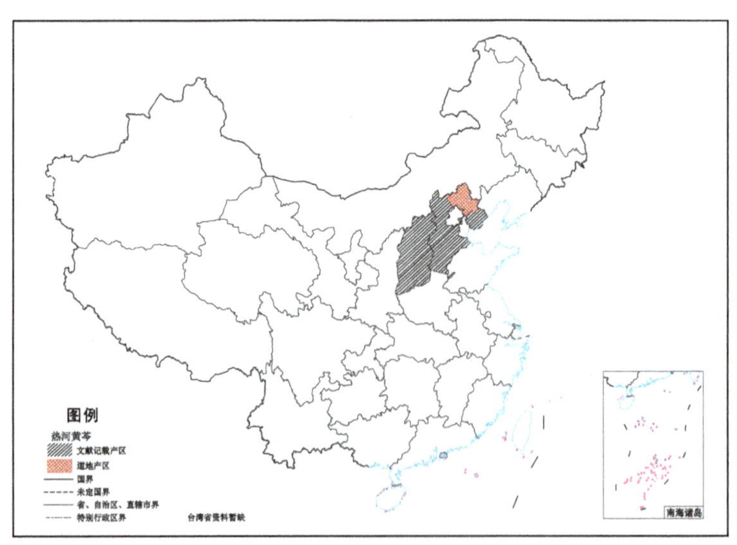

图24-1　黄芩道地沿革考图示

【第四次全国中药资源普查产地分布数据】

　　根据第四次全国中药资源普查最新数据统计，黄芩主要集中分布在河北北部大部分地区，如围场、隆化、滦平、沽源、迁安、抚宁、昌黎等地，及北京、天津等地的少部分地区。

【道地药材经验鉴别】

　　热河黄芩　　根呈圆锥形，扭曲。表面棕黄色或深黄色，有稀疏的疣状细根痕，上部较粗糙，有扭曲的纵皱或不规则的网纹，下部有顺纹及细皱纹。质硬而脆，易折断，断面黄色，中间红棕色；老根中间多枯朽为黑棕色，或已成空洞，俗称"枯黄芩"。因中空而劈破者俗称"黄芩瓣"。新根色鲜，内部充实，无空心，称"条黄芩"或"子芩"，质坚而脆，易折断，断面皮部黄绿色，木部黄棕色，气微，味苦。（图24-2、图24-3）

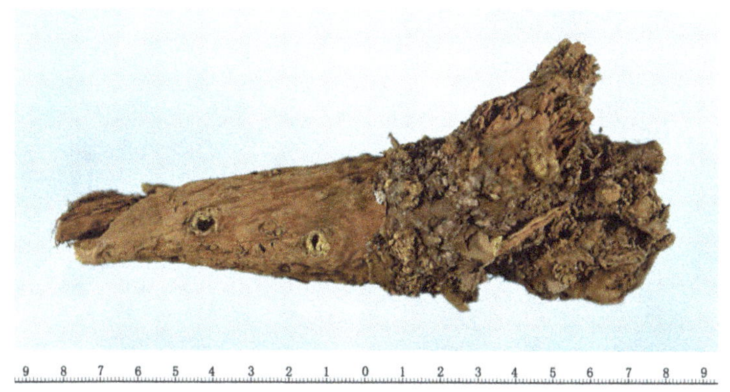

图24-2　热河黄芩

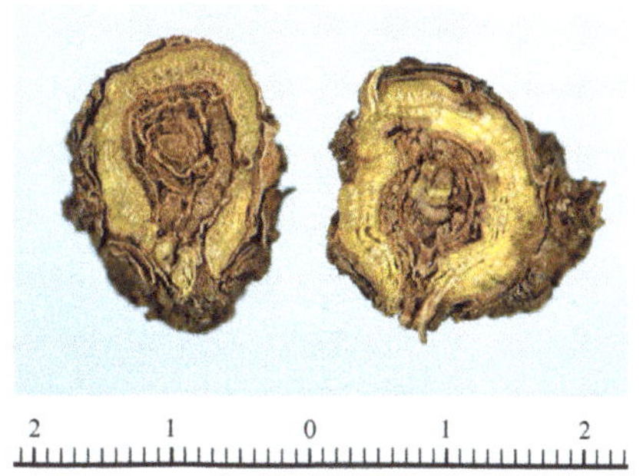

图24-3　热河黄芩片

【道地药材显微图谱】

　　木栓层由多列木栓细胞组成，外缘常破裂，有石细胞散在；栓内层狭窄，与韧皮部界限不明显。韧皮部宽广，有石细胞和纤维，石细胞多分布于外缘，纤维多分布于内侧。

形成层明显。木质部位于中央，老根中可见木栓化细胞环。薄壁细胞中含有淀粉粒。
（图24-4～图24-7）

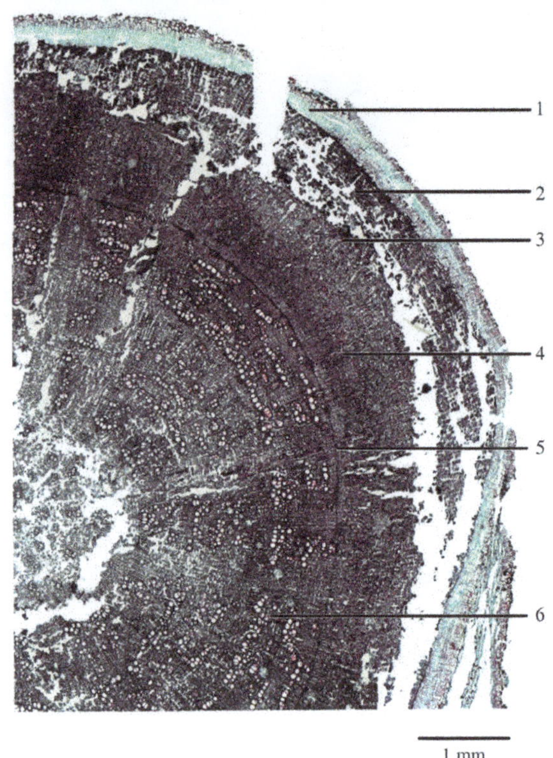

图24-4　热河黄芩横切面
（明场）

1. 木栓层
2. 栓内层
3. 石细胞
4. 韧皮部
5. 形成层
6. 木质部

1 mm

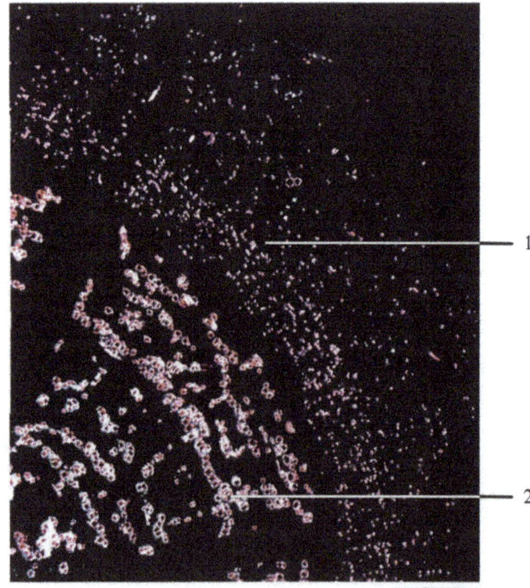

图24-5　热河黄芩横切面
（偏光）

1. 石细胞
2. 导管

500 μm

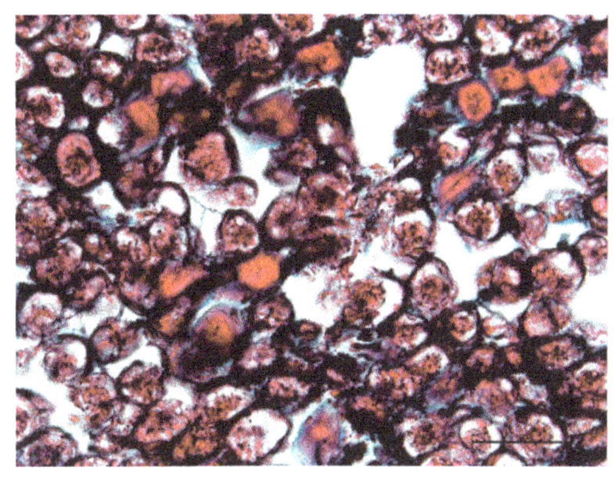

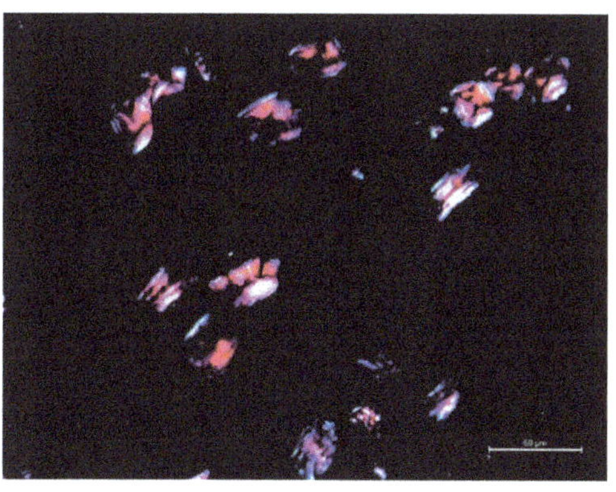

图 24-6　热河黄芩石细胞（明场）　　　　图 24-7　热河黄芩石细胞（偏光）

【金氏点评】

黄芩以山西产量大，以河北质量佳，尤其承德（原热河省省会）产者质量优，习称"热河枝芩"，为道地药材。热河黄芩枝条粗长，少为枯芩，质地坚实，色黄。

值得一提的是以前用药非常讲究，清代《本草求真》云："枯而大者，轻飘上升以清肺，肺清则痰自理矣；实而细者，沉重下降以利便，便利则肠澼自去。"从而可以看出北京将枯黄芩与条黄芩分别入药，处方写黄芩、枯黄芩、枯芩皆付枯黄芩，写条黄芩、条芩、子黄芩、子芩、细黄芩皆付条黄芩。牛黄清心丸中用到黄芩，一般为条黄芩，并且撞去粗皮，也十分讲究。

【其他产区经验鉴别】

其他地区野生品质地不如热河黄芩重；栽培品外皮紧抱，晒干后不暴皮，质地硬脆，多不枯心，栽培年限长者，略有枯心。（图24-8～图24-10）

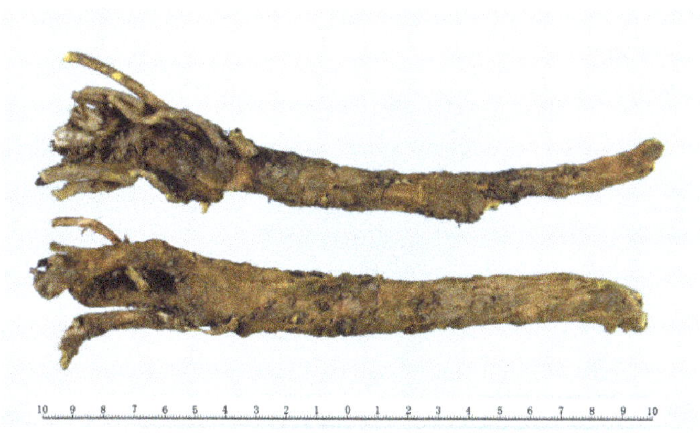

图 24-8　黄芩（吉林通榆野生）

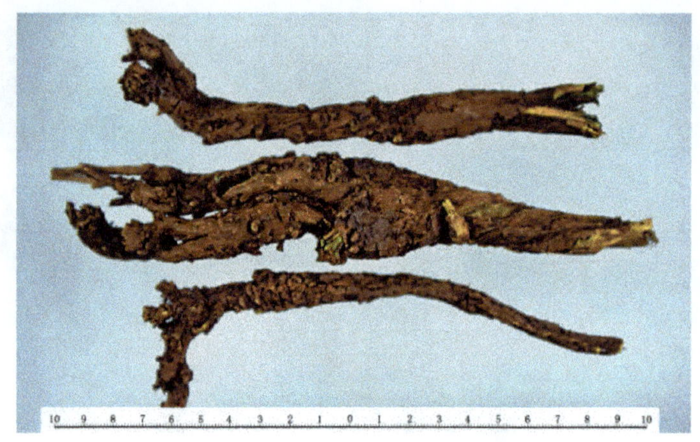

图24-9　黄芩（山西清徐野生）

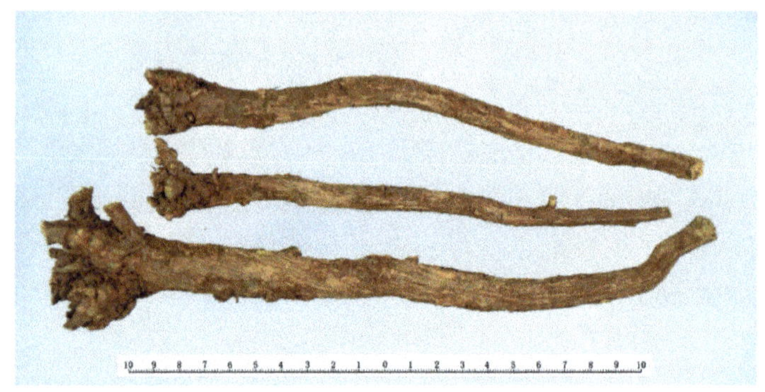

图24-10　黄芩（山西万荣栽培）

25 山西青翘

【基原】

本品为木犀科植物连翘 *Forsythia suspensa*（Thunb.）Vahl 的干燥果实。

秋季果实初熟尚带绿色时，一般手摘采收，除去杂质，蒸熟，晒干，习称"青翘"；果实熟透时多裂开，一般落地后收集起来，晒干，除去杂质，习称"老翘"。

【黄氏道地沿革考】

本品始载于东汉《神农本草经》，列为下品。宋代《本草图经》云："连翘盖有两种，一种似椿实之未开者，壳小坚而外完，无时萼。剖之则中解，气甚芳馥，其实才干，振之皆落，不著茎也……今近京及河中（今山西西南部）、江宁府、泽（今山西东南部）、润（今江苏南京、镇江、金坛等地）、淄（今山东邹平、高青、淄博及桓台、博兴部分地区）、兖（今山东济宁兖州）、鼎（今湖南常德）、岳（今湖南岳阳）、利州（今四川广元），南康军（今江西星子）皆有之。"并附有兖州连翘、河中府连翘、鼎州连翘、岳州连翘、泽州连翘

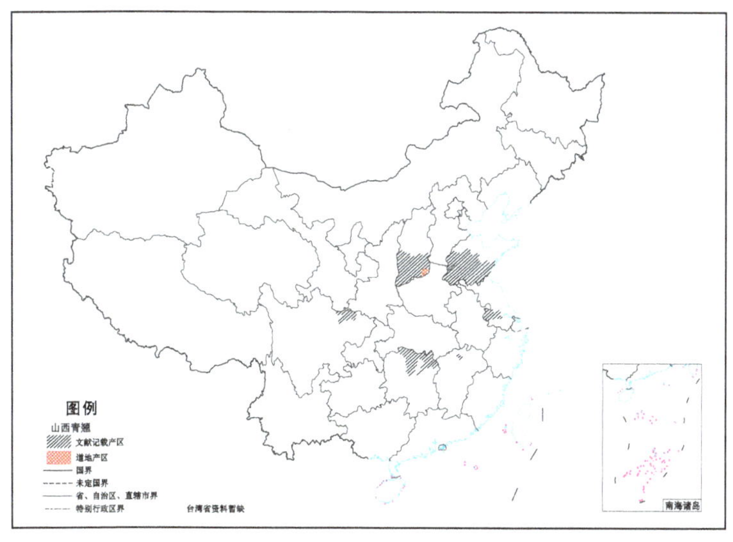

图 25-1 黄氏道地沿革考图示

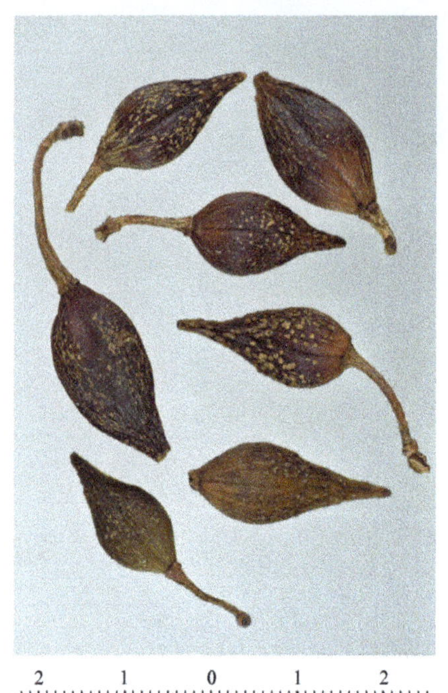

图25-2　青翘（山西陵川）

图。河中府在今山西西南部，泽州在今山西东南部。明代《本草品汇精要》记载连翘以泽州为道地。（图25-1）

【第四次全国中药资源普查产地分布数据】

根据第四次全国中药资源普查最新数据统计，连翘分布较为集中，主要在山西南部，如长治、长子、壶关、绛县、沁水等地，和河北西部（与山西接壤处），如磁县、邢台、平山、阜平、井陉、涞源等地，及北京、天津等地的少部分地区。

【道地药材经验鉴别】

青翘　多不开裂，表面绿褐色，凸起的灰白色小斑点较少，质硬；种子多数，黄绿色，细长，一侧有翅。气微香，味苦。（图25-2）

【道地药材显微图谱】

外果皮为1列扁平细胞，外壁及侧壁增厚，被角质层。中果皮外侧薄壁细胞中散在维管束；内侧为多列石细胞，长条形、类圆形或长圆形，壁厚薄不一，多切向镶嵌状排列。内果皮为1列薄壁细胞。（图25-3）

【金氏点评】

以身干、色黑绿、不裂口的青翘质量为佳，主产山西陵川、沁水、安泽、晋城、沁源等地，产量大，质量好，堪称道地药材。

【其他经验鉴别】

老翘　又称黄翘，自顶端开裂或裂成2瓣，表面黄棕色或红棕色，内表面多为淡黄棕色，平滑，具一纵隔。质脆，种子棕色，多已脱落。气微香，味苦。（图25-4～图25-7）

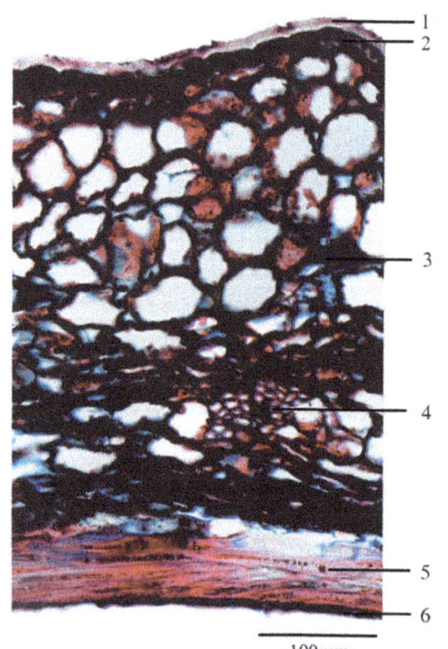

图25-3　青翘果皮横切面

1.角质层　2.外果皮　3.中果皮
4.维管束　5.中果皮石细胞　6.内果皮

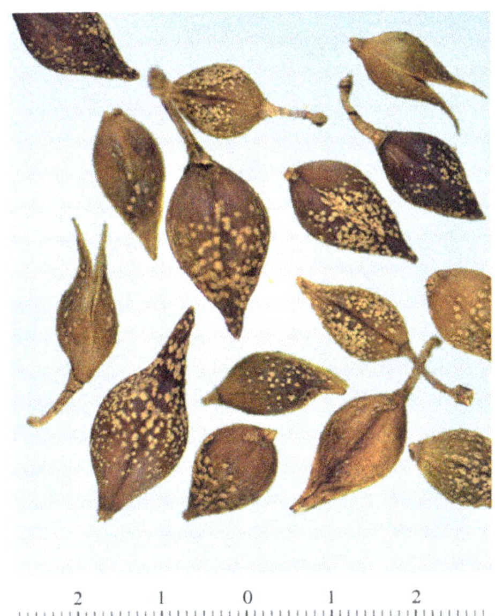

图25-4　老翘（山西长子）

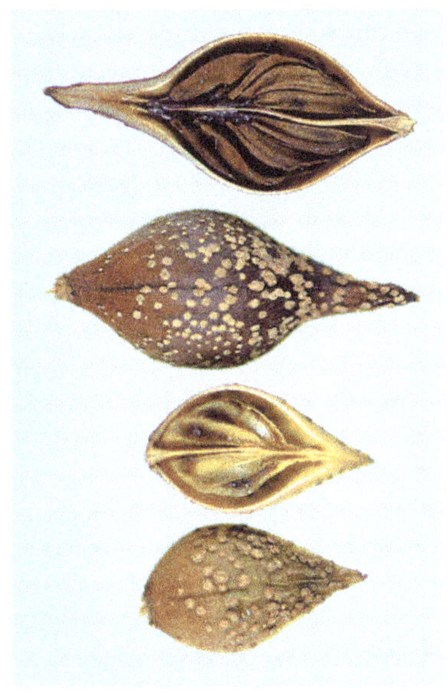

图25-5　老翘放大图（山西长子）

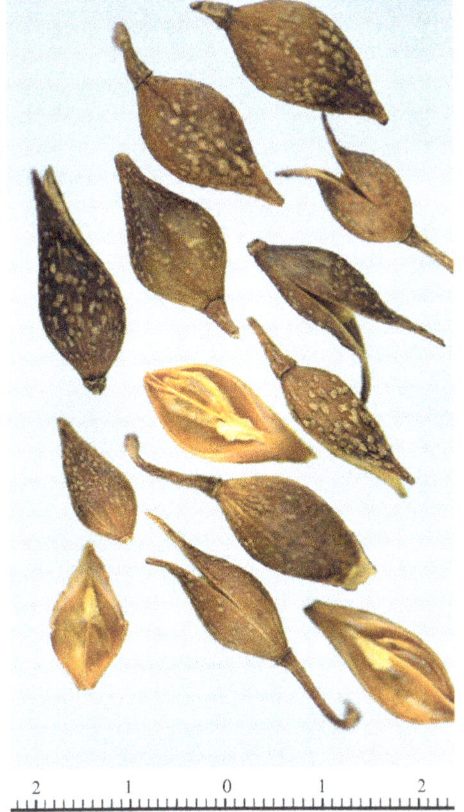

图25-6　老翘（市售）

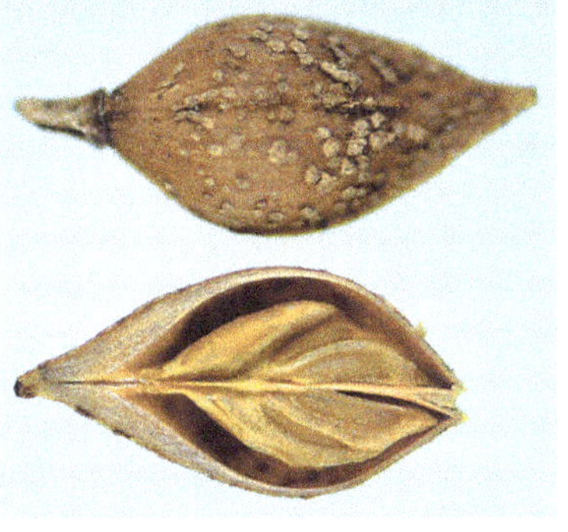

图25-7　老翘放大图（市售）

26　西宁大黄

【基原】

本品为蓼科植物唐古特大黄 *Rheum tanguticum* Maxim.ex Balf. 或掌叶大黄 *Rheum palmatum* L. 的干燥根和根茎。

秋末茎叶枯萎或次春发芽前采挖，除去细根，刮去外皮，切瓣或段，绳穿成串干燥或直接干燥。

【黄氏道地沿革考】

魏晋时期《吴普本草》云："生蜀郡北部（今四川北部）或陇西（今甘肃西部）。"南北朝《本草经集注》亦谓："生河西山谷及陇西。今采益州北部汶山及西山（今四川茂汶以北）者，虽非河西（黄河以西）、陇西，好者犹作紫地锦色，味甚苦涩，色至浓黑。西川阴干者胜。"唐代《新修本草》云："今出宕州、凉州（今甘肃宕昌和武威），西羌、蜀地者皆有。"宋代《本草图经》云："大黄，生河西山谷及陇西，今蜀川、河东（今山西西南部）、陕西州郡皆有之，以蜀川锦纹者佳。其次秦陇来者，谓之土蕃大黄。"元明两代，产区从川蜀转向河西及陇西地区。近代《马可·波罗游记》记载："肃州及其运至世界各处的大黄……包含上述三地的大省叫唐古多。该省境内的山区中盛产最优质的大黄。由各地商人运到世界各处出售。"明代《本草纲目》云："今人以庄浪出者为最，庄浪，即古泾原陇西地。"民国时期《增订伪药条辨》记载："炳章按：……陕西、甘肃凉州卫出者，坚硬紧结、色黄，头起锦纹似水旋斑为最佳，故俗名锦文大黄。河南、西宁州（今青海西宁）出者，性状与前相类，质略松，或曰中大黄；四川出者空松，为马蹄大黄，最次；山西亦出，名味黄，久而变黑，更次。"可见大黄自古就以甘肃、四川北部为主要产地，以锦纹大黄品质最优。

2010年版《实用中药材新编》（张明心主编）记载："现时，掌叶大黄主产于青海同仁、同德、贵德、河南、达日、班玛、玉树……四川甘孜、炉霍、石渠、色达、阿坝……西藏江达、类乌齐、巴青、丁青等地，以野生为主。甘肃岷县、武都、文县、礼县……栽培、野生均有，以岷县、礼县、武都、文县栽培历史悠久，产量大……唐古特大黄主产于四川甘孜、石渠、德格、色达、巴塘、理塘、阿坝，最适宜生长区为德格、石渠、色达，青海、甘肃祁连山北麓，西藏东北部。药用大黄主产于四川北川、青川、平武、万源，最适宜生长区为北川、万源,陕西镇坪、镇巴、平利及湖北、河南,贵州、云南亦有野生或少量栽培。"可见主产于青海和甘南地区的大黄品种主要为唐古特大黄和掌叶大黄。

综上所述,西宁大黄泛指质地坚实,断面锦纹明显、红白相间,气清香者,主产于青海及甘肃甘南的唐古特大黄和掌叶大黄。(图26-1)

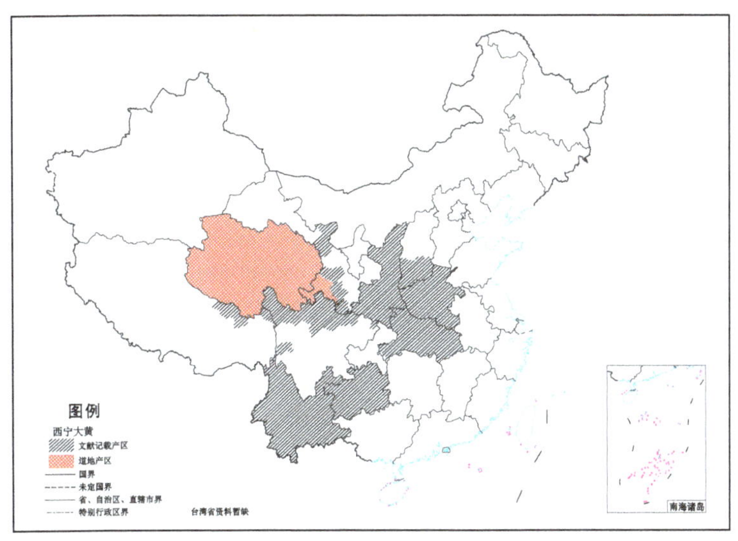

图26-1　黄氏道地沿革考图示

【第四次全国中药资源普查产地分布数据】

根据第四次全国中药资源普查最新数据统计,大黄主要集中在甘肃、青海等地的大部分地区,和四川北部松潘、阿坝、德格等地,及宁夏南端原州、泾源、隆德等地。

【道地药材经验鉴别】

西宁大黄　呈类圆柱形、圆锥形、纺锤形、卵圆形或一面平坦、一面隆起的块状。除去外皮者表面黄棕色或红棕色,可见类白色网状纹理,及放射状纹理的星点,似锦缎之花纹(故称"锦纹"),即异型维管束散在;未除去外皮者表面棕褐色至棕黑色,粗糙。质坚实,不易折断。断面棕黄色或淡红棕色,颗粒性,根茎横切面髓部较宽,可见星点环列或散在,木质部发达,具放射性纹理,形成层环明显。气清香,味苦而微涩,嚼之发黏,有沙砾感。(图26-2)

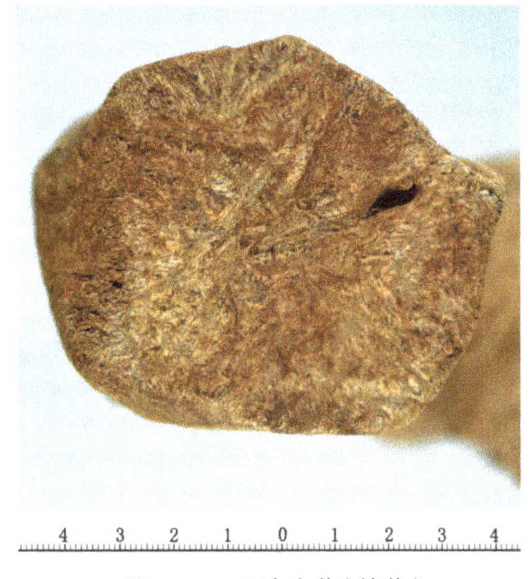

图26-2　西宁大黄(箱黄)

【道地药材显微图谱】

　　木栓层及皮层多已除去,偶有残留。韧皮部筛管群明显,薄壁组织发达,韧皮射线较平直,内含棕色物。形成层为扁平细胞。木质部射线较密,宽2～4列细胞,内含深棕色物,导管径向稀疏排列。髓部宽广,主为薄壁组织,散有多数异型维管束,排成1～3环,并有部分散在,其形成层环状,木质部位于形成层外方,中央为韧皮部,近形成层处有时可见黏液腔。射线呈星状射出,含深棕色物。薄壁细胞中含众多淀粉粒;草酸钙簇晶大而多,直径多在100 μm以上。(图26-3～图26-5)

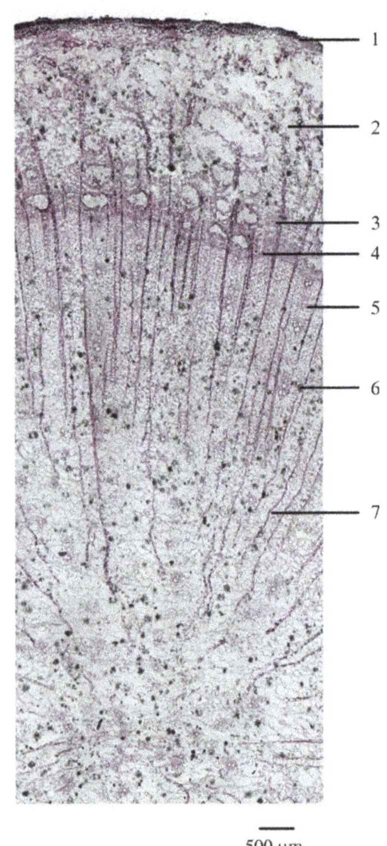

图26-3　西宁大黄横切面

1.木栓层　2.皮层　3.韧皮部
4.形成层　5.木质部　6.簇晶　7.射线

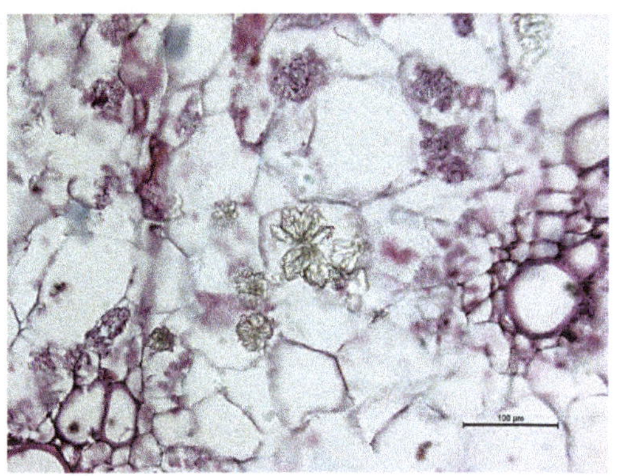

图26-4　大黄草酸钙簇晶(明场)

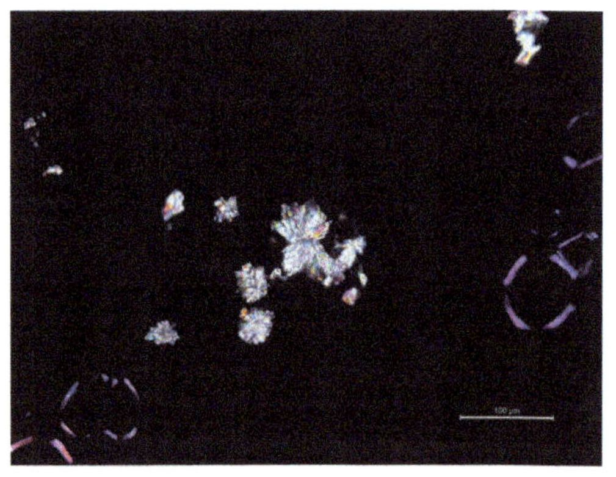

图26-5　西宁大黄草酸钙簇晶(偏光)

【金氏点评】

　　西宁大黄因最初集散于西宁,故称"西宁大黄",一般包括青海、甘肃所产唐古特大黄和甘肃礼县、岷县所产掌叶大黄。大黄"十大九糠",所以大黄不讲究个大,论的是质地。"西宁大黄"质地坚实,断面红白相间(俗称"槟榔碴")、纹理清晰,"星点"散列,气清香者为佳,称为道地药材。1949年前,出口品还须撞去外皮,俗称"箱黄"。

【其他产区经验鉴别】

大黄　断面淡黄棕色,颗粒性,根茎横切面髓部较宽,可见星点环列或散在,根部横切面无星点,木质部发达,具放射性纹理,形成层环明显。气清香,味苦而微涩,嚼之发黏,有沙砾感。(图26-6、图26-7)

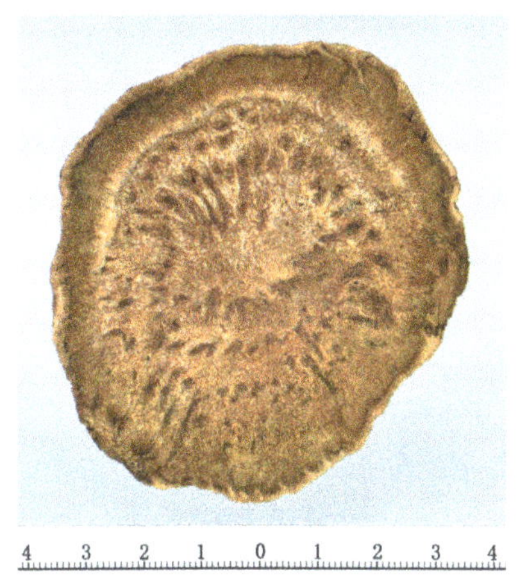

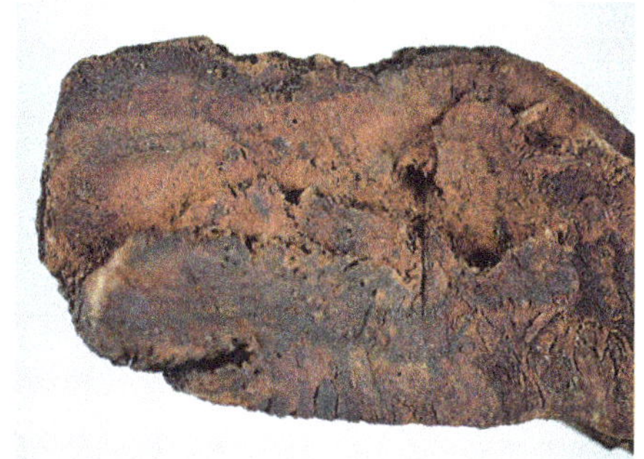

图26-6　大黄片(市售掌叶大黄)　　　　图26-7　大黄

【混淆品经验鉴别】

1. 波叶大黄　本品根及根茎呈类圆柱形,一端稍粗,一端稍细,长5～11 cm,直径1.5～5 cm。栓皮多已刮去,表面黄棕色,体轻,质坚,横断面红黄色,有射线,非常鲜艳。(图26-8～图26-10)

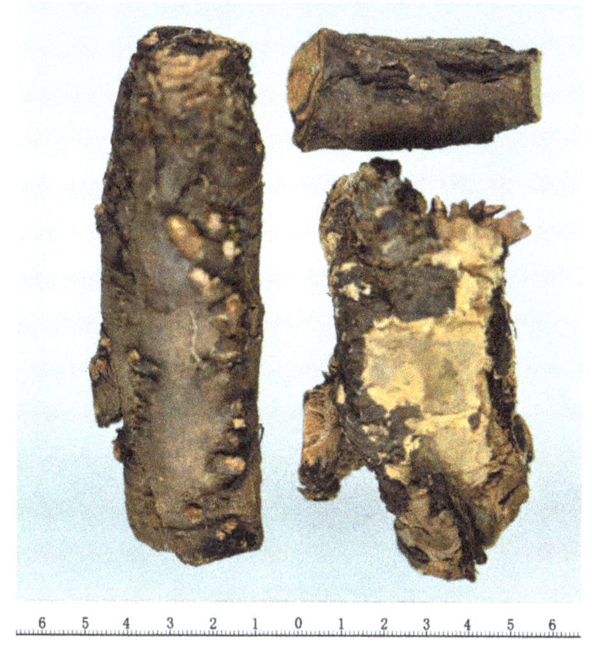

图26-8　波叶大黄(山西左权)

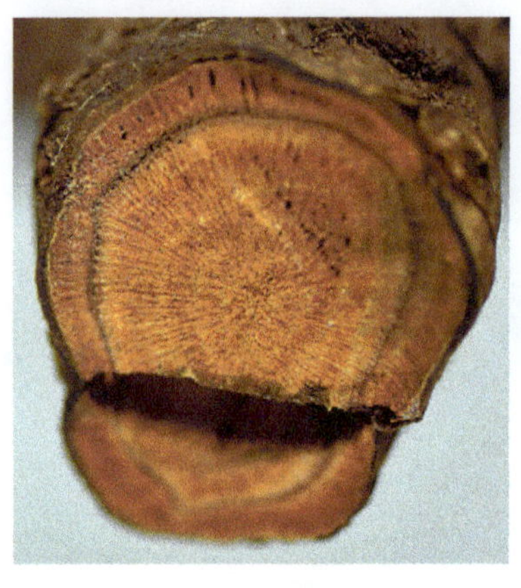

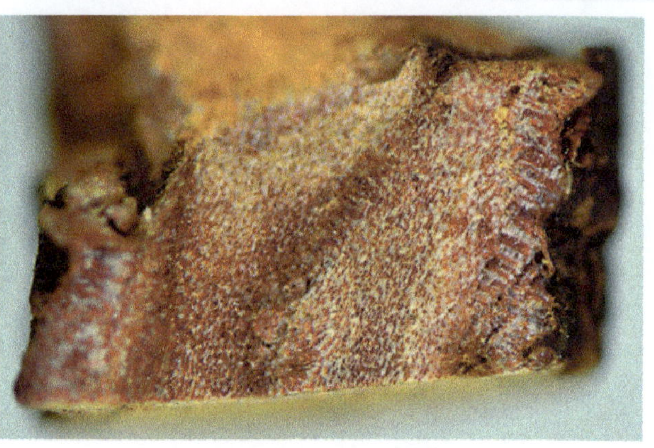

图26-9　波叶大黄横断面（暴露时
　　　　间长）

图26-10　波叶大黄纵切面

2. 藏边大黄　　为藏医用药，藏药名"曲扎"。主产西藏、云南北部、四川西部，其根茎呈类圆锥形，长 4～20 cm，直径 1～5 cm。表面红棕色至灰褐色，新鲜断面呈淡蓝色或带紫色，有明显的形成层环，向外放射的棕红色射线。气弱，味苦微涩。（图26-11）

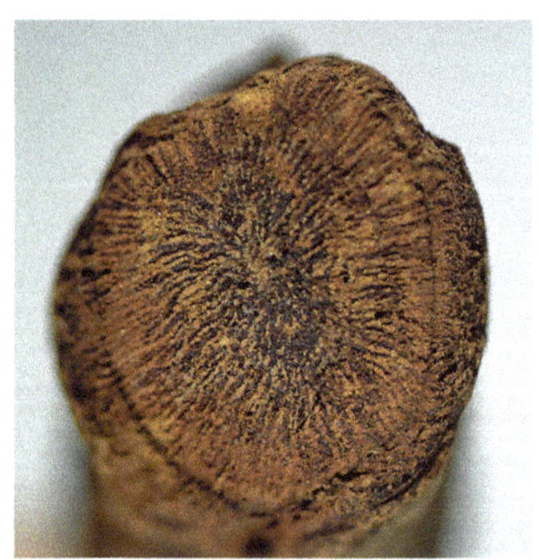

图26-11　藏边大黄

阳春砂仁

【基原】

本品为姜科植物阳春砂 *Amomum villosum* Lour. 的干燥成熟果实。

夏、秋二季果实成熟时采收,晒干或低温干燥。

【黄氏道地沿革考】

砂仁在最早的文献中名称记载为缩砂蜜,是外来药。

国产砂仁的记载最早见于宋代《开宝本草》,明确产地则见于宋代《本草图经》,云:"出南地,今惟岭南(今广东)山泽间有之。"首次记载广东产砂仁。明代《本草品汇精要》云:"[道地]新州(今广东新兴)。"尤其明确新州砂仁的道地性。民国时期《增订伪药条辨》亦肯定了阳春砂仁:"按缩砂仁产岭南山泽间,近以阳春(今广东阳春)出者为佳,故一名春砂……炳章按:缩砂即阳春砂,产广东肇庆府阳春县者,名阳春砂……为最道地。罗定(今广东罗定)产者,头平而圆,刺短,皮紫褐色,气味较薄,略次。广西

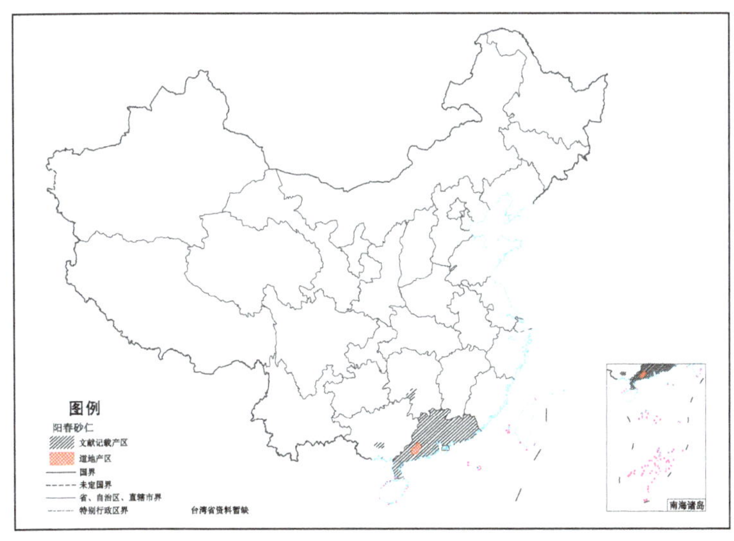

图27-1　黄氏道地沿革考图示

出者,名西砂,颗圆皮薄,刺更浅,色赭黑色,香味皆淡薄,更次。"

民国时期《药物出产辨》详细描述了砂仁的产地,云:"春砂,产广东阳春县为最,以蟠龙山(今广东阳春蟠龙山)为第一,大八山(今广东阳江大八山)为第二,阳春县属为第三。其次罗定、怀乡(今广东信宜怀乡镇)、西乡(今广西南宁西乡塘)、东安(今湖南东安)、新兴(今广东新兴)等处均有出产,惟气味大不如也。凡蟠龙、大八、阳春三处所产者,酸甜苦辣味皆备,余均不备。蟠龙、大八山两处所出之春砂均属单粒,散子,无梗。用瓦埕装贮,使其时常剥开,其肉仍湿,则味更佳。"特别肯定了广东阳春的砂仁。可以看到两广其他地区亦有出产,其中阳春作为砂仁的道地产区影响至今。

从历史上看,砂仁最早是一个外来药。宋代广东岭南地区开始有记载,明代确立了新州为当时的道地产区。近代认为广东阳春砂仁最好,并有"阳春砂"之名称为道地药材并影响至今。(图27-1)

【第四次全国中药资源普查产地分布数据】

根据第四次全国中药资源普查最新数据统计,砂仁主要分布在广东阳春、广西、海南、云南等地的大部分地区,及福建、湖南等地的少部分地区。

【道地药材经验鉴别】

阳春砂仁　果实呈椭圆形或卵圆形,有不明显的三棱。长1.5～2 cm,直径1～1.5 cm。表面棕褐色,密生刺状突起,顶端有花被残基,基部有果梗。果皮薄而软。种子集结成团,具三钝棱,中有白色隔膜,将种子团分成3瓣,每瓣有种子6～15粒。种子为不规则多面体,直径2～3 mm,表面深棕色或暗褐色,有细皱纹,外被淡棕色膜质的假种皮;质硬,剖开后胚乳灰白色。气香浓烈,味辛凉,微苦。(图27-2～图27-5)

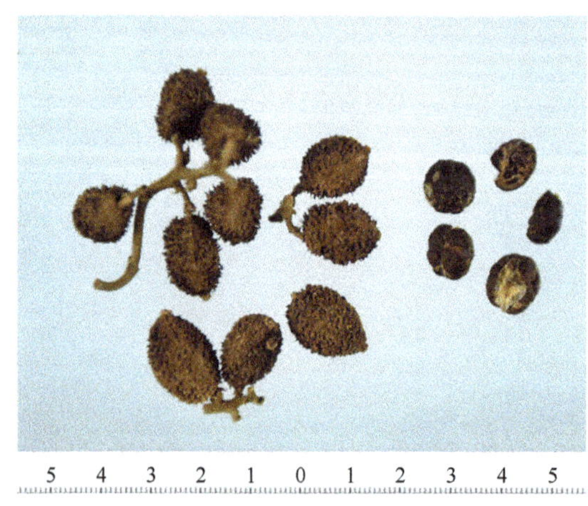

图27-2　阳春砂(广东阳春蟠龙镇)

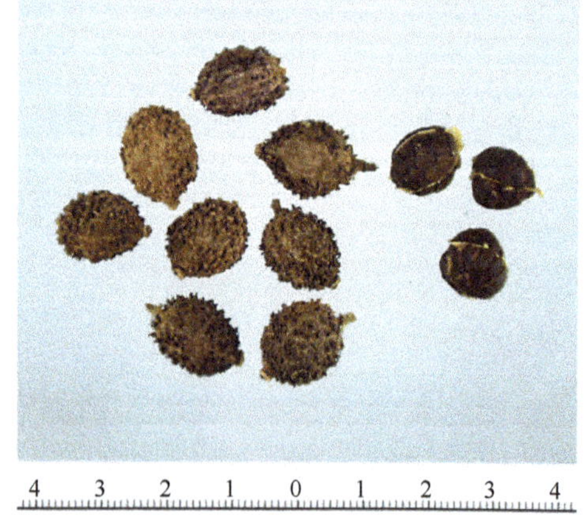

图27-3　阳春砂(广东阳春永宁镇)

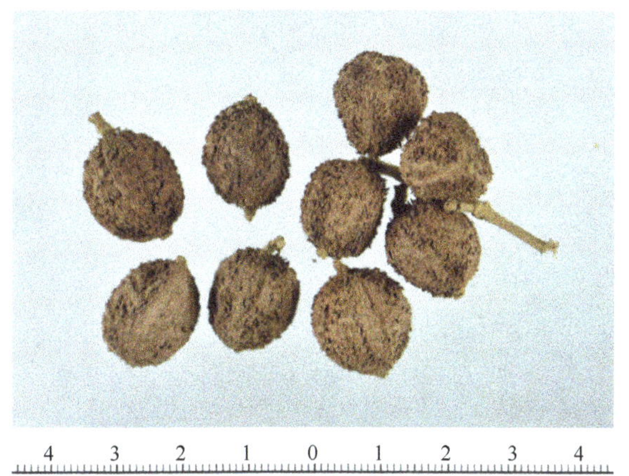

图 27-4　阳春砂（广东）

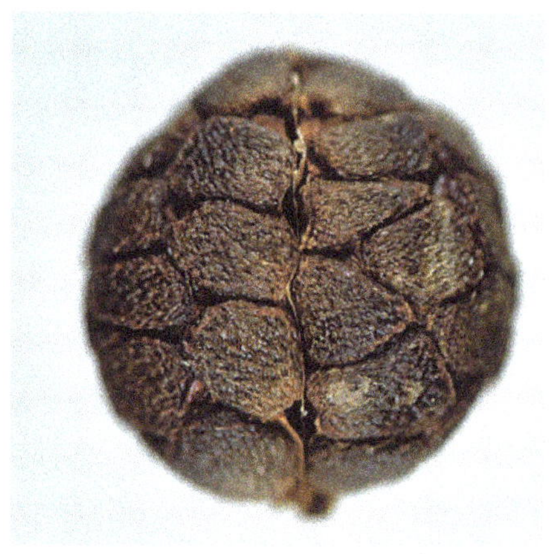

图 27-5　阳春砂侧面观（广东）

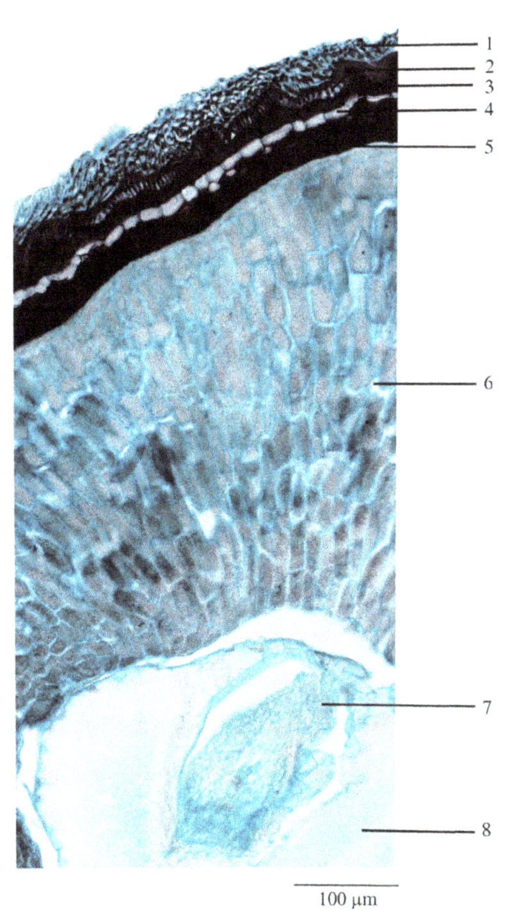

图 27-6　阳春砂（种子）横切面

1. 假种皮
2. 表皮细胞
3. 色素层
4. 油细胞
5. 色素层
6. 外胚乳
7. 胚
8. 内胚乳

【道地药材显微图谱】

假种皮有时残存。种皮表皮细胞1列，壁稍厚。色素层为数列棕色细胞，排列不规则。油细胞层为1列油细胞。外胚乳细胞含淀粉粒，并有少数细小草酸钙方晶。内胚乳细胞含细小糊粉粒及脂肪油滴。（图27-6、图27-7）

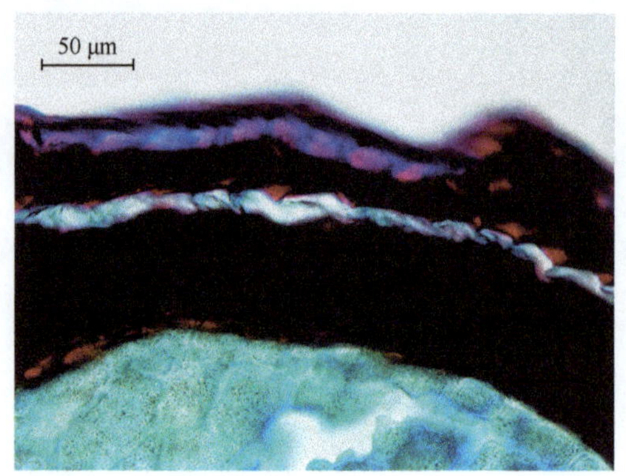

图27-7　阳春砂种皮

【金氏点评】

　　阳春砂仁主产广东阳春、阳江、高州、信宜、罗定、恩革、云浮、封开、新兴、丰顺、佛风等。其中以阳春蟠龙金花坑产品质量最优，香气浓烈，为久负盛名的道地药材，但产量甚少，供不应求。现高州、信宜产量较大，质量亦很好，广西东兴、宁明、龙州，以及近些年的云南等地均有栽培。

【其他产区经验鉴别】

　　1. 其他产区阳春砂　香气较广东阳春产者淡。（图27-8、图27-9）

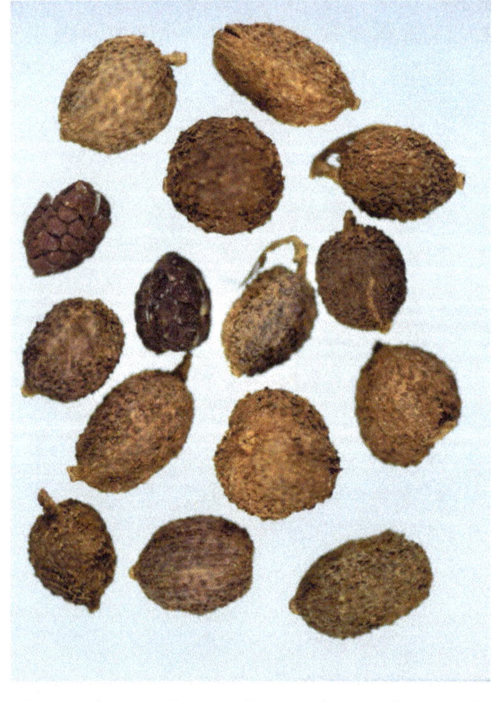

图27-8　阳春砂（云南）

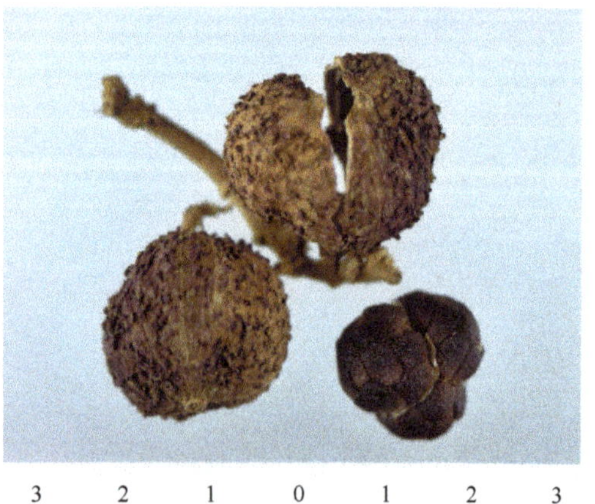

图27-9　阳春砂（市售）

2. **云南绿壳砂仁**　果实性状与阳春砂类同,唯表面呈棕色或黑棕色。有的外面被一层白粉,果皮片状突起较多。种子呈棕红色或褐色。香气较阳春略淡。(图27-10)

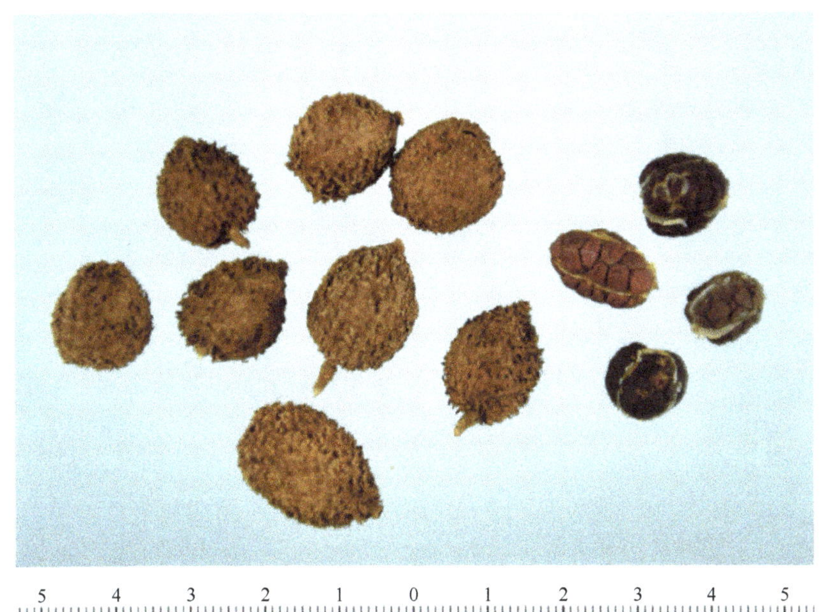

图27-10　绿壳砂(云南勐腊)

28　云木香

【基原】

本品为菊科植物木香 *Aucklandia lappa* Decne. 的干燥根。

秋、冬二季采挖，除去泥沙和须根，切段，大的再纵剖成瓣，干燥后撞去粗皮。

【黄氏道地沿革考】

唐代《新修本草》云："此有二种，当以昆仑来者为佳，出西胡来者不善。"宋代《本草图经》云："今惟广州舶上有来者，他无所出。"又云："以形如枯骨，味苦粘牙者为良。"《证类本草》云："形如枯骨者良。"明代《医方类聚》云："木香广州者佳。"《本草品汇精要》云："根轻浮苦而粘齿者为好。"清代《本草备要》云："番舶上来，形如枯骨，味苦黏舌者良，名青木香。"《经验丹方汇编》云："木香，要坚硬形如枯骨、苦口粘牙者真。"1955年版《汉药良劣鉴别法》（一色直太郎著）记载："形态如久曝于雨露之枯骨，外面淡褐色，内部灰白色，硬如角质，实质中味苦者为上"。明代《本草纲目》亦云："南香诸地皆有。"

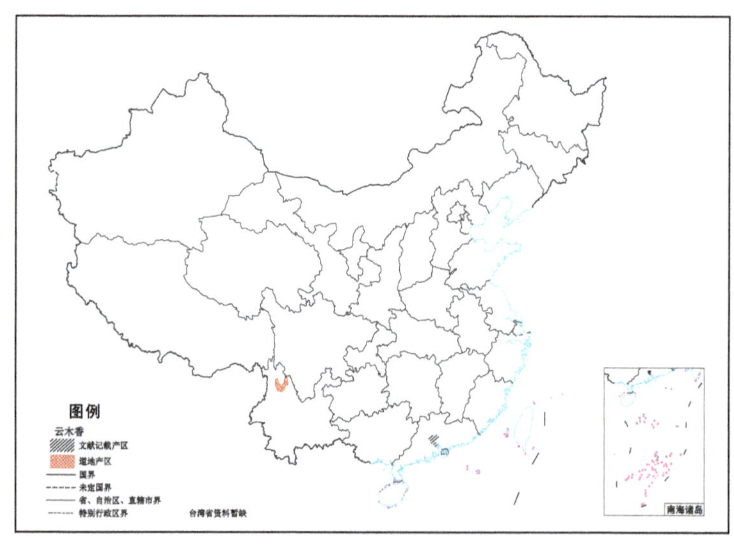

图28-1　黄氏道地沿革考图示

古代木香均为进口，且以昆仑来者为佳，后引种到云南玉龙境内，逐渐满足供应，质量很好。（图28-1）

【第四次全国中药资源普查产地分布数据】

根据第四次全国中药资源普查最新数据统计，木香主要分布在云南、四川、重庆等地的大部分地区，及湖北西部（靠近重庆地区）、湖南西部桑植县、贵州道真、陕西镇安、柞水，甘肃华亭等地。

【道地药材经验鉴别】

云木香　呈圆柱形或半圆柱形，表面黄棕色。质地坚实，不易折断，断面灰褐色至暗褐色，有放射状纹理及散在的褐色点状油室。气香特异，浓郁，味微苦。（图28-2、图28-3）

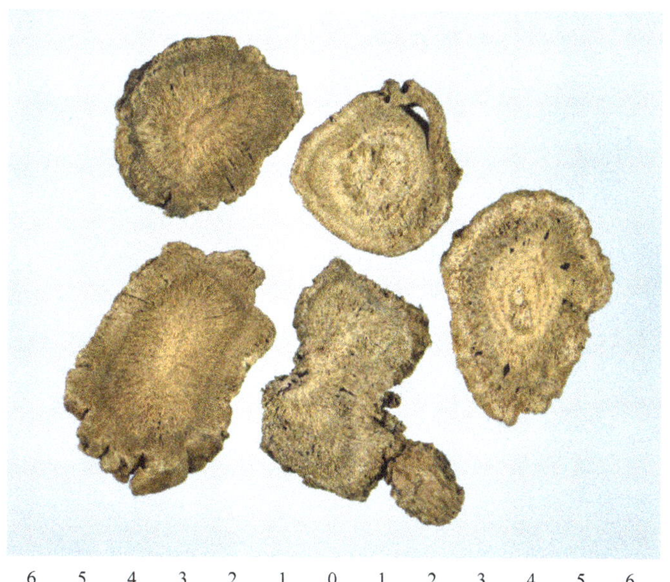

图28-2　云木香（横切片）

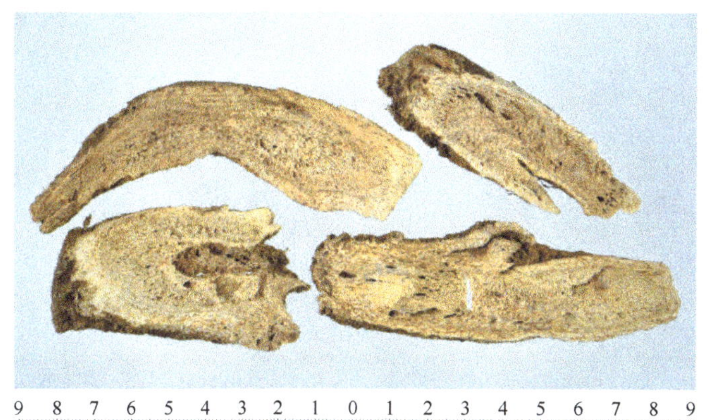

图28-3　云木香（纵切片）

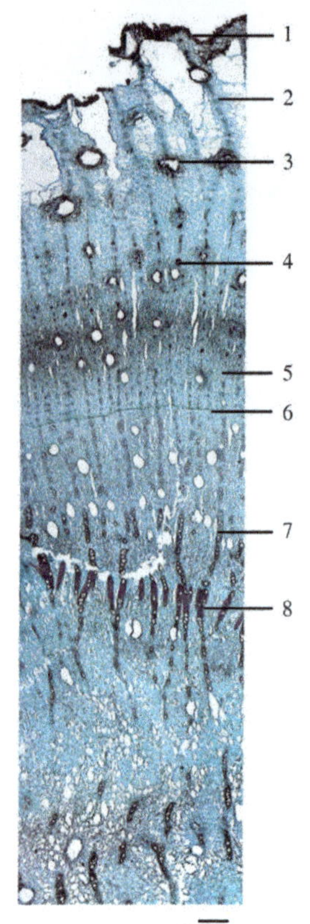

500 μm

图28-4　云木香横切面

1. 木栓层　2. 皮层　3. 油室
4. 韧皮纤维　5. 韧皮部　6. 形成层
7. 木质部　8. 木纤维

【道地药材显微图谱】

木栓层细胞数列，有的可见残存的落皮层。皮层窄。韧皮部宽广，有纤维束，略呈轮状排列。形成层成环。木质部导管单行径向排列，木纤维存在于近形成层处及中心的导管旁。油室散在于薄壁组织中，呈圆形或椭圆形，常贮有黄色油滴。薄壁细胞中含有菊糖。（图28-4）

【金氏点评】

木香主产云南玉龙，此地区产者根条肥壮，质地坚实，香气浓，品质优，堪称道地药材。近些年，重庆、四川、湖北等多地引种，质量远不如云南玉龙产者。

【混淆品经验鉴别】

1. 川木香　来源为菊科植物川木香 *Vladimiria souliei*（Fran Ling）或灰毛川木香 *Vladimiria souliei*（Fran Ling）var. *cinerea* 的干燥根。主产四川阿坝、甘孜及凉山等地区。本品根呈圆柱形，俗称"铁杆木香"；有纵槽的半圆柱形，俗称"槽子木香"；根头多焦黑（俗称"油头"或"糊头"）而发黏。表面黄棕色或暗棕色，粗糙，具支根痕，刮去外皮露出丝瓜瓤状纤维网。体轻，质硬，难折断，断面有黄色或黄棕色的放射状花纹，且显多数裂隙，有的中心枯朽状。香气特殊，味苦，嚼之粘牙。（图28-5）

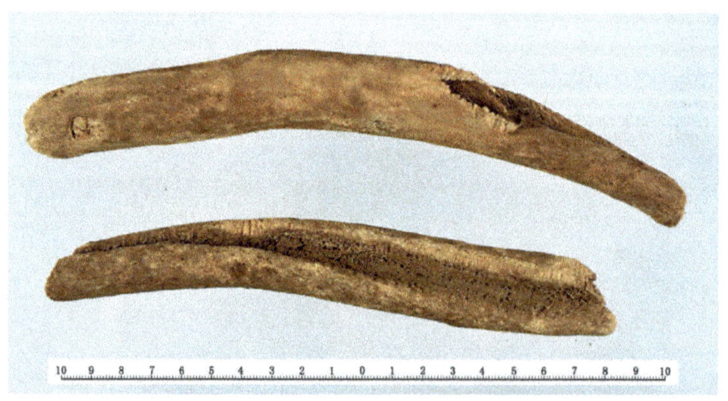

图28-5　川木香

2. **越西木香**　在20世纪60年代，木香货源紧张时，"越西木香"代替木香使用过一段时间。本品来源于菊科植物越西木香 *Vladimiria denticulata* Ling 及其同属植物木里木香 *Vladimiria muliensis*（Hand.—Mazz.）Ling 的干燥根。主产四川越西、木里、盐源、德昌、石棉、布拖等地。均为野生。本品多呈圆柱形，长5～25 cm，直径0.5～2 cm。表面黄褐色或灰褐色，有纵皱纹及裂隙，并有侧根痕。质坚硬，形如鸡腿骨。断面棕黄色，有偏心性放射状纹理及油室点，皮部较薄，形成层颜色较深，油质较重。味微甜后苦，气特殊，嗅之有不愉快感。（图28-6）

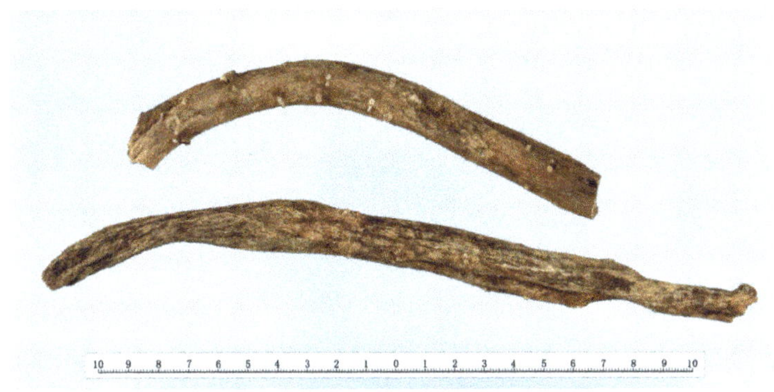

图28-6　越西木香

29 **昭通天麻**

【基原】

本品为兰科植物天麻 *Gastrodia elata* Bl. 的干燥块茎。

立冬后至次年清明前采挖，立即洗净，蒸透，敞开低温干燥。

【黄氏道地沿革考】

明代《本草品汇精要》云："根白而明净者为好。"《仁术便览》云："天麻瓜者佳。"清代《本草崇原》云："宜使小冷，为良。"《本草求真》云："明亮结实者佳。"1955年版《汉药良劣鉴别法》（一色直太郎著）记载："黄白色透明而如瓜者良品也。"1959年版《药材资料汇编》记载："以云南昭通海螺坝、彝良小草坝及四川荥经所产为上品。"2001年版《中药现代研究与应用》（郑虎占主编）记载："以云南昭通产者最为著名。"1987年版《天麻形态学》（周铉主编）记载："惟就今所知，在我国西南山区，由于自然条件优越，野生天麻繁多，历史上就形成若干个商品天麻产区。其中以云南省东北部（即昭通

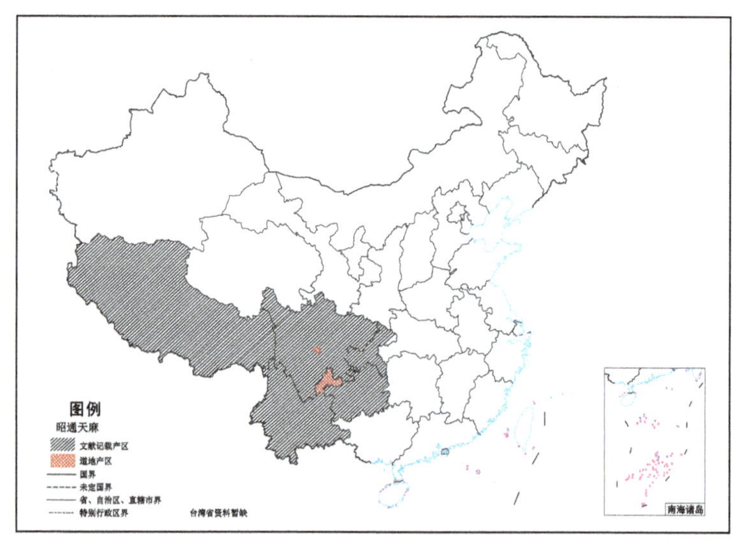

图 29-1　黄氏道地沿革考图示

市）所产乌天麻……具花芽的球茎含水量特别低，加工成的商品天麻在国际市场上享有很高的声誉。"（图29-1）

【第四次全国中药资源普查产地分布数据】

根据第四次全国中药资源普查最新数据统计，天麻分布较为广泛，北至东北三省，南到云南昭通，包括重庆武隆、彭水、开州、酉阳、石柱、黔江、巫山、巫溪、云阳的大部分地区，及湖南、湖北、河北、山西、安徽、河南等地。

【道地药材经验鉴别】

昭通天麻　块茎呈长椭圆形，略扁，俗称"酱瓜"形。表面黄白色，略透明，有纵皱纹和点状的潜伏芽排列而成的环纹数圈。顶端有残留茎基（春麻）或有红棕色或深棕色的干枯芽苞（冬麻），俗称"鹦哥嘴"或"红小辫"。末端自母麻脱落后的圆形疤痕，俗称"肚脐眼"。质坚实，不易折断，断面平坦，角质样。气特异，味微苦，略甜。久嚼有黏性。（图29-2～图29-4）

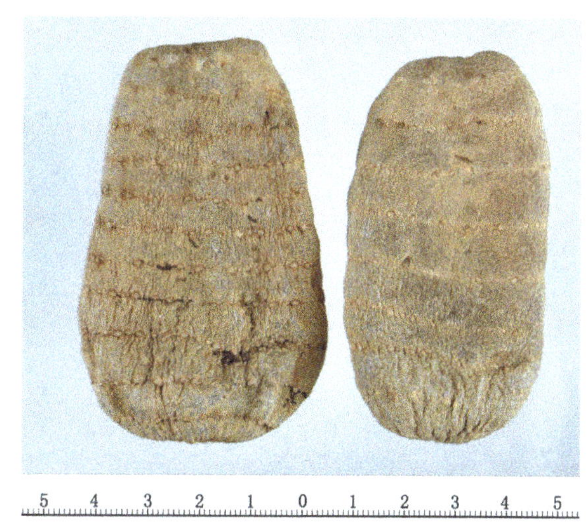

图29-2　天麻（云南昭通栽培）

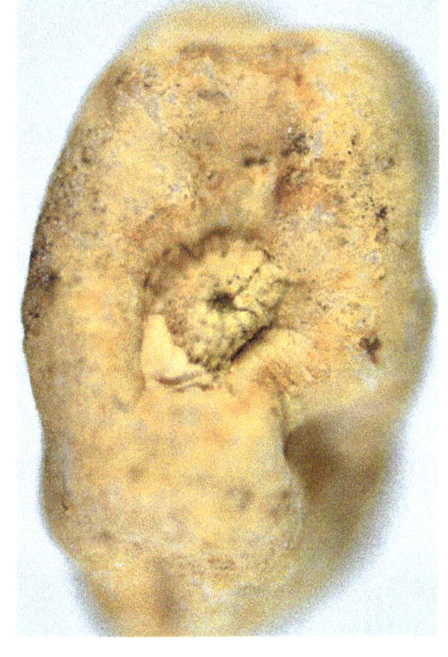

图29-3　天麻"肚脐眼"（云南昭通栽培）

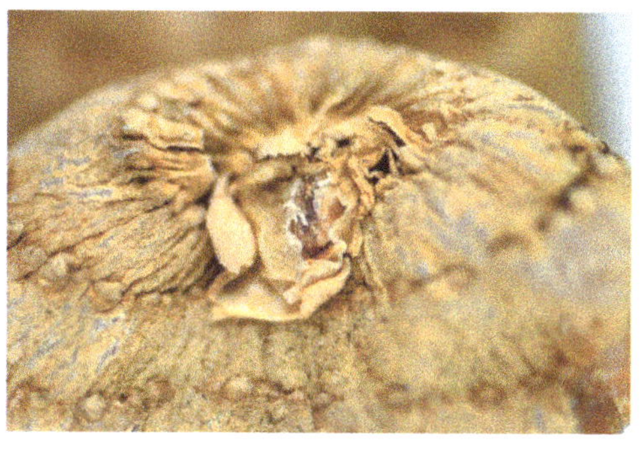

图29-4　天麻"鹦哥嘴（云南昭通栽培）

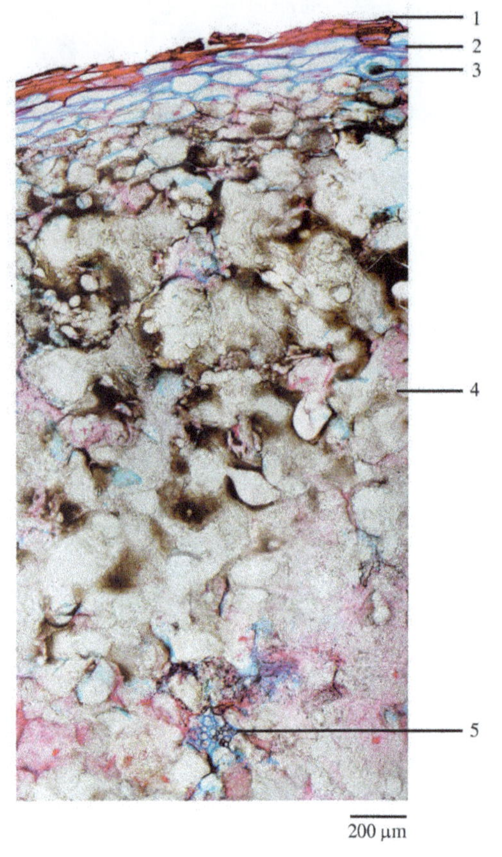

【道地药材显微图谱】

表皮完整或有时残留，皮层10数列多角形细胞，有的含草酸钙针晶束。中柱大，散列小型维管束，薄壁细胞含草酸钙针晶束。维管束外韧型或周韧型，散在于基本组织内。（图29-5～图29-7）

图29-5　天麻横切面（昭通栽培）

1. 表皮
2. 皮层
3. 草酸钙针晶
4. 薄壁组织
5. 维管束

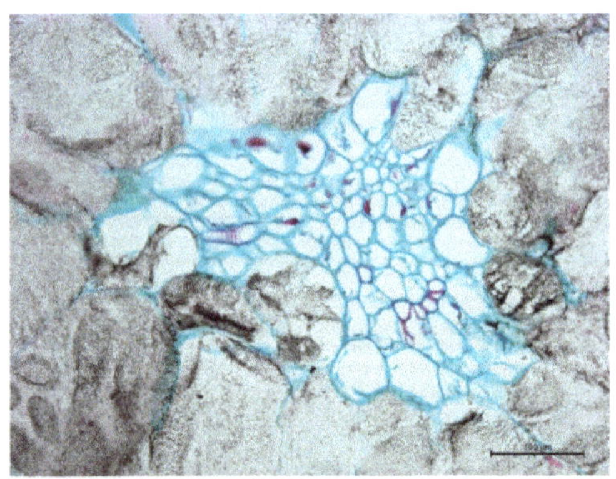

图29-6　天麻（昭通栽培）维管束（明场）

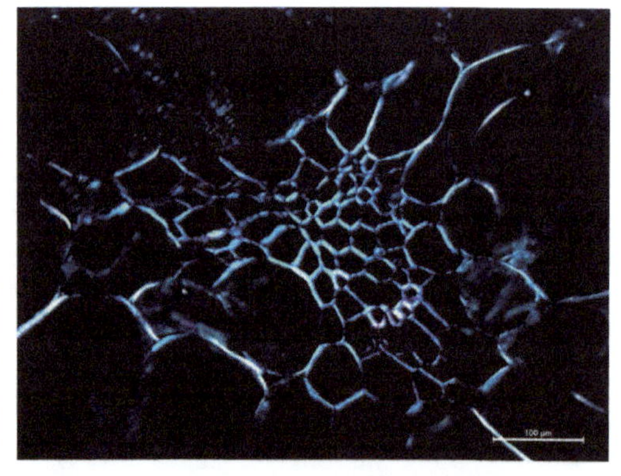

图29-7　天麻（昭通栽培）维管束（偏光）

【金氏点评】

唯有昭通天麻是“酱瓜”形，市场上有此种天麻伪充野生天麻出售。

【其他产区经验鉴别】

　　1.丽江天麻　　略呈纺锤形，中间宽，两端窄。红褐色，潜伏芽突出明显。角质样，半透明。（图29-8）

　　2.大别山天麻　　呈长圆柱形，略扁。潜伏芽环纹多而不突出。（图29-9）

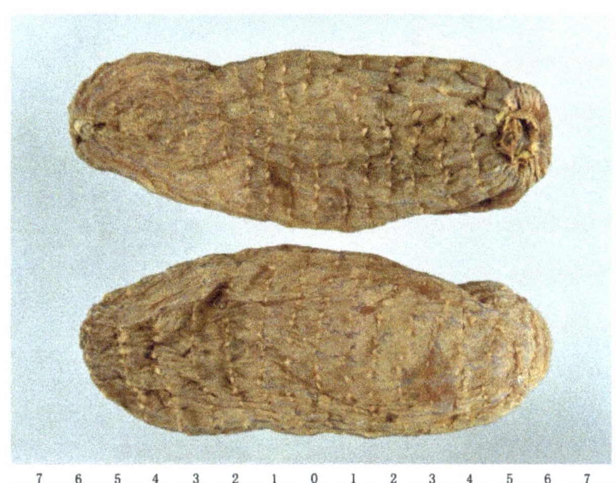

图29-8　天麻（云南丽江栽培）

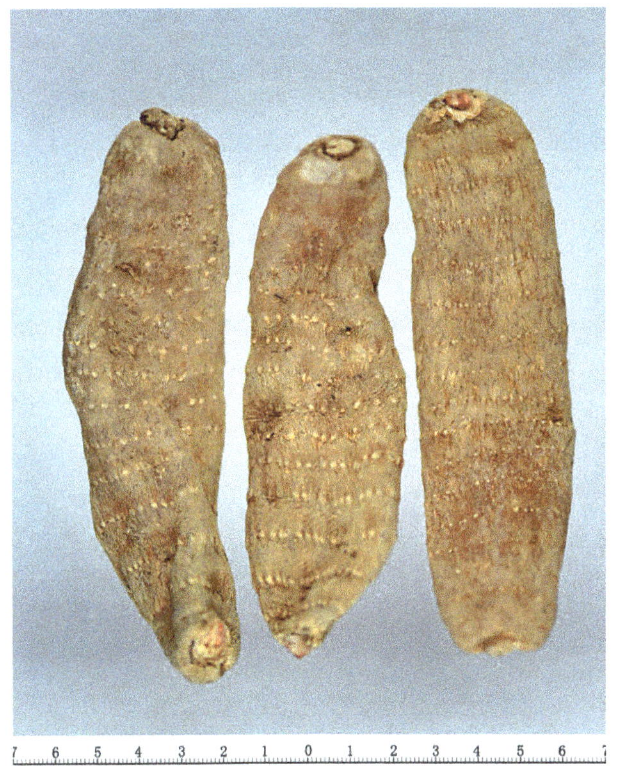

图29-9　天麻（安徽大别山栽培）

3. 陕西天麻　与大别山产天麻性状类似，均呈长圆柱形，略扁。潜伏芽环纹多而不突出。（图29-10～图29-12）

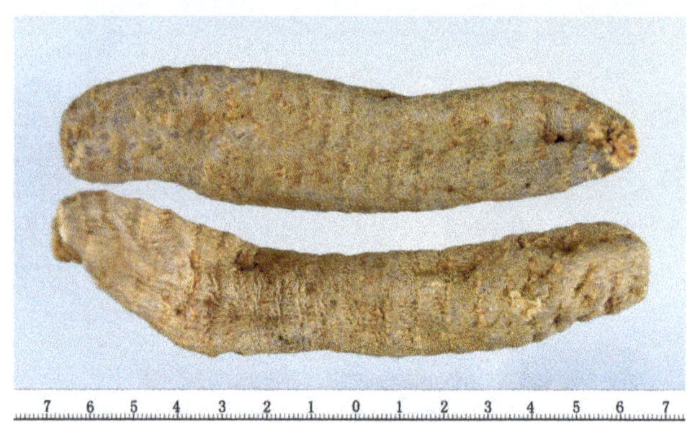

图29-10　天麻（陕西栽培）

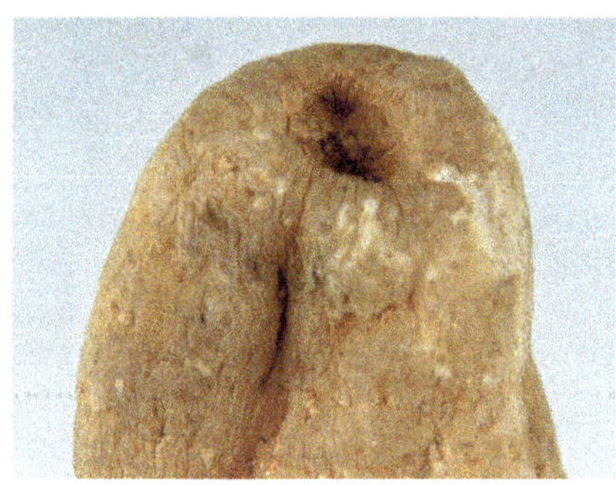

图29-11　天麻"肚脐眼"（陕西栽培）

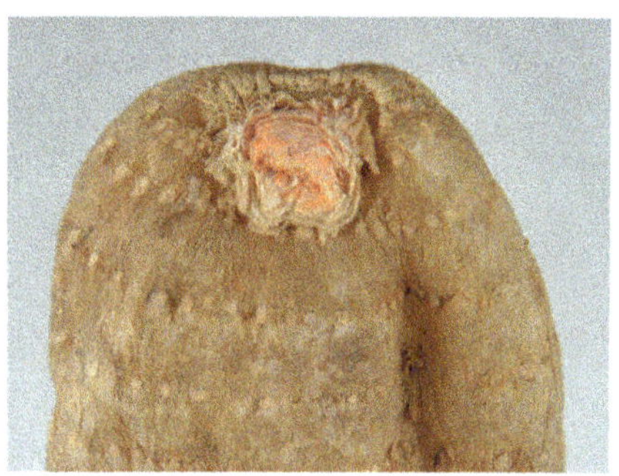

图29-12　天麻"鹦哥嘴"（陕西栽培）

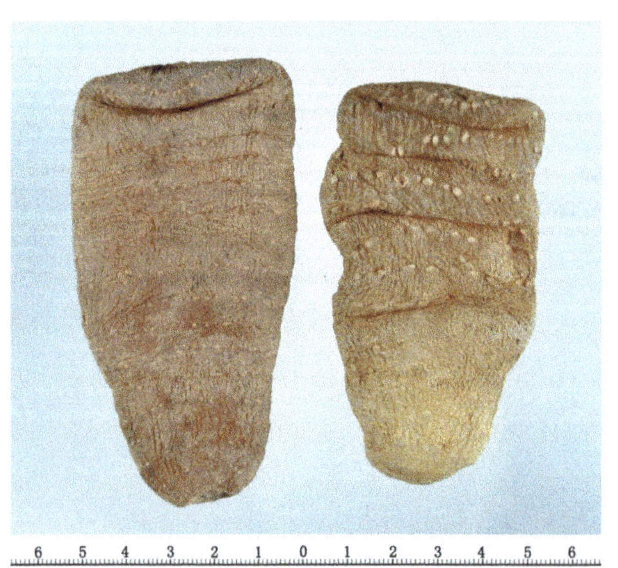

4. 贵州天麻　也呈长圆柱形，略扁，但经营者为追求形似昭通天麻，将其两端挤压，侧面观为"S"状。质地更透明。（图29-13）

图29-13　天麻（贵州栽培）

30 中宁枸杞

30　中宁枸杞

【基原】

本品为茄科植物宁夏枸杞*Lycium barbarum* L.的干燥成熟果实。

宁夏枸杞采果期在6—8月，通常5～7日采摘1次，采摘过早或过迟，果实干燥后色泽均不佳，并忌在有晨露和雨水未干时采摘。

传统加工方式是：采摘果实时，要轻摘、轻放、轻拿，否则果实受伤变黑。置阴凉处摊开晾至果皮起皱时再移至太阳光下，晒至外皮干硬、果肉柔软即可。晒时不宜用手翻动，以防变黑。如遇雨天可用文火烘干。

【黄氏道地沿革考】

先秦时期的历史文献中，枸杞单名为"杞"，又作"檵"。秦汉之时，正式定名为枸杞。枸杞是药食同源植物，古时为人们日常食用原料之一。在其发展历史中，枸杞的栽培逐渐发展，并导致药用部位也逐渐改变，而其道地产区也发生了较大改变。北宋《梦溪笔谈》

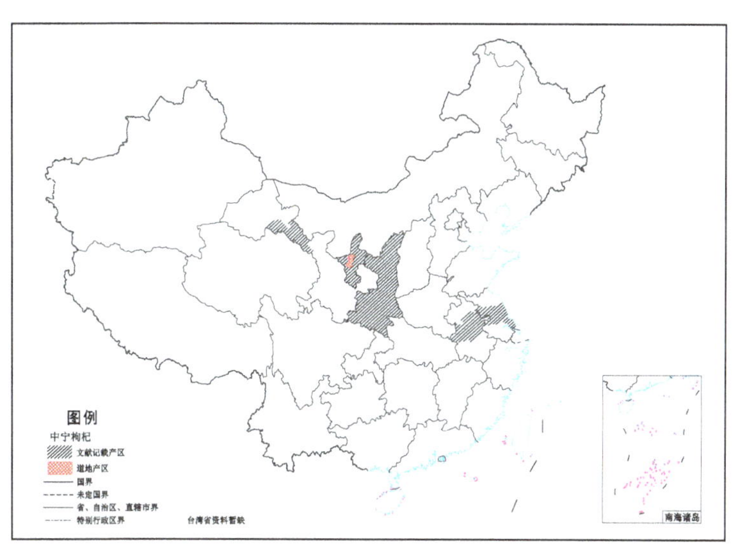

图30-1　黄氏道地沿革考图示

也提到枸杞,云:"枸杞陕西(今陕西)极边生者,高丈余,大可作数寸无刺,根皮如厚朴,甘美异于他处者。《千金翼》云甘州(今甘肃张掖)者为真,叶厚大者是。大抵出河西(今黄河以西之地)诸郡,其次江淮(今江苏、安徽的中部地区)间埂上者,实圆如樱桃,全少核,曝干如饼,极膏润有味。"明代《弘治宁夏新志》有枸杞子作为"贡品"的记载。说明当时宁夏枸杞数量多,质量好,闻名全国。清代《中卫县志》中有"枸杞宁安一带家种杞园,各省入药甘枸杞皆宁产者也"记载。宁安(原名宁安堡)即今宁夏中宁。现今全国枸杞药材仍以宁夏枸杞为佳。

中宁枸杞主产于宁夏中卫中宁,该地区的栽培的枸杞子具有历史悠久、品质优良,被称为道地药材。(图30-1)

【第四次全国中药资源普查产地分布数据】

根据第四次全国中药资源普查最新数据统计,枸杞主要分布在宁夏、甘肃、青海、山西、内蒙古等地的大部分地区,及河北北部、吉林、安徽、湖北、湖南、重庆、四川、云南、陕西等地的少部分地区。

【道地药材经验鉴别】

中宁枸杞　果实呈长卵形,略扁。中部略膨大,表面鲜红色(陈久则变黑),具不规则皱纹,略带光泽。果柄脱落后的痕迹比较明显,呈白色圈状。肾形种子较少。无臭,味甜微酸。(图30-2、图30-3)

【道地药材显微图谱】

外果皮1层,中果皮10余列细胞组成,维管束分布在中果皮中且靠近内果皮。种皮石细胞成环。(图30-4～图30-8)

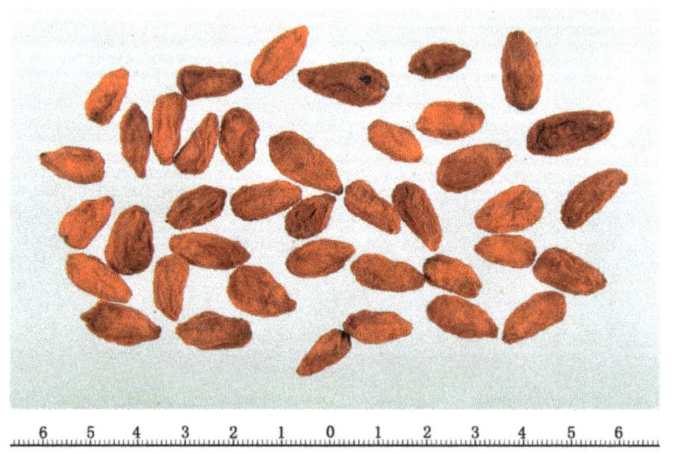

图30-2　枸杞(宁夏中宁)

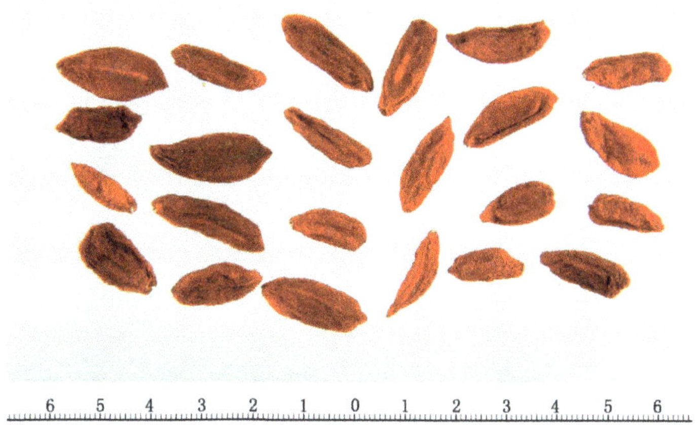

图30-3　枸杞（宁夏海原兴仁镇长平村）

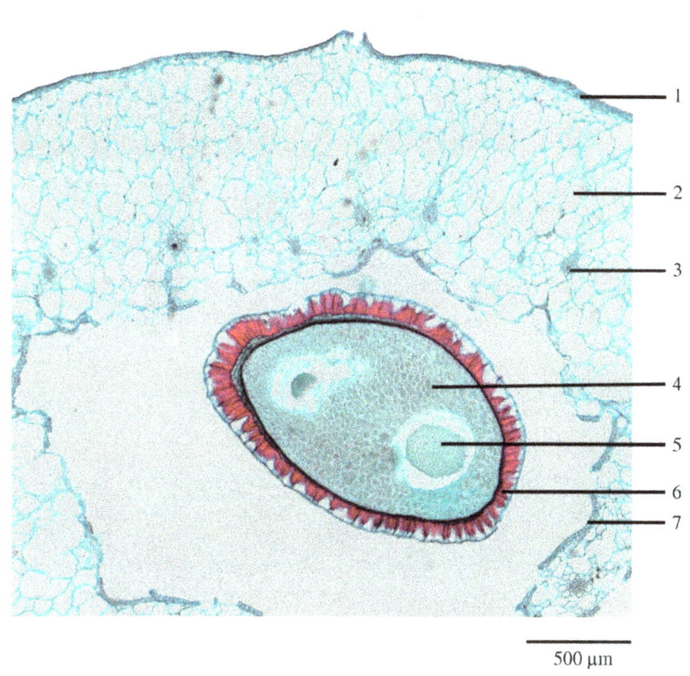

图30-4　枸杞（宁夏中宁）横切面

1.外果皮　2.中果皮　3.维管束　4.胚乳　5.胚　6.种皮　7.内种皮

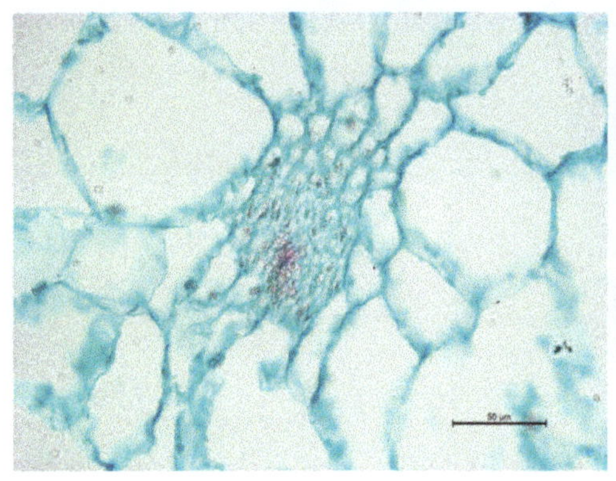

图 30-5　枸杞子（宁夏中宁）维管束（明场）

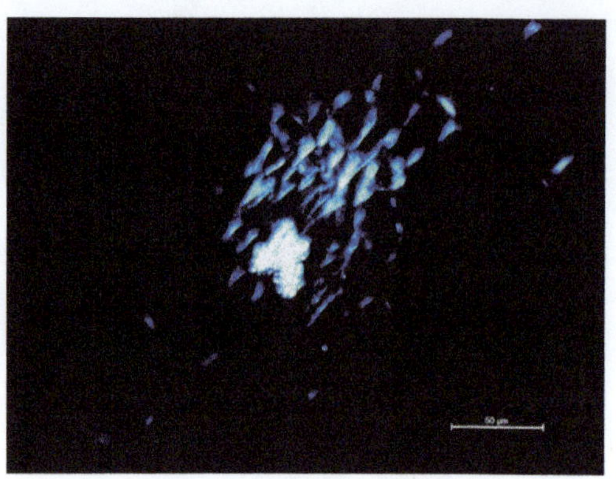

图 30-6　枸杞子（宁夏中宁）维管束（偏光）

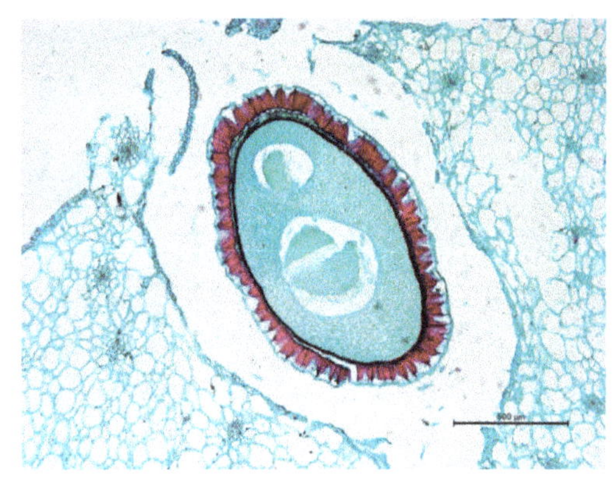

图 30-7　枸杞子（宁夏中宁）种子（明场）

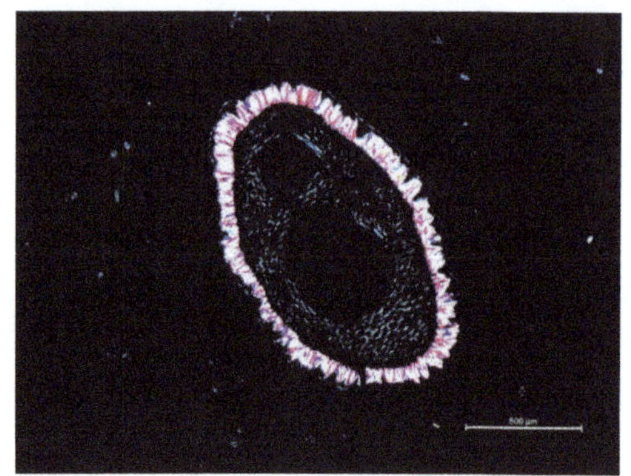

图 30-8　枸杞子（宁夏中宁）种子（偏光）

【金氏点评】

宁夏中宁是枸杞传统的道地产区，近些年兴起的新疆精河、甘肃瓜州等产地，所产枸杞质量也不错。

【其他产区经验鉴别】

枸杞分布甚广，西至新疆和田，东至辽宁营口，南至四川小金，北达内蒙古二连浩特。地处北纬 $31°\sim 44°$，东经 $80°\sim 122°$。宁夏除中宁以外，包括银川、固原、平罗、惠农等地都有种植。其他主产区还包括新疆精河，内蒙古乌拉特前旗、土默特左旗、托克托以及巴彦淖尔市的磴口，甘肃瓜州、靖远，青海格尔木、德令哈、都兰，陕西靖边，河北邢台等地。性状特征各不相同。

1. 新疆枸杞　果实呈卵圆形，略扁。表面鲜红色（陈久则变黑），略带光泽。种子较少。无臭，甜度大，微酸。（图 30-9～图 30-14）

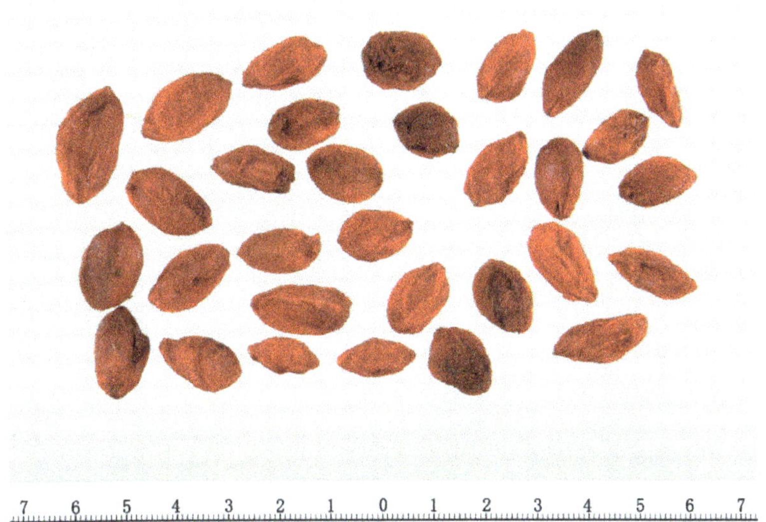

图30-9　枸杞（新疆精河）

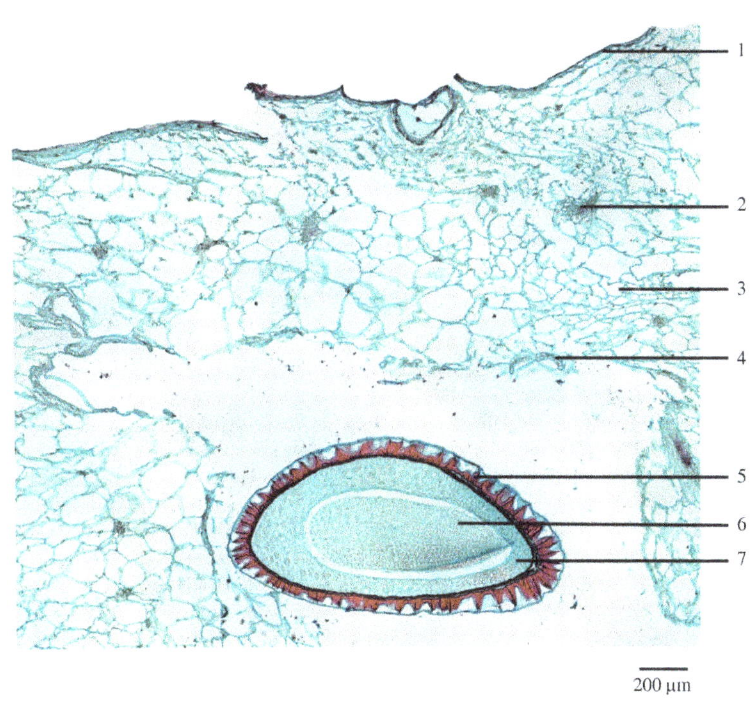

图30-10　枸杞（新疆精河）横切面

1.外果皮　2.维管束　3.中果皮　4.内果皮　5.种皮　6.胚　7.胚乳

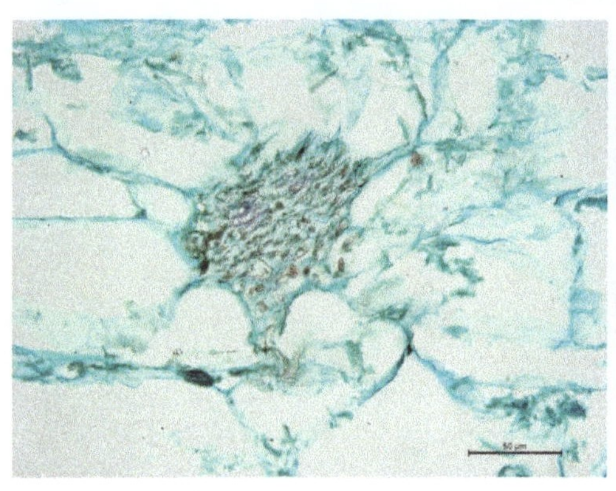

图30-11　枸杞(新疆精河)维管束(明场)

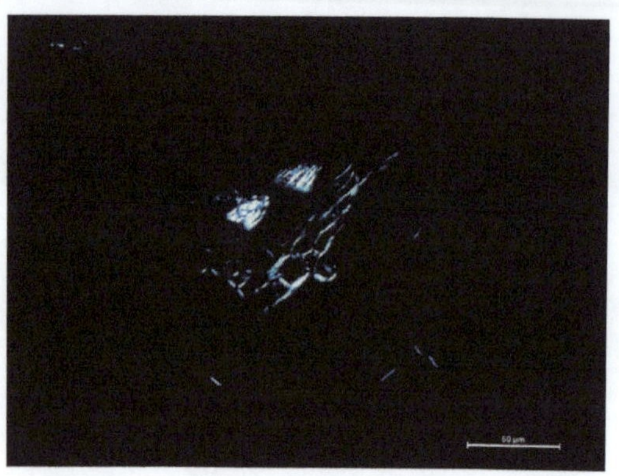

图30-12　枸杞(新疆精河)维管束(偏光)

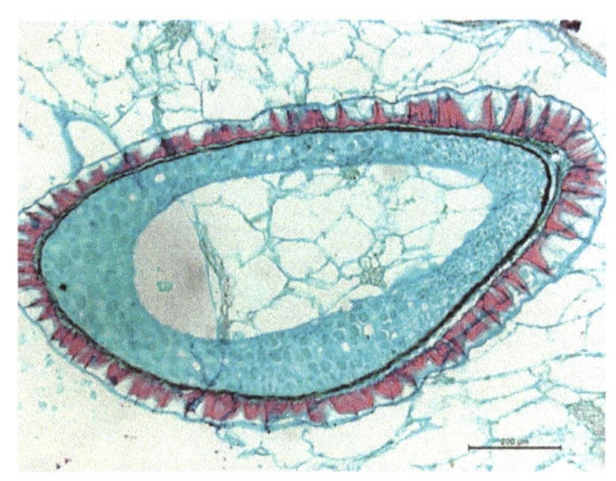

图30-13　枸杞(新疆精河)种子(明场)

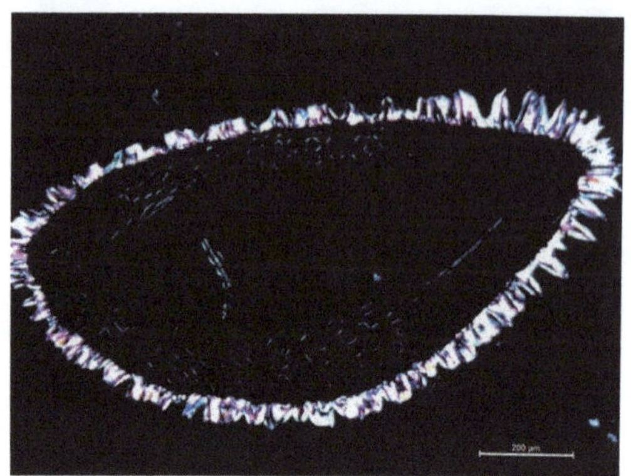

图30-14　枸杞(新疆精河)种子(偏光)

2. 甘肃枸杞　果实呈纺锤形,中部较宽,略扁。种子较少,味甜微酸。(图30-15)

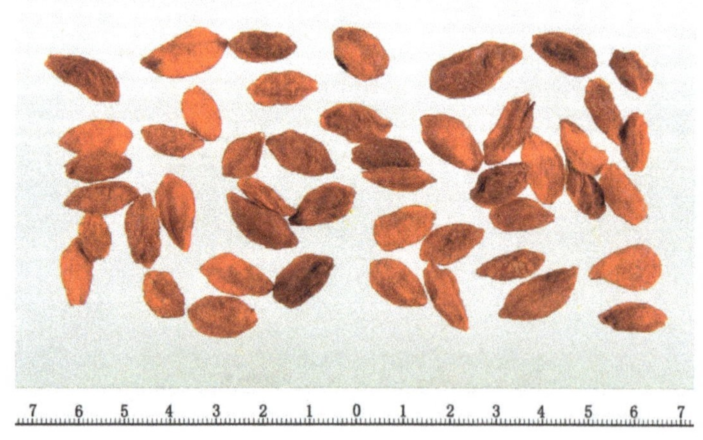

图30-15　枸杞(甘肃瓜州)

3. 河北枸杞　果实呈长卵形，个体较小，中部稍膨大，略扁。表面颜色较其他产区者略浅。种子较多。味道较淡。（图30-16）

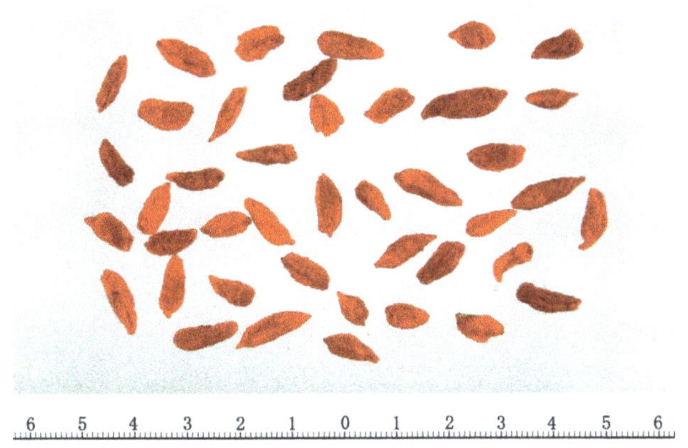

图30-16　枸杞（河北巨鹿）

4. 其他产地枸杞　如图30-17～图30-25所示。

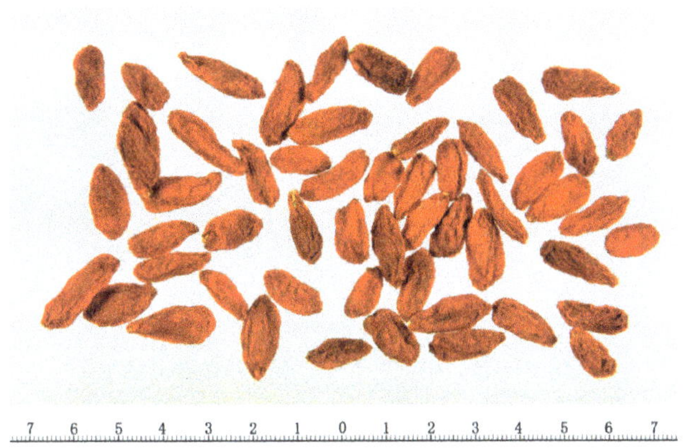

图30-17　枸杞（宁夏固原黑城镇）

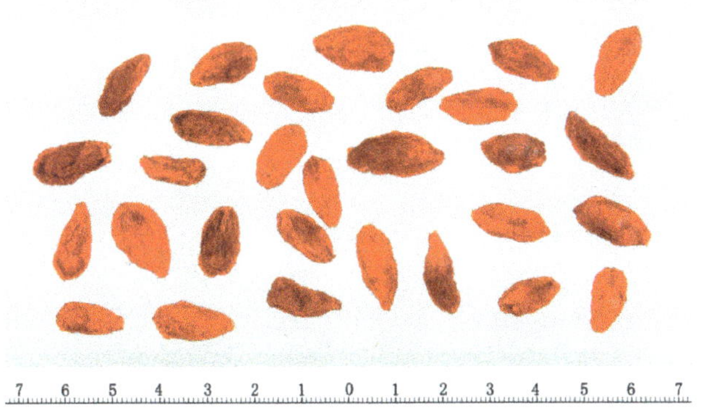

图30-18　枸杞（宁夏贺兰山）

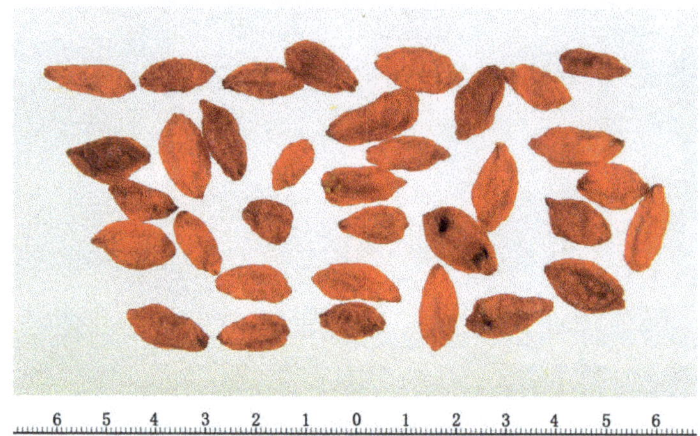

图30-19　枸杞（宁夏石嘴山燕子墩乡）

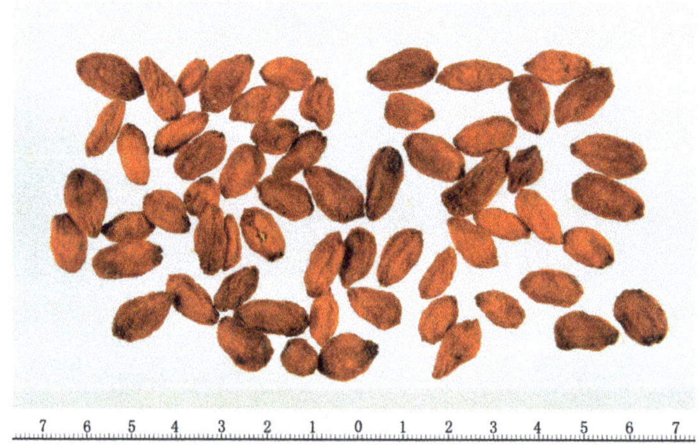

图30-20　枸杞（宁夏银川芦花台园林场）

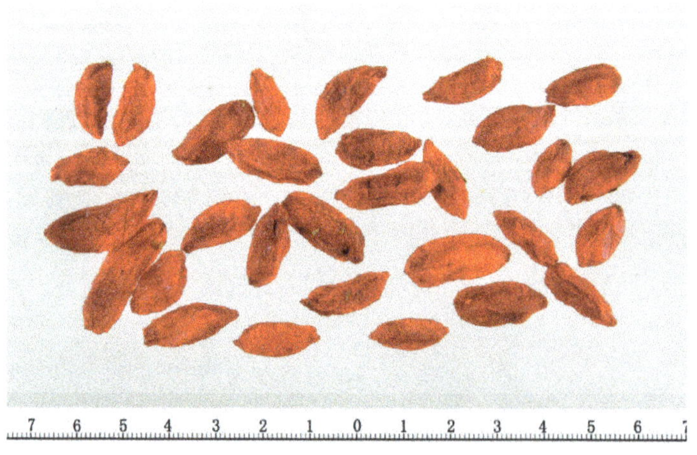

图30-21　枸杞（青海德令哈）

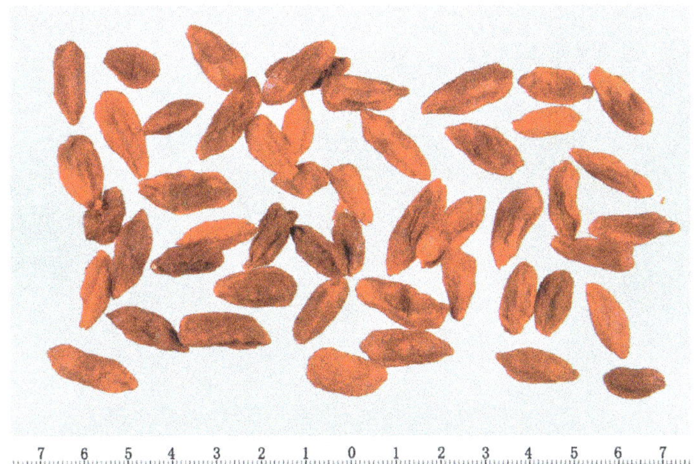

图30-22　枸杞（青海都兰）

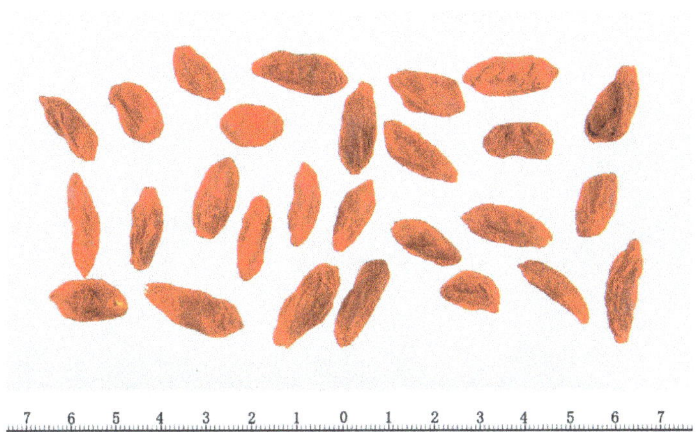

图30-23　枸杞（青海格尔木）

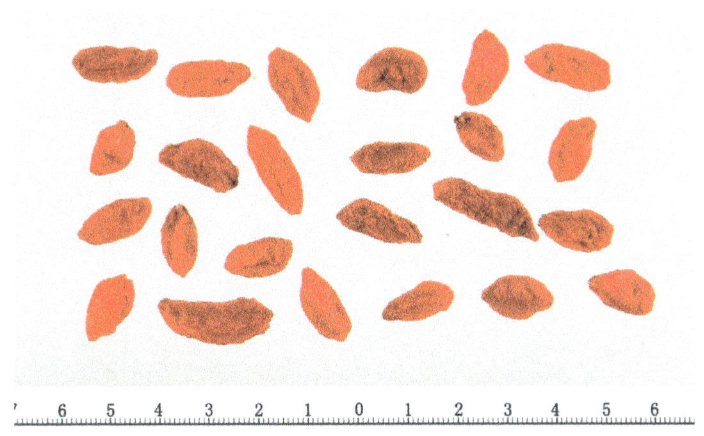

图30-24　枸杞（内蒙古临河）

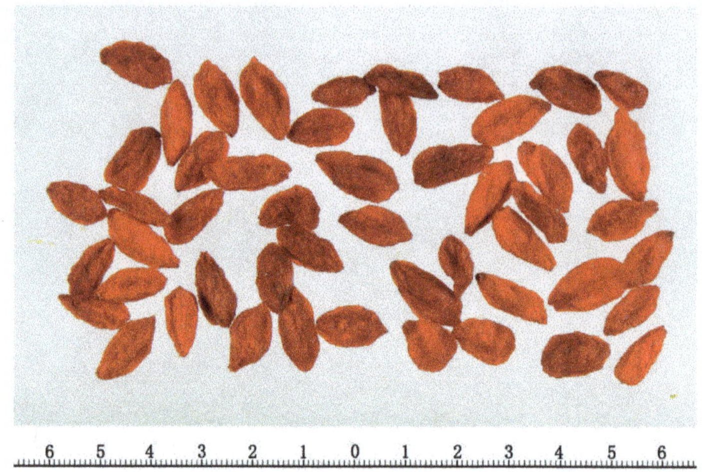

图30-25　枸杞(内蒙古乌拉特前旗)